技能型紧缺人才培养培训教材
医药高等学校教材

供高专、高职护理、涉外护理、助产、检验、药学、药剂、卫生保健、康复、口腔医学、口腔工艺技术、医疗美容技术、社区医学、眼视光、中医、中西医结合、影像技术等专业使用

健康教育

（第二版）

主　编　贺　伟

副主编　朱建宏　陈　青　郑延芳

编　者（按姓氏汉语拼音排序）

陈　青　安顺职业技术学院
陈　维　嘉应学院医学院
贺　伟　新疆医科大学
马　莉　大连医科大学
孙丽岩　大连医科大学
张艳芬　新疆医科大学
郑延芳　信阳职业技术学院
周丽荣　沈阳医学院
朱建宏　滨州职业学院

科学出版社

北　京

内容简介

本书是教育部"技能型紧缺人才培养培训工程"教材之一。全书共分8章，第1~3章为总论，介绍了健康教育基本概念和相关理论，开展健康教育的基本程序和方法，以及健康教育工作者应具备的基本技能等内容。通过学习使学生充分认识到健康教育的重要性，并为将来从事健康教育工作奠定良好的理论基础和掌握必需的专业技能。第4~8章为各论，分别介绍了心理、社区、家庭、医院等领域及常见病病人健康教育和健康教育个案，为学生将来从事健康教育工作积累实际工作经验。本书内容生动，版式新颖，每章都有学习目标、小结和目标检测题，书后附有教学基本要求和目标检测选择题参考答案，便于学生学习。

本书可供高专、高职护理、涉外护理、助产、检验、药学、药剂、卫生保健、康复、口腔医学、口腔工艺技术、医疗美容技术、社区医学、眼视光、中医、中西医结合、影像技术等专业使用。

图书在版编目(CIP)数据

健康教育 / 贺伟主编. —2版. —北京:科学出版社,2008.1
技能型紧缺人才培养培训教材·医药高等学校教材
ISBN 978-7-03-020884-2

Ⅰ.健… Ⅱ.贺 Ⅲ.健康教育-医学院校-教材 Ⅳ.R193

中国版本图书馆CIP数据核字(2008)第005822号

责任编辑:张 茵 周万灏 裴中惠 / 责任校对:曾 茹
责任印制:赵 博 / 封面设计:黄 超

科学出版社 出版
北京东黄城根北街16号
邮政编码:100717
http://www.sciencep.com
新科印刷有限公司 印刷
科学出版社发行 各地新华书店经销
*
2004年8月第 一 版 开本:850×1168 1/16
2008年1月第 二 版 印张:9 1/4
2022年8月第二十三次印刷 字数:241 000

定价:18.00元

(如有印装质量问题,我社负责调换)

序

世界卫生组织(WHO)在2002年度的世界卫生报告中把改善人们的行为作为当前减少疾病风险的最重要策略。健康教育是人类抗病斗争的客观需要和医学科学发展的必然产物,是最有价值、最有效果、最省资源、最少花钱的改善健康相关行为、提高健康水平的教育和社会活动。健康促进就是在健康教育的基础上把工作视野进一步拓展到整个人群和人们生活的各个方面。对于健康促进,健康教育有着极其重要的地位和作用。

《全国健康教育与健康促进工作规划纲要》(2005—2010年)中2001年对全国6省农村健康教育的现状调查显示:农村15岁以上人群中,环境、饮水、营养、传染病、慢性病预防等8项基本卫生知识知晓率仅为36%。因此,普及基本卫生知识,倡导健康生活方式仍是长期而艰巨的任务。工作"策略与措施"第(四)条中呼吁:加强对健康教育与健康促进"理论研究及新理论、新技术的推广应用,促进学科发展"。

目前,健康教育已成为医院实施整体护理的重要组成部分,贯穿于整体护理工作的全程,护理工作同健康教育有着相互依存、相互促进的密切关系。国内外许多护理学家认为,为适应护理学科的迅猛发展,满足人们日益增长的卫生保健需求,应加强护理工作同健康教育的结合,发挥护士的健康教育职能。

近年来,健康教育学术著作的出版如雨后春笋,层出不穷。在众多的健康教育学术著作和教科书中,第二版《健康教育》如一缕春风,又别有一番新意。在我国健康教育工作全面进入社区的今天,《健康教育》(第二版)一书的出版意义就更不同寻常。该书出版之际,正是新疆医科大学护理学院酝酿筹备申办社区专业之时。因此,本书的出版为筹办本科社区护理专业做了有益的尝试。同时,对护理工作中的社区健康教育起到积极推动作用。从现实角度看,这本教材对加强健康教育学课程建设,弥补护理人员知识结构上的不足,帮助护理人员认识护理服务在健康产业和社会经济发展中的作用也具有重要意义。

本着强化素质教育,增强学生学习兴趣,促进学生个性发展,提升学生创新意识和创新能力的原则,本书除了内容充实、观点鲜明、文字简洁外,还具有几个方面的显著特点:一是尽可能采用权威或主流的阐述方法,确保了概念的准确性;二是重点介绍了健康教育理论和方法在护理中的运用,反映了健康教育学发展的新内容;三是吸收了国外健康教育研究的最新理论和方法,注重实际情况分析,每章附有案例分析,以加深读者对健康教育理论和方法的认识和理解,具有较强的实用性和可读性;四是配套编制了版式新颖的PPT课件,每章都有学习目标、小结和目标检测题,书后附有教学基本要求和目标检测选择题标准答案,便于教师组织教学和学生学习。

健康教育在高职教育教学计划中作为独立学科开课,仅仅是迈出了第一步。希望广大的医学教育工作者和卫生工作者在这一领域继续积极探索,使健康教育这门学科在实践和研究过程中日益完善,不断发展。

第41届南丁格尔奖获奖者

聂淑娟

2007年10月17日

第二版前言

21世纪，人们正在步入一个大健康时代，在人类与疾病做斗争的过程中，随着人们生活方式的变化，对健康需求的日益增加，健康教育的重要性越来越被人们所认识，健康教育的任务也变得越来越艰巨。

健康教育是人类抗病斗争的客观需要和医学科学发展的必然产物，是最有价值、最有效果、最省资源、最少花钱的改善健康相关行为、提高健康水平的教育和社会活动。健康促进就是在健康教育的基础上把工作视野进一步拓展到整个人群和人们生活的各个方面。对于健康促进，健康教育有着极其重要的地位和作用。

全书共8章，第1~3章为总论，介绍了健康教育基本概念和相关理论，开展健康教育的基本程序和方法，以及健康教育工作者应具备的基本技能等内容。通过学习使学生充分认识到健康教育的重要性，并为将来从事健康教育工作奠定良好的理论基础和掌握必需的专业技能。第4~8章为各论，分别介绍了心理、社区、家庭、医院等领域和场所的健康教育个案，为学生将来从事健康教育工作积累经验。

本书编写过程中坚持"贴近学生、贴近社会、贴近岗位"的基本原则，突出卫生职业教育的特点，以培养目标为依据，以全面提高学生素质为基础，以能力为本位，理论联系实际，充分体现"实用为本，够用为度"的宗旨，适应新形势下卫生职业教育的需要。适用于高中起点3年制护理专业专科学生。教学总时数为18学时，理论与实践教学时数之比为3.5∶1，即讲课14学时，实验4学时，各学校可根据具体情况适当调整。

本书在编写过程受到各位编者所在院校领导及有关专家的大力支持和热情帮助。

由于时间紧迫、经验不足、水平有限，书中疏漏甚至错误之处在所难免，恳请各位专家、同行以及使用本书的老师和同学们提出批评建议，以臻完善。

贺　伟

2007年10月30日

第一版前言

世界卫生组织（WHO）在2002年度的世界卫生报告中把改善人们的行为作为当前减少疾病风险的最重要策略。因为，行为不但影响着健康状况，也关乎疾病的发生与发展。而要改善人们的行为（即弘扬“促进健康行为”，摒弃“危害健康行为”），必须进行健康教育。

全球的实践表明，健康教育是人类抗病斗争的客观需要和医学科学发展的必然产物，是最有价值、最有效果、最省资源、最少花钱的改善健康相关行为、提高健康水平的教育和社会活动。

目前，WHO致力于在全球推进健康促进战略。健康促进就是在健康教育的基础上，把工作视野进一步拓展到整个人群和人们生活的各个方面，强调全社会力量参与和环境支持，因此，对健康教育的理论和方法提出了更高的要求。

向AIDS宣战，抗击SARS，拒绝禽流感，防治结核病……在人类与疾病做斗争的过程中，健康教育的重要性越来越被人们所认识。而随着人们生活方式的变化和健康需求的日益增加，健康教育的任务也变得越来越艰巨。它需要在政府协调下，动员全体国民来完成，但首先应当由广大医务工作者和公共卫生工作者挑起重担，埋头苦干。

本书是为高中起点3年制护理专业学生编写的，编写过程中坚持“贴近学生、贴近社会、贴近岗位”的基本原则，突出卫生职业教育的特点，以培养目标为依据，以全面提高学生素质为基础，以能力为本位，理论联系实际，充分体现“实用为本，够用为度”的特点，适应新形势下卫生职业教育的需要。同时，注重思想性、科学性、先进性、启发性和适用性相结合，以健康教育的基础知识、相关理论和开展健康教育的基本程序、方法以及基本技能为主线，根据实际需要，体现原理与实际相结合，适当介绍健康教育的发展与全面建设小康社会的关系，并将学生学习方法的指导贯穿于教材的始终，以体现学生的主体地位。

本书在编写过程中，得到了各位编者所在院校及有关专家的大力支持，在此致以衷心感谢！并对本书所引用文献资料的原作者深表谢意。

健康教育学是一门年轻学科，加之编者学识水平有限、经验不足，书中疏漏甚至错误之处在所难免，恳请各位专家和同行以及使用本书的教师和同学们提出意见和建议，以便进一步修改订正，以臻完善。

编　者

2004年4月

目　录

第 1 章　绪论 ……………………………………………………………… (1)
　第 1 节　健康 ……………………………………………………………… (1)
　第 2 节　健康教育 ………………………………………………………… (7)
　第 3 节　健康促进 ………………………………………………………… (10)
第 2 章　健康传播方法与技巧 ……………………………………………… (16)
　第 1 节　健康传播概论 …………………………………………………… (16)
　第 2 节　健康传播的类型与基本技巧 …………………………………… (18)
　第 3 节　影响健康传播效果的因素与对策 ……………………………… (23)
第 3 章　健康教育计划的设计、实施与评价 ……………………………… (26)
　第 1 节　健康教育诊断 …………………………………………………… (26)
　第 2 节　健康教育计划的设计 …………………………………………… (30)
　第 3 节　健康教育计划的实施 …………………………………………… (33)
　第 4 节　健康教育计划的效果与评价 …………………………………… (39)
第 4 章　心理健康教育 ……………………………………………………… (47)
　第 1 节　心理健康教育的基本概念 ……………………………………… (47)
　第 2 节　心理健康咨询 …………………………………………………… (57)
　第 3 节　心理健康教育 …………………………………………………… (60)
第 5 章　社区健康教育 ……………………………………………………… (68)
　第 1 节　社区健康教育概述 ……………………………………………… (68)
　第 2 节　社区健康教育的实施 …………………………………………… (72)
　第 3 节　城市社区健康教育 ……………………………………………… (75)
　第 4 节　农村社区健康教育 ……………………………………………… (78)
第 6 章　家庭健康教育 ……………………………………………………… (83)
　第 1 节　概述 ……………………………………………………………… (83)
　第 2 节　家庭健康教育基本内容 ………………………………………… (86)
　第 3 节　家庭健康教育主要方法 ………………………………………… (92)
第 7 章　医院健康教育 ……………………………………………………… (96)
　第 1 节　概述 ……………………………………………………………… (96)
　第 2 节　医院健康教育的实施与评价 …………………………………… (98)
　第 3 节　常见病患者健康教育 …………………………………………… (102)
第 8 章　重要健康问题的健康教育 ………………………………………… (112)
　第 1 节　成瘾行为的健康教育 …………………………………………… (112)
　第 2 节　高血压病患者健康教育 ………………………………………… (121)
　第 3 节　艾滋病患者健康教育 …………………………………………… (124)
主要参考文献 ………………………………………………………………… (133)
健康教育(高专、高职)教学基本要求 ……………………………………… (134)
目标检测选择题参考答案 …………………………………………………… (137)

第1章 绪　论

学习目标

1. 解释健康、健康教育、健康促进的概念
2. 阐述健康教育的目的、意义和任务
3. 说出健康促进的基本特征
4. 简述健康促进涉及的主要领域

第1节 健　康

随着生物-心理-社会医学模式的出现和人类认识水平的提高，人们对健康及其影响因素的理解日趋全面和深入。健康是人类永恒的主题，健康是人类宝贵的财富，有了健康就有了一切。我国宪法明确规定：社会主义建设的重要任务之一就是维护全体人民的健康，提高各族人民的健康水平。有人形象地将健康比做1，将其他的如学识、财富、地位、容貌、事业、荣誉、机遇等比做0，有了前面的1，后面的0越多，拥有的越多；没有了健康这个1，后面的0再多也毫无意义，说明了健康的重要性。人类对于健康本质的认识，经历了一个漫长的过程(图1-1)。

一、健康的概念

世界卫生组织（World Health Organization，WHO）明确指出："健康不仅是没有疾病或虚弱，而是身体的、精神的健康和社会适应能力的完满状态。"1990年，WHO又在有关文件中提出：健康包括躯体健康、心理健康、社会适应良好和道德健康四个方面。这是四位一体的健康新概念。

1. 躯体健康　指躯体各系统、器官的结构和功能处于正常状态。

2. 心理健康　包括智力健康、情绪健康和精神健康。我国心理学工作者王登峰等提出了有关心理健康的八条指标：①了解自我、悦纳自我。②接受他人、善与人处。③热爱生活、乐于工作。④面对现实、接受现实、适应现实、改变现实。⑤能协调与控制情绪，心境良好。⑥人格和谐完整。⑦智力正常。⑧心理行为符合年龄特征。

3. 社会适应能力　指人们进行社会参与时的完好状态，即：①每个人的能力应在社会系统内得到充分发挥；②作为健康人应有效地扮演与其身份相适应的角色，并执行相关的任务，发挥有效的功能；③人的行为与有关的社会、道德规范相一致。

4. 道德健康　这是WHO发布的健康定义中增加的内容。现代社会，人们在复杂多变的社会关系中活动，面临着外在的客观挑战与内在主观挑战之间的有效平衡，如果长期不能达到平衡的状态，人的道德信念和道德行为将产生矛盾，造成心理紧张，这样的人即使躯体健康仍不能称之为健康。

目前，又有所谓"亚健康"之说。

1. 亚健康定义　介于疾病和健康之间的"中间状态"称为亚健康。

2. 亚健康的界定　亚健康内涵丰富，外延广泛。需要指出的是，目前亚健康还没有建立统一的判断标准，中西医对亚健康的理解和界定范围也存在很大差异，这些均是今后有待研究解决的问题。

以WHO四位一体的健康新概念为依据，亚健康可划分为以下几方面。

(1) 躯体亚健康：主要表现为不明原因或排除疾病原因的体力疲劳、虚弱、周身不适、性功能下降和月经紊乱等。

(2) 心理亚健康：主要表现为不明原因的脑力疲劳、情感障碍、思维紊乱、恐慌、焦虑、忧郁、自卑以及神经质、冷漠、孤独、轻率，甚至产生自杀念头等。

(3) 社会适应能力亚健康：突出表现为对工作、生活、学习等环境难以适应，对人际关系

笔记栏

传统观念：
健康=不生病或不虚弱

↓

1948年，WHO在其宪章中提出："健康不仅是没有疾病或虚弱，而是身体的、精神的健康和社会适应能力的完满状态。"

↓

1978年，国际初级卫生保健会议发表的《阿拉木图宣言》中又重申：健康不仅是没有疾病或不虚弱，而且是身心健康、社会幸福的完好状态。并强调"健康是基本人权"。

↓

1990年，WHO又在有关文件中提出：
健康包括躯体健康、心理健康、社会适应良好和道德健康。

↓

WHO提出的十条健康标准：
1. 精力充沛，能从容不迫地应付日常生活和工作。
2. 处世乐观，态度积极，乐于承担任务，不挑剔。
3. 善于休息，睡眠良好。
4. 应变能力强，能很好地适应各种环境的变化。
5. 对一般感冒和传染病有一定抵抗力。
6. 体重适当，体态匀称，动作协调。
7. 眼睛明亮，反应敏锐，眼睑不发炎。
8. 牙齿与牙龈无缺损或病变。
9. 头发有光泽，无头屑。
10. 肌肉、皮肤有弹性，走路轻松。

↓

WHO提出的新的健康衡量标准：

衡量躯体健康的"五快"：①吃得快，进食时有好胃口，不挑食，能很快吃完一餐饭。②走得快，行走自如，活动灵敏。③睡得快，有睡意时上床后能很快入睡，醒后精神饱满，头脑清醒。④说得快，思维敏捷，说话流利。⑤便得快，一旦有便意，能很快排完大小便，且感觉良好。

衡量心理健康的"三良好"：①良好的个性。情绪稳定，性格温和，意志坚强，情感丰富，胸怀坦荡，豁达乐观。②良好的处世能力。洞察问题客观现实，有较好的自控能力，能适应复杂的社会环境。③良好的人际关系。助人为乐，与人为善，与他人的关系良好。

图1-1 健康观的演变过程

难以协调，即角色错位和不适应，是社会适应方面亚健康的集中表现。

（4）道德方面的亚健康：主要表现为世界观、人生观和价值观上存在着明显的损人利己的偏差。

3. 亚健康的原因

（1）过度紧张和压力：研究表明，长时期的紧张和压力对健康有四害：一是引发急慢性应激直接损害心血管系统和胃肠系统，造成应激性溃疡和血压升高、心率加快、加速血管硬化进程和心血管事件发生；二是引发脑应激疲劳和认知功能下降；三是破坏生物钟；四是机体免疫功能下降使各种感染机会增加。

（2）不良生活行为方式和习惯：如高盐、高脂和高热量饮食，吸烟和大量饮酒及久坐不运动是造成亚健康的最常见原因。

（3）环境污染、噪声、微波、电磁波及其他化学、物理因素污染：是防不胜防的健康隐形杀手。

（4）不良精神、心理因素刺激：这是心理亚健康和躯体亚健康的重要因素之一。

4. 亚健康的危害

（1）亚健康是大多数慢性非传染性疾病的病症前状态，大多数恶性肿瘤、心脑血管疾病和糖尿病等均是从亚健康人群转入的。

（2）亚健康状态明显影响工作效率和生活、学习质量，甚至危及特殊作业人员的生命安全，如高空作业人员和竞技体育人员等。

（3）心理亚健康极易导致精神心理疾患，甚至造成自杀和家庭伤害。

（4）多数亚健康状态与生物钟紊乱构成因果关系，直接影响睡眠质量，加重身心疲劳。

（5）严重亚健康可明显影响健康寿命，甚至造成英年早逝、早病、早残。

二、影响健康的主要因素

人们的健康受到各种因素的影响，归纳起来主要有环境因素、行为和生活方式、生物学因素和医疗卫生服务四个方面。

（一）环境因素

环境（environment）指一切客观存在的，与人类生存有关的自然和社会条件，包括自然环境和社会环境。人与环境是相互作用、相互制约、相互适应的统一体。自然环境在人类生存过程中不断被改造和利用，同时给环境带来了污染和破坏，导致环境质量下降，使人类健康受到影响。社会环境包括政治、经济、教育、文化、精神文明建设等诸多因素，同样直接或间接影响疾病的发生或转化，如传染性非典型性肺炎的发生、传播及控制，无不体现社会环境所发挥的作用。

人类的健康水平直接与其生存的环境有密切的关系。环境因素对健康的影响在四个影响因素中所占的比重约为50%左右。

1. 自然环境 根据人类与环境相互作用的关系，可将自然环境分为原生环境和次生环境。

（1）原生环境（primary environment）：指天然形成的，基本上未受人为活动影响的自然环境，其中存在有许多对人体及其他生物有利的因素，如具有正常化学组成的空气、水、土壤，适宜的太阳辐射，良好的微小气候和优美的绿化等，对健康都起促进作用。但在原生环境的某些地区，由于环境中水、土壤中的某些元素过多或过少，使当地居民摄入的这些元素相应地过多或过少，对健康产生不良的影响，出现生物地球化学性疾病（biogeochemical disease），而这些疾病的分布具有明显的地区性特点，故又称为地方病，如碘缺乏性疾病、地方性氟病等。

（2）次生环境（secondary environment）：指人类活动影响下形成的环境。与原生环境相比，其中物质的交换、迁移和转化，能量信息的传递等都发生了重大的变化。人类在改造环境的活动中若能重视环境中的物质、能量平衡，就会带来良好的影响，使次生环境优于原生环境；若不重视物质、能量平衡，就会使次生环境的质量变劣，给人类带来危害，如大量排放废气、废水、废渣（又称为“三废”）等导致环境污染，使次生环境质量恶化，对人类的健康产生危害。

环境污染：指由于自然因素或人类生产、生活活动引起的环境质量下降，破坏了生态平衡和人类生产、生活环境条件，造成资源破坏和经济损失，危害了人体健康的现象。自然因素如地震、火山、海啸、水灾等可以导致环境污染；人为因素如生产活动向环境排放的“三废”等，是造成环境污染的主要原因。

链接

笔记栏

环境污染对人体健康的危害有两方面。①特异性危害:指在环境污染的地区由污染物直接对人体健康造成的危害,包括急性或亚急性危害,慢性危害和远期危害。污染物在短时间内大剂量或高浓度进入人体可导致急性或亚急性危害,如1952年在英国伦敦发生的烟雾事件,美国洛杉矶、日本东京等大城市曾经发生的光化学烟雾事件,1984年印度博帕尔农药厂发生异氰酸甲酯泄露事件等。污染物长期小剂量或低浓度反复作用于人体可导致慢性危害,如首发于日本的公害病——水俣病,在生产环境中接触铅、汞、苯等有毒物质引起的慢性职业性中毒等。由于污染物引发的致癌、致畸、致突变危害称为远期危害,如苯并(a)芘引发肺癌,大气臭氧洞的形成导致宇宙射线过度照射引发皮肤癌等。②非特异性危害:指环境污染使一些常见病、多发病的发病率上升和病情加重,使人体抵抗力降低和劳动能力下降,如大气污染使人群的呼吸道感染、支气管哮喘的发病率上升和病情加重等。

2. 社会环境 人类健康水平的提高和人群疾病的发生、发展及转归不仅受自然环境的影响,同时也受社会心理环境因素的制约,并且社会心理环境因素往往具有决定性作用。

社会因素(social factor)指包括社会制度、经济水平、社会结构、人口、生产和生活条件、家庭、文化教育、信息、行为生活方式和风俗习惯、医疗卫生服务等在内的构成人类社会的各种基本要素。社会因素既可以直接作用于人体,而且各个因素之间又相互影响,也可通过生物和自然环境因素间接作用于人体,影响着人们的健康和生活质量的提高,如社会的政治制度、经济水平及文化传统不仅直接影响人们的文化教育水平、生活方式和卫生服务质量,也决定了对自然环境的保护、利用、改造的政策和措施。社会环境因素对健康的影响非常广泛,方式多种多样,但其主要是对人的身体和心理造成影响以及对人的社会适应能力造成影响等。

3. 职业环境 因职业原因而接触对健康有害的因素。

笔记栏

(1) 物理性因素:主要有温度、湿度、气压、电离辐射、噪声、振动、生产性粉尘等。

(2) 化学性因素:有毒气体、强酸和强碱、有机物与金属毒物等。

(3) 生物性因素:有职业性布氏杆菌病、职业性炭疽、职业性森林脑炎、职业性钩端螺旋体病等。

(二) 行为和生活方式

行为:有机体在外界环境刺激下所引起的反应,包括内在的生理变化和心理变化。

人们的行为和生活方式是在社会发展中形成的,并且随着社会发展而不断改变,由于经济、政治、文化、居住地和民族的差别,行为方式和生活方式也有很大差别。保持良好的行为和生活方式是维护人群健康的重要条件。由于人们自身不良行为和生活方式给个人或群体的健康带来直接或间接的危害,如吸烟、酗酒、饮食不合理、吸毒、性乱、缺乏体育锻炼、驾车不系安全带等,对健康的影响具有潜袭性、累积性、长期性和广泛性。生活行为和生活方式因素对健康的影响在四个影响因素中所占的比重约为25%左右。有人对十大死因的分析结果表明,不良行为和生活方式在死因中占有重要位置(表1-1)。

表1-1 十大死因的相关因素所占比例(%)

	生活行为方式	环境因素	生物遗传因素	医疗卫生服务
中国	45	18	28	9
美国	48	16	26	10

(三) 生物遗传因素

如艾滋病、传染性非典型性肺炎、致病性禽流感等,各种新的疾病在不断产生,人类必将长期面临生物性疾病的挑战。另一方面,机体自身的生命运动规律如遗传学等问题,始终是影响健康的一个重要因素。

(四) 医疗卫生服务因素

为了防治疾病,促进健康而提供的卫生服务,由卫生机构通过运用卫生资源,有计划、有目的、有措施地向个人或群体提供服务,从而对人群健康起到促进作用。社区卫生服务的发展正是人们对健康内涵的进一步深刻而全面理解的结果。

影响健康的因素模式(如图1-2)。

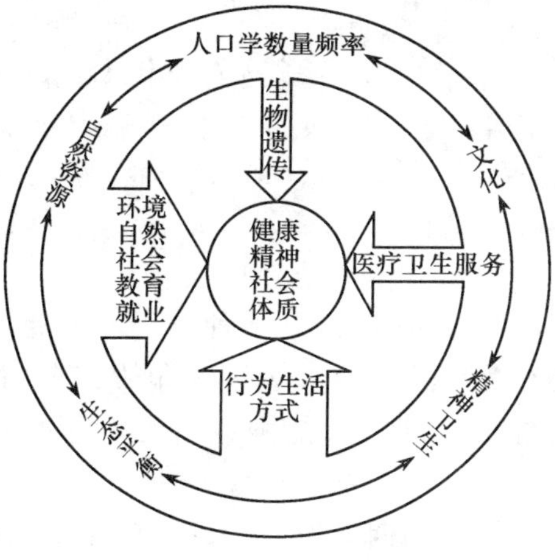

图1-2 影响健康的因素模式

三、健康相关行为

健康相关行为(health related behavior)指个体或团体的与健康和疾病有关的行为,一般可以分为两类:促进健康的行为和危害健康的行为。

> 健康行为:是指人体在身体、心理、社会适应等各个方面都处于良好状态时的行为表现。
>
> 链接

(一)促进健康行为

促进健康行为指个人或人群表现出的,客观上有利于自身、他人和社会的健康的一组行为。

促进健康行为具有以下基本特征。

1. 有利性 行为表现有利于自己、他人和社会。如合理营养、戒烟限酒、锻炼身体、睡眠充足、远离毒品等。

2. 规律性 行为表现有恒定的规律性。如起居有常、定期体检等。

3. 和谐性 行为表现有自己鲜明的个性,又能根据环境的变化随时加以调整。

4. 一致性 行为本身的外显性与其内心的心理情绪相一致,即表里一致,没有冲突。

5. 适宜性 行为强度有理性控制,没有明显对抗和冲突表现。如听从医生劝告,严格执行医嘱等。

> **案例1-1 缺乏营养还是缺乏知识**
>
> 中学教师高先生6年前患了高血压病,收缩压达到180mmHg(24.0kPa)。通过多年治疗和调理,现在他的收缩压为90~100mmHg(12.0~13.3kPa),血压又低了。前几天被送进医院诊断为低钠症。
>
> **分析要点**:原来6年前高先生被确诊为高血压后就和家人分餐,每日少盐或不放盐。
>
> 几年下来降压药倒是不用吃了,但由于长期少盐或不吃盐造成体内缺钠,电解质紊乱,影响人体内分泌系统的正常工作。高先生患低钠症的案例是我国居民缺乏营养知识的一个案例。

(二)危害健康行为

危害健康行为指个人或群体在偏离个人、他人、社会期望方向上的行为,这些行为导致疾病的发生或加重病情,一般有以下几个方面。

1. 不良嗜好 如吸烟、酗酒、药物滥用(吸毒)、性乱、赌博等。

(1)吸烟:被WHO称为"20世纪的瘟疫",是"慢性自杀行为"。烟草对人的精神有兴奋作用,吸烟可以成瘾,吸烟对人类健康威胁最大。由于吸烟的人数众多,故吸烟已经成为损害人类健康最大的一种不良行为和生活方式。2000年,全球共有490万人死于因吸烟而导致的各种疾病,占全球死亡人数的8.8%。根据报道,我国近几年来吸烟人数急剧增加,大约有2.5亿人在吸烟,直接或间接受烟雾危害的有7亿人左右。烟草燃烧时大约释放6800种化学物质,对人体健康有害的大约有3800种,有些具有致癌作用,如焦油、亚硝胺和3,4-苯并(a)芘等;有些对呼吸道黏膜产生刺激导致炎症,如焦油刺激物等;有些可以刺激交感神经,引起心血管内膜损害、血管栓塞和心律不齐,如尼古丁、一氧化碳等。与吸烟有密切关系的疾病有:心脑血管疾病、高血压、糖尿病、慢性肺部疾患、恶性肿瘤、消化性溃疡等。另外,吸烟会导致受孕机率下降、胎儿体重减轻、死胎、早产和自发性流产增多。另外,对被动吸烟者亦有较大危害。父母吸烟可增加2岁以下婴

笔记栏

幼儿患支气管炎和肺炎的发病率，影响儿童的生长发育；被动吸烟可增加患肺癌的相对危险性；还会出现其他症状如头痛、咳嗽等；丈夫吸烟可明显影响妻子的心理健康，其中抑郁、焦虑及恐惧等多种心理症状均比对照组高。

（2）酗酒：医学研究认为，适量饮酒有利于健康，而酗酒则对健康危害极大。在世界范围内，酗酒每年导致 180 万人死亡。长期大量饮酒，会引起全身各个系统的严重损害，其中以肝脏损害最为严重，可发生中毒性肝炎、脂肪肝和肝硬化，胃溃疡，心血管系统疾病，神经系统疾病等。由于乙醇中毒引起的疾病已经跃居第三位，仅次于心血管系统疾病和癌症。乙醇也是引起打架斗殴、谋杀、车祸及自残、家庭不和及其他意外事故的重要原因之一。

（3）药物滥用（吸毒）：药物滥用（drug abuse）也称为吸毒，指反复大量地使用与公认的医疗目的不一致或无关的具有依赖性或成瘾性的物质。目前滥用的药物有三大类：①麻醉药物：阿片类［二醋吗啡（海洛因）］、可卡因、大麻。②精神药物：镇静催眠药物（安定）、中枢兴奋剂（苯丙胺类）、致幻剂。③其他物质：酒、烟草等。药物滥用不仅直接损害健康，还因静脉吸毒而传播病毒性肝炎和艾滋病，导致社会危害等。

> 5 月 31 日为世界无烟日，倡导该日不售烟、不吸烟。6 月 26 日为世界禁毒日。
>
> 链接

（4）不良性行为：主要指性滥交。不良性行为是一种偏离社会规范和道德的不正当性行为，其不仅严重危害自身健康，引发多种性传播疾病，而且破坏社会和家庭稳定，影响人们的正常生活和工作秩序。不良性行为除与社会、文化等外在因素有关以外，主要还与个人行为和生活方式密切相关，因此，自觉抵制和改变不良行为，规范自己的生活方式，减少和消除危险因素，是防止由此产生和引发的健康危害的最重要措施。

2. 不良行为模式 指导致特异性疾病发生的行为，如 A 、C 型行为模式。

笔记栏

> 性传播疾病：指主要由性接触传染的疾病。简称为性病。我国根据国情而规定了八种重点防治的性病：梅毒、淋病、软下疳、性病性淋巴肉芽肿、非淋菌性尿道炎、尖锐湿疣、生殖器疱疹、艾滋病。
>
> 链接

A 型行为模式：是一种与冠心病密切相关的行为模式。主要表现为争强好胜、过强的自尊、雄心勃勃、能强制自己为了目标而努力奋斗，具有竞争性、急躁易怒、有时间紧迫感和敌对倾向。所以，具有 A 型行为模式者的冠心病发生率、复发率和死亡率均比正常人高 2~4 倍。

C 型行为模式：是一种与肿瘤发生有关的行为模式。主要表现为情绪过分压抑和自我克制，表面上谦和依顺，但内心却强压怒火、生闷气。所以，具有 C 型行为模式者的宫颈癌、胃癌、结肠癌、肝癌、恶性黑色素瘤发病率均比正常人高 3 倍。

> B 型行为模式：是一种有利于健康的行为模式。主要表现为心地坦荡、不争强好胜、从容不迫地做事等。
>
> 链接

3. 不良生活习惯 主要表现有饮食过度，高盐、高糖、高脂、低纤维素饮食，偏食、挑食、喜好零食，嗜好含致癌物的食品及不良的进食习惯等。

4. 不良就医行为 明知自己已经患病，却表现为瞒病行为；不配合医护人员的诊治，不愿意转为患者角色；对疾病过分恐惧，自暴自弃；患了小伤、小病却疑神疑鬼，要求用贵重药品和做高精尖设备检查和治疗等。

5. 缺乏运动 生命在于运动，健康在于锻炼。适度的体育锻炼可以增强体质，促进生长发育，防病治病。但是，随着社会经济的发展和科学的进步，生产、生活日益现代化，很多繁重的体力劳动逐渐被机械化、自动化等设备所代替，人们的体力劳动和体力活动减少，使体内物质代谢迟缓，导致各类与运动有关的疾病也逐渐增多，严重威胁人体健康，可引起多系统疾患。如心脑血管疾病、消化系统疾病、免疫功能减退、骨关节系统改变、呼吸系统疾病、神经精神系统疾病等。

危害健康行为的特征：①有些行为对自己、他人和社会的健康有直接和间接的、明显或潜在的危害作用。②这些行为对健康的危害有相对的稳定性、作用强度和持续时间；③这些行为是个体在后天生活经历中习得，因此又称为“自我创造的危害因素”。

第2节 健康教育

一、健康教育的概念

健康教育(health education)是通过有计划、有组织、有系统的社会和教育活动，帮助个人和群体掌握卫生保健知识，树立健康观念，自觉地采纳有益于健康的行为和生活方式，消除或减轻影响健康的危险因素，达到预防疾病，促进健康、加速康复和提高生活质量，并对教育效果做出评价的目的。

健康教育的宗旨就是教育人们树立健康意识，养成良好的行为和生活方式。目前，健康教育已经发展成为一门具有自身理论体系和方法学的独立学科。1988 年，第 13 届世界健康大会指出：健康教育是一门研究以传播保健知识和技术，影响个体和群体行为，消除危险因素，预防疾病，促进健康的科学。

二、健康教育与卫生宣传

健康教育与卫生宣传有着根本上的区别。健康教育是一种有计划、有组织、有系统、有评价的教育活动，其实质是一种干预，它通过向社会、家庭和个人传播卫生保健信息和技术，促使受教育对象改变不利于健康的行为和生活方式，从而达到促进健康的目的。健康教育从计划、实施到评价的整个过程都非常重视信息的反馈和效果、效益的评价。

卫生宣传通常指卫生知识的单纯、单向传播，缺乏教育者和被教育者之间的互动，且对象比较广泛，宣传计划未做精心的设计，尤其是对长期目标、行为目的未做明确的规定，不注重反馈信息，效果如何不做专门评价。卫生宣传的目的本来是希望增加群众的卫生知识和保健意识，从而改变不良生活行为方式，但实践证明效果很不理想。卫生宣传以往在改变人们的卫生观念，增加治病防病知识上发挥过重要作用，今后还将继续发挥作用，可以说，卫生宣传是实现特定健康教育目的的一种重要措施和手段，而不是健康教育的实质，因此，不能等同于健康教育。

三、健康教育的意义、目的和任务

(一) 健康教育的意义

健康教育作为全民预防疾病、促进健康的策略，具有十分重要的战略意义。

1. 健康教育是初级卫生保健的首要任务 WHO 在《阿拉木图宣言》中把健康教育作为初级卫生保健八项任务之首，并指出：健康教育是所有卫生问题、预防方法及控制措施中最为重要的。可以说，健康教育在实现健康目标、社会目标、经济目标中具有重要的地位。

2. 健康教育是卫生保健的战略措施 随着社会、经济的发展，疾病谱、死亡谱发生了巨大变化。心脑血管病、肿瘤、糖尿病等慢性病已经成为主要死因。研究证明，这些疾病都与不良的生活行为和生活方式有关。解决行为和生活方式问题只能依靠健康教育，促使人们自愿地采纳健康的生活方式与行为，降低致病因素，预防疾病，促进健康。实践证明，许多国家通过健康教育策略有效地降低了心血管疾病和恶性肿瘤等疾病的发病率。

3. 健康教育是一项低投入、高产出、高效益的保健措施 健康教育促使人们自愿放弃不良的行为和生活方式，减少自身制造的危害健康因素，是一项投入少、产出高、效益大的保健措施。美国疾病控制中心研究指出：如果美国男性公民不吸烟、不酗酒、适量运动、心理平衡，寿命可望延长 10 年，而每年花数以千亿美元来提高临床医疗技术、设备的投资，却难以使全美国人口寿命增加 1 年。这说明，只要人们改变不良的行为和生活方式，将会大大降低有关疾病的发病率和死亡率，同时减少医疗费用的支出。

4. 健康教育是提高广大群众自我保健意识的重要渠道 自我保健是人们为了维护和增进健康，预防、发现和治疗疾病，自己采取的卫生行为以及做出的与健康有关的决定。自我保健模式从“依赖型”向“自助型”发展，充

笔记栏

分体现了自身的健康潜能和个人的主观能动性在促进健康中的作用。

5. 健康教育是精神文明建设的主要内容

在健康教育活动中，要宣传党和政府的卫生工作方针、政策，教育人们讲究公共卫生道德，养成良好的卫生习惯和行为，建立科学的生活方式，消除有害于健康的行为和习惯等。所以搞好健康教育，对精神文明建设可以起到积极的促进作用。

案例 1-2　许多病是可以不发生死亡的，是可以避免的

王先生是一位机关干部，50 多岁了，年底单位分了新房，要求在除夕之前搬入新居。恰逢岁末大家都很忙，时间紧迫又不能耽搁，便自己动手将上千册资料书籍一趟又一趟从 1 楼搬上 6 楼。因为平日不干体力活又很少运动，没搬几趟王先生就累得气喘吁吁，频频咳嗽，口吐血沫痰，而且越来越厉害。家属急忙将其送往医院，诊断为急性心肌梗死，急性左心衰竭。经奋力抢救保住了性命，住院治疗 2 周，花费达 6 万余元。

分析要点：如果王先生接受过健康教育，知道自己平时缺少锻炼，明白突然在短时间内承受剧烈的体力劳动可能产生的后果，就可避免这种事情的发生了。

日本著名健康教育专家中岛宏博士说过一句话："许多人不是死于疾病，而是死于无知。因为，许多病是可以不让它发生死亡的，是可以避免的。"

（二）健康教育的目的和任务

健康教育的根本目的是改变人们不良的行为和生活方式，教育人们树立健康意识，养成良好的行为和生活方式。

1. 健康教育的目的

（1）普及卫生保健知识：告诉人们健康的科学涵义，向居民宣传、讲解、传授科学的卫生保健知识。

（2）树立健康信念：使受教育者树立科学的健康观和积极的健康态度，引导人们相信健康要靠自己的努力获得，使人们认识到积极的健康态度有利于健康行为的形成；相反，消极的健康态度不利于健康行为的形成。

（3）建立健康行为：帮助人们养成良好的卫生习惯，克服不良的行为和生活方式，增进自己和他人的健康。

2. 健康教育的任务

（1）主动争取和有效开发领导决策层，从而制定各项促进健康的政策。

（2）促进个人、家庭和社区对预防疾病、促进健康、提高生活质量的责任感。通过发展个人自控能力，帮助人们改变不良行为和生活方式，使人们在面临健康相关问题时，能明智、有效地做出抉择。

（3）创造有益于健康的外部环境，建立广泛的协作和支持系统，共同努力创造良好的生活环境和工作环境。

（4）积极推动卫生服务部门转变观念与职能，从单纯的医疗服务向提供健康服务的方向发展。

（5）针对不同的人群，尤其是在广大农民群众中开展健康教育显得十分重要。教育和引导农民群众破除迷信，摒弃陋习，崇尚科学，养成良好卫生习惯，提倡文明、健康的生活方式，这是提高我国人民健康水平的关键。

四、健康教育的原则、方法和特征

（一）健康教育的原则

1. 高度的思想性　健康教育要体现时代精神，要为物质文明和精神文明服务，鼓励人们振奋精神，乐观、主动地同危害健康的各种因素做斗争。

2. 严格的科学性　健康教育传播的知识要有科学依据，应该是社会公认的先进科学成果，实事求是、合乎事物本身的逻辑。

3. 广泛的群众性　健康教育的对象是广大的人民群众，教育内容和方法要适合多数群众的接受能力，做到通俗化、大众化、形象化，为群众喜闻乐见，能被群众所理解。

4. 良好的艺术性　健康教育要有一定的艺术感染力。教育内容要通过艺术加工，形象、生动，让群众感兴趣，克服公式化、公文化教育和刻板的教育。

5. 明确的针对性　健康教育在调查研究和收集信息的基础上，针对当前的主要卫生问题及其预防和控制方法，有的放矢地进行教育。

(二) 健康教育的常用方法

1. 语言教育 包括:①口头教育,如讲座、报告、座谈、问答等。②文字教育,如报刊、书籍、杂志、宣传册子等。

2. 形象教育 包括实物、标本、图画、模型、照片、示范表演等。

3. 电化教育 包括电影、电视、网络、广播、录音、录像、幻灯、投影等。

4. 综合教育 包括展览、文艺演出、游园会、卫生科普赶集、卫生科普一条街,采取综合教育方法,多种形式同时采用,能收到非常明显的效果。

(三) 健康教育的基本特征

(1) 健康教育的核心是通过提倡有益健康的行为和生活方式,达到减少或消除健康危险因素,预防疾病,促进健康和提高生活质量的目的。

(2) 健康教育研究的重点是健康信息的传播和不良行为改变的理论、规律和方法,以及社区健康教育的规划、组织、实施和评价的理论和实践。

(3) 健康教育活动是从计划、实施到评价的一个完整的过程,这个过程的关键是针对特定人群中优先解决的健康问题,提出预期的健康教育目标和相应的教育策略与方法,并对活动实施过程、效果和健康影响等做出科学、客观的评价。

(4) 健康教育的基本策略是信息传播、行为干预、社区组织。健康教育不仅是教育活动,同时也是一项社会活动,它离不开社区领导、群众和全社会各部门的参与。

五、健康教育的研究领域与研究方法

(一) 健康教育的研究领域

健康教育研究的重点是卫生保健知识传播的理论和行为改变的规律和方法,其理论依据来源于医学、社会学、传播学、行为学、心理学、统计学等学科,研究领域主要涉及以下几方面。

1. 不同场所区域的健康教育

(1) 城市社区健康教育。

(2) 农村社区健康教育。

(3) 学校健康教育。

(4) 医院健康教育。

(5) 工矿企业健康教育。

2. 不同人群的健康教育

(1) 患者健康教育。

(2) 消费者健康教育。

(3) 吸毒人员健康教育。

(4) 职业人群健康教育。

(5) 与卫生有关行业(如饮食服务、食品卫生、美容行业等)的健康教育。

3. 健康教育的技术和责任

(1) 健康教育的行政管理。

(2) 健康教育的计划设计。

(3) 健康教育的组织。

(4) 健康教育的实施。

(5) 健康教育的评价。

(6) 健康教育材料的制作与媒介开发。

4. 健康教育的目标及内容

(1) 防病治病的健康教育。

(2) 合理营养的健康教育。

(3) 心理健康教育。

(4) 安全教育。

(5) 改变不良行为的健康教育。

(6) 环境保护教育。

(二) 健康教育的研究方法

健康教育是一门新兴的交叉学科,具有医学与其他科学(社会科学、人文科学)交互的特点,研究方法也是多方位、多层次、多学科的综合,主要涉及以下几方面。

1. 调查研究的方法

(1) 描述性研究(descriptive study):是用于描述疾病或健康状况在不同空间、不同时间和不同人群中的分布特征、变化趋势,并将真实情况展现出来的一种研究方法。常用的描述性调查研究方法是现况调查,现况调查又可分为普查和抽样调查两种。

1) 普查(census):指在特定的时间内对特定范围内的全体人群进行的调查。普查可避免抽样误差,但需要耗费大量的人力、物力、财力和时间。

笔记栏

2）抽样调查（sampling surer）：指从某人群总体中按照一定原则随机抽取一部分有代表性的个体进行调查，用这部分个体的调查结果，推论出该人群总体某些特征的情况。抽样调查范围较小，较普查节省人力、物力和时间，但调查的技术要求高，不适于变异过大的调查。

（2）分析性调查

1）回顾性调查：是一种从结果到原因的调查。在一定的时间内，选出一组有某种疾病（或某种行为）的人，再选出一组没有某种疾病（或某种行为）的人，回顾调查他们过去暴露于某种或某些因素的情况，如果两组的暴露比确有差别，则可以认为所研究的疾病（或行为）与暴露因素有关，如研究肺癌与吸烟的关系。

2）前瞻性调查：是一种由原因到结果的调查，即为了研究某因素是否与健康或特征有关，将同一范围的人群，按自然存在状况分为暴露某因素和不暴露某因素两组，然后对他们同样观察一定时期后，比较两组健康或特征的差异。如对某一社区进行健康教育干预，而条件相似的另一社区对照，观察干预后疾病发生率的差异情况，若有差异则说明健康教育干预与该病的发生有因果关系。

3）社会调查研究：是一种快速的调查方法，常用于健康教育需求的评估及信息反馈，主要形式有开调查会、访谈、问卷调查、案例调查等。

（3）观察法：主要是对人群的行为观察，观察行为产生的背景以及各种因素包括政治、经济、文化对行为产生的影响。

2. 实验研究 针对某个实验课题进行精心设计，按随机化分组原则，将实验人群分为实验组和对照组，实验组采取某种措施，对照组不采取这种措施，然后随访观察一定时间，并比较两组人群知识、信念、行为或发病率（病死率）等情况的变化，从而评价该措施的效果。

3. 健康教育的干预方法

（1）信息传播：健康信息是健康教育传播的内容，要从根本上解决社区人群存在的各种健康问题，就必须让医学知识和各种关于维护、促进健康的知识与技能通过各种传播渠道和技术媒介传递到大众中去，普及卫生保健及健康知识，提高人们的健康意识，并通过这些健康信息的传播，引导人们自觉地采纳有利于健康的行为和生活方式，从而提高人群的健康水平。信息传播的主要方式有人际传播和大众传播（见第2章）。

（2）行为干预：是实现健康教育计划目标的重要手段。通过具体的指导和技能训练，帮助并促使接受健康教育者实现特定行为的改变，如健康指导、示范、模拟、技能学习、行为矫正等。

第3节 健康促进

一、健康促进的概念

1986年，在加拿大渥太华召开的第一届国际健康促进大会发表的《渥太华宪章》中指出："健康促进（health promotion）是促进人们提高、维护和改善他们自身健康的过程"，其中心是把健康目标转化为社会行动。

健康促进的工作要点：

1. 提高对健康的社会责任。
2. 增加对健康发展的资金投入。
3. 扩大健康促进的合作关系。
4. 增强社团和个人能力。
5. 保护健康促进工作的基层组织和基础设施。

接链

二、健康促进的领域和特征

（一）健康促进的领域

《渥太华宪章》中指出，健康教育涉及五个主要活动领域。

1. 制定能促进健康的公共政策 促进健康的公共政策可创造有利于促进健康的政治环境，其影响广泛、作用持久，是实现健康促进目标的重要保证。健康促进把健康问题提到了各个部门、各级政府和组织的决策者的议事日程上，要求政府各个部门在制定公共政策时应把健康作为制定政策时应该考虑的基本要素，健康促进明确要求非卫生部门实行健康促进政策，而卫生部门则要积极参与并评估政策可能带来的健康后果。在实施政策时应广泛宣传，做好说服工作，使受政策影响最大的人群家喻户晓，更容易做出有利于健康的选择。

2. 创造健康支持环境 创造和建立健康支持环境是健康促进的重要目标之一，因为健康支持环境对健康有持续的影响，也是行为改变能继续保持的重要条件。健康促进必须创造安全的、舒适的、满意的、愉悦的工作和生活环境条件，为人们提供免受疾病威胁的保护，促使人们提高增进健康的能力。健康促进还必须系统地评估快速变化的环境对健康的影响，以保证社会和自然环境有利于健康的发展。

3. 加强社区的行动 要充分发动社区力量，挖掘和利用社区资源，建立相应机制，提高社区人群生活质量和解决健康问题的能力。这就要求建立社区健康促进的组织机构，协助社区领导和团体，帮助社区的人们认识自己的健康问题，并提出解决问题的方法，通过集体的组织和行动来开展健康促进活动。社区群众是否广泛、积极、有效地参与卫生保健计划的制定和执行是社区行动成败的关键。

4. 发展个人技能 通过传播健康信息和教育来帮助和提高人们做出健康选择的能力，使人们学会更有效地维护和更好地控制自身健康和生存环境，有准备地应付人生各个阶段可能出现的健康问题、慢性病和外伤。发展个人技能也包括通过培训来提高卫生专业人员的业务水平和社区组织的健康促进技能。

5. 调整卫生服务方向 要改变卫生系统以医院为基础，以医疗为中心的服务体制和模式，使之转变成以健康为中心，以社区为基础，与社区居民密切联系的友善卫生服务体系。要把完整的人的总需求作为服务的对象，由个人、社区组织、卫生专业人员、卫生机构、商业部门和政府共同来承担卫生服务责任，形成一个有助于健康的卫生保健网络。

> 健康促进可以理解为：
> 健康促进=健康教育+环境支持
>
> 链接

(二) 健康促进的特征

(1) 健康促进是在组织、政治、经济、法律上提供支持环境，它对行为改变的作用比较持久并且带有约束性。

(2) 健康促进涉及整个人群和人们社会生活的各个方面，而不仅限于某一部分人群或仅针对某一疾病的危险因素。

(3) 在疾病三级预防中，健康促进强调一级预防甚至更早阶段。

(4) 健康教育是健康促进的基础，健康促进如果不以健康教育为先导，则健康促进是无源之水，无本之木；而健康教育如果不向健康促进发展，其作用就会受到极大限制。

(5) 与健康教育比较，健康促进融客观的支持与主观参与于一体，健康促进不仅包括了健康教育的行为干预内容，还强调行为改变所需要的组织支持、政策支持、经济支持等环境改变的各项策略，这就表明健康促进不仅是卫生部门的事业，也是全社会多个部门的共同事业。

三、健康促进的主要途径

1. 社会动员 指通过社会、政治和群众的综合高效动员，使健康促进达到或接近健康促进的目标。社会动员的目的就是把健康目标转化为社会目标，它是健康促进的核心策略。社会动员包括以下几方面。

(1) 领导层动员：通过各种方式，如汇报、介绍、宣传、学术报告等多种形式，使各级领导及领导部门了解健康促进的必要性和重要性，从而建立社会支持环境，把卫生目标作为当地政治经济发展的一部分，以保证政治经济的发展与健康促进的发展同步进行。

(2) 群众动员：包括社区、家庭、个人等不同层面。在健康促进中，必须使群众了解人人享有卫生保健的基本策略，从自身努力开始，人人参与，积极改变不良的生活行为和生活方式。

(3) 社会团体的动员：包括共青团、工会、妇联及宗教团体。在少数民族地区发挥宗教领袖的作用，可有效地推动健康教育和健康促进工作。在社会动员中，还要学会运用商业市场学的基本技术，根据本地区实际，设计健康教育和促进项目，以实现既定目标。

2. 政府支持多方参与 健康促进是以履行责任、建立合作关系为基础的预防性战略措

笔记栏

施。健康促进强调客观支持与主观参与为一体，健康促进不只是健康教育行为干预，还必须得到政府支持、政策支持、经济支持，所以健康促进是全社会参与，多部门合作的社会系统工程。

3. 健康促进必须以健康教育为基础 通过健康教育提高人群的健康意识，树立正确的健康观，使领导者、社区、个人等各个层面主动参与，营造健康促进的氛围。所以说，健康教育既是健康促进的基础，又是健康促进的先导。

四、健康促进的工作步骤

一个健康促进项目的工作步骤，一般可以分为需求评估、项目计划、动员资源、实施项目、过程评价、效果评价和报告结果六个阶段（图 1-3）。

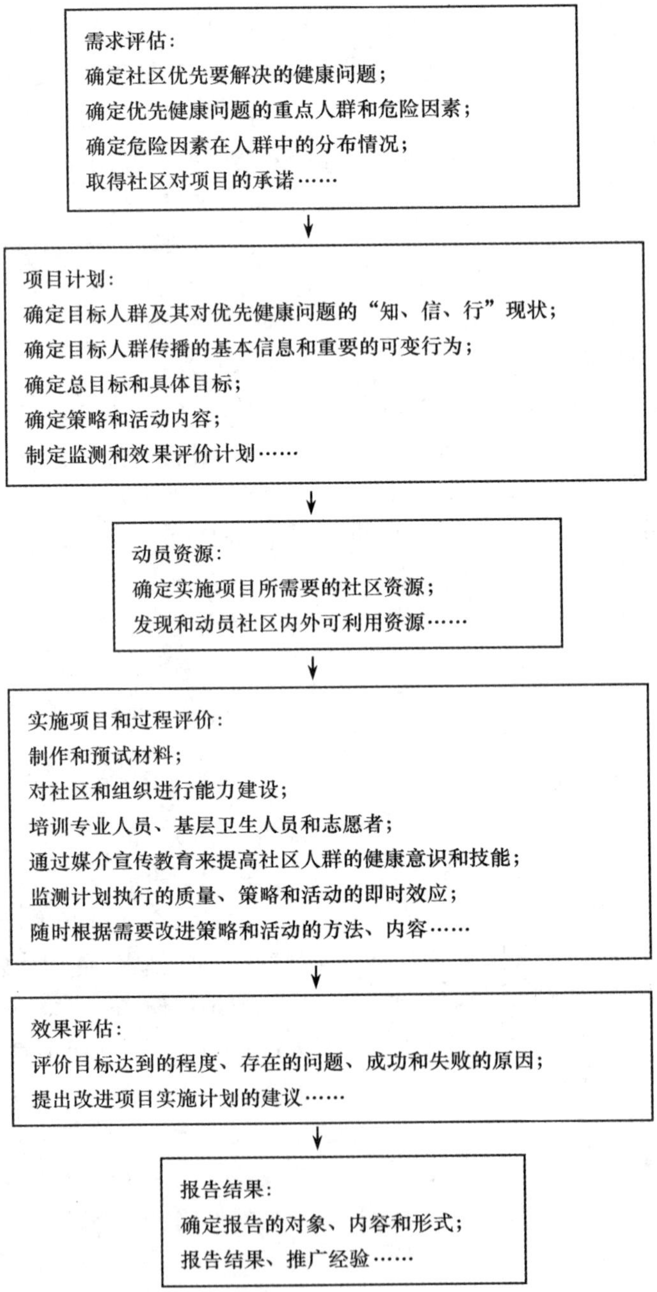

图 1-3 健康促进工作步骤

笔记栏

五、21世纪健康促进的优先地位

1997年,在印度尼西亚首都雅加达召开了第四届健康促进国际大会,代表们一致认为,面对健康的新威胁,需要采取新的行动方式。未来的挑战必须开拓社会许多部门,特别是需要在各级政府与不同部门之间,在平等的基础上建立新的伙伴关系。会议通过的《雅加达宣言》中确立了21世纪健康促进的优先地位,主要内容有以下几方面。

1. 提高对健康的社会责任感 决策者必须明确承诺社会责任,政府和私人部门必须通过政策和实践以促进健康。

2. 增加健康发展的投资 提高对健康发展投资确实需要采用多部门的办法,包括增加教育资源与住房。

3. 巩固、扩大健康领域中的伙伴关系 健康促进需要在各级政府和社区中寻求卫生与社会发展各部门间的伙伴关系。

4. 提高社区能力并赋予个体权利 健康促进需要由群众自己执行,并与群众一道共同开展,而不是居于群众之上,或居于群众以外。

5. 保证健康促进所需要的基础设施 为保证健康促进所需要的基础设施,地方、国家和全球的资金新机制必须建立。

> 健康教育追求的是:使教育对象实现知识、观念和行为改变的统一。三者的关系:知是基础,信是动力,行是目标。健康教育的核心是提倡有益健康的行为和生活方式。
>
> 知、信、行是表述了健康教育的最基本内容。
>
> 接链

附录 家庭健康状况调查

家庭健康状况调查表格(样式)

居民区(村):________

户主:________

住址:________

调查日期:______年______月______日

表1 家庭成员基本情况

姓名	与户主的关系	性别	年龄	民族	职业	文化程度	婚姻	经济情况		备注
								家庭年收入(元)	人均年收入(元)	

表2 家庭条件及卫生状况

住房结构	朝向	居室高度(m)	居室采光	居住面积(m^2)	人均居住面积(m^2)	厨房位置	家庭绿化

厕所类型		饮用水		生活污水处理			垃圾处理			
卫生厕所	马桶	自来水	井水	下水道	渗水坑	无处理	垃圾箱	塑料袋	无处理	其他

毛巾		牙刷		广播		电视机		电脑		卫生报刊		其他报刊	
分用	合用	分用	合用	有	无	有	无	有	无	名称	数量	名称	数量

笔记栏

表 3 家庭成员疾病和住院记录

日期	姓名	近一年患过何种急、慢性传染病(肝炎、痢疾、结核病等)	患过何种非传染性急病(脑血管病、冠心病、肿瘤等)	住院记录				
				住院日期	天数	因何病住院	做何手术	住何院

表 4 家庭成员性格、心理、卫生及卫生习惯

姓名	日期	性格·心理			刷牙		饭前便后洗手	不随地吐痰	不乱丢脏物	按时作息	体育锻炼(分钟/日)	睡前洗脚	偏食	吸烟				饮酒				食盐(g/d)	甜食	食肉	
		开朗乐观	急躁易怒	孤僻抑郁	不刷	次/日								不吸	支/日	年数	愿否戒烟	不饮	黄酒	白酒	啤酒			肥肉	瘦肉

特殊情况记录

填写说明:1. 书写端正,字迹清楚 。2. 性格 、心理项,符合的打√。3. 饭前便后洗手、不随地吐痰……项,已做到打√,不经常打△,未做到打×。4. 偏食者打√,无偏食者打×。

表 5 家庭成员体检记录

姓名	次数	日期	身高(cm)	体重(kg)	发育及营养	视力		沙眼		中耳炎	听力		鼻炎	龋齿	心	肺	肝	脾	扁桃体	血压(kPa)	皮肤	四肢	脊柱	甲状腺	淋巴结	其他
						左	右	左	右		左	右														

健康是一个包括躯体、心理、社会适应和道德的四维动态概念,是帮助个人和群体掌握卫生保健知识,促使人们自愿地改变不良的健康行为,消除或减轻影响健康的危险因素,从而达到预防疾病,促进健康和提高生活质量的学习和认识过程。

健康促进是促进人们提高、维护和改善自身健康的实施过程,其核心是把健康目标转化为社会行动。健康教育在健康促进中起主导作用,没有健康教育也没有健康促进。

小结

笔记栏

目标检测

一、单项选择题

1. 次生环境指（　　）。
   A. 天然形成的环境
   B. 由于人类活动所形成的环境
   C. 某些元素分布不均的环境
   D. 无生物所形成的环境
2. 下列哪项属于社会环境范畴（　　）。
   A. 大气、水、土壤、食物
   B. 动物、植物、微生物
   C. 阳光、空气、植被
   D. 人口、教育、经济、就业

3. 以下哪项是健康促进的核心策略 （　　）。
A. 社会动员 B. 卫生服务
C. 发展技能 D. 保护环境

4. 以下哪项不属于环境污染引起的远期危害 （　　）。
A. 致癌 B. 致畸
C. 致敏 D. 致突变

5. 环境污染对健康的特异性危害有 （　　）。
A. 急性危害 B. 慢性危害
C. 远期危害 D. 以上都是

二、多项选择题

1. 健康教育的研究方法有 （　　）。
A. 描述性调查研究 B. 回顾性调查研究
C. 前瞻性调查研究 D. 系列调查法
E. 观察法

2. 健康教育和健康促进的相关学科包括 （　　）。
A. 社会学 B. 教育学
C. 医学 D. 健康行为学
E. 心理学

3. 促进健康行为具有以下基本特征 （　　）。
A. 有利性 B. 规律性
C. 和谐性 D. 一致性
E. 适宜性

4. 影响健康的因素有 （　　）。
A. 环境因素 B. 生活行为和方式因素
C. 生物遗传因素 D. 医疗卫生服务
E. 发展技能

5. 健康促进的主要途径包括 （　　）。
A. 制定促进健康的公共政策
B. 创造健康支持环境
C. 加强社区行动
D. 发展个人技能
E. 调整卫生服务方向

三、是非题

1. 健康教育其实就是卫生宣传。 （　　）
2. 健康教育的内容仅限于医学相关知识。 （　　）
3. 健康促进的核心是社会动员。 （　　）
4. A 型行为模式者容易患恶性肿瘤。 （　　）
5. 不生病或不虚弱就是健康。 （　　）

四、填空题

1. 健康促进指促进人们______、______和______自身健康的长期过程。
2. 促进健康行为具有以下基本特征：______、______、______、______和______。
3. 不良行为和生活方式指______、______、______、______、______、______、______等，对人体健康有危害作用。
4. 影响人体健康的因素归纳起来有______、______、______、______。
5. WHO 认为加强健康教育是______的首要任务。

五、名词解释

1. 健康 2. 健康教育 3. 健康促进 4. 亚健康

六、简答题

1. 健康教育的意义如何？
2. 说出亚健康的原因。
3. 简述健康教育的任务。

七、论述题

1. WHO 关于健康的定义是怎样的？叙述其演变过程。
2. 作为健康教育工作者，你怎样做好此项工作？

笔记栏

第2章 健康传播方法与技巧

学习目标

1. 分别说出传播、人际传播和大众传播的概念
2. 列出人际传播的主要技巧
3. 说出主要大众传播媒介的特点和应用技巧

21世纪是充满希望与挑战的世纪。人类在不断征服自然的同时,也不断地向自身健康的极限挑战。“关注健康,维护健康”已成为人类生存的重要主题,人类对健康的渴望与追求促进了健康的传播和发展。作为一名21世纪的现代医务工作者,不仅要具备一定的业务水平和丰富的专业知识,而且要掌握科学的健康传播知识和传播技能,才能使自己在健康教育活动中传播的各种健康相关信息有效地影响人们的知、信、行,达到健康传播的效果。

据成功学家们的研究表明,一个正常人每天花60%~80%的活动时间在“听、说、读、写”等沟通活动上。

链接

第1节 健康传播概论

一、传播的基本知识

(一)传播的涵义

传播(communication)一词源于拉丁文communicare,意思是“共同分享”,是人类普遍存在的一种社会行为。我国将传播定义为一种社会性传递信息的行为,是个人之间和集体与个人之间交换和传递新闻、事实、意见等信息的过程。

传播是一种社会现象,是人类生存与发展的一种基本形式。在人类历史的漫长进程中,传播经历了三次革命。第一次传播革命是由非语言传播转变为语言传播。远古时代的人们用手势、刻木、结绳等原始方法来传递信息,后来,人们学会了用语言文字来进行交流。第二次传播革命,是以文字的出现和造纸、印刷术的发明为特征。这是比口头声音语言更适宜保持与理解的形象语言。以电子为媒介的传播革命称为第三次传播革命。“信息高速公路”把人类带进了信息时代,使传播活动产生了前所未有的高速性和准确性,人类已进入了“现代传播”的时代。

(二)传播模式

传播模式指为了研究传播现象,采用简化而具体的图解模式来对复杂的传播结构和传播过程进行描述、解释和分析,以求揭示传播结构内各因素之间的相互关系。美国著名社会学家哈罗德·拉斯韦尔(H. D. Lasswell)提出了一个被誉为传播学研究经典的传播过程的文字模式,即“一个描述传播行为的简便方法,就是回答下列五个问题:①谁(who)?②说了什么(says what)?③通过什么渠道(through what channel)?④对谁(to whom)?⑤取得什么效果(with what effect)?”拉斯韦尔五因素传播模式(又称5W模式)即“传者、信息、传播途径、受者和效果”。

1. 传者(communicator) 指传播信息的人或物(机构)。传者可以是人,也可以是一个机构,如电视台、广播电台、报纸、出版社、杂志社、影剧院以及各级宣传部门和教育机构等,都属于传者的范畴。传者是相对于受者而存在的,二者互相依存,又可相互转换角色。健康教育工作者都是从事“传者工作的”,作为健康知识、健康信息的传播者,传者具有收集信息、加工制作信息、选择传播渠道、收集与处理反馈信息等职能。

2. 信息(information) 指传者所传递的

内容。信息是用以表达对人与事物的判断、观点、态度以及情感。健康信息指与人的健康有关的信息，泛指一切有关人的身体、心理、社会适应能力的知识、技术、观念和行为模式。作为健康信息，应具有科学性、针对性、适用性、指导性、通俗性及传播符号通用性等特点。

3. 传播途径(channel) 指信息传递的方式和渠道。在传播活动中可采纳的传播途径是多种多样的，通常可以分为口头传播、文字传播、形象化传播、电子媒介传播、综合传播等方式。

4. 受者(audience) 指信息通过各种途径所到达并被接收的个人或群体，大量的受者也可称为受众。受者有对信息选择的主动意向，也可以各种方式向传者发出反馈信息。对受者而言，选择或接受某一信息是受其心理因素支配的。受者的心理特点往往具有求新、求真、求近、求奇、求乐、自尊等。

5. 传播效果(effect) 指受者接受信息后，在情感、思想、态度和行为等方面发生的反应。传播活动是否成功，效果如何，主要体现在知识、行为的改变。健康传播的效果可以分为以下四个层次。

(1) 知晓健康知识：是传播效果中的最低层次。通过信息的共享，使公众的医药卫生知识水平不断提高，为其自身保健技能的提高打下良好的基础。

(2) 健康信念认同：受者接受所传播的健康信息，并对信息中倡导的健康信念认同一致，自觉或不自觉地依照这样的信念进行对健康的追求与选择。

(3) 态度转变：指人们对特定对象的认知情感和意向的比较持久的内在意识。态度的形成既有社会交往过程的影响，又有心理过程的作用，态度一旦形成就成为一种心理定势。一般来说态度是行为改变的先导，先有态度，才会有行为的改变。

(4) 采纳健康的行为：是传播效果的最高层次。受者接受健康信息后，在知识增加、信念认同、态度转变的基础上，改变其原有的不利于健康的行为和生活方式，这是健康传播的最终目标。

综上所述，传播结构是传播关系的总合，包括从传播者一端到受传者一端之间构成的各种关系，而建立传播关系，必须依靠共同经验域、契约关系和反馈这三个基本条件。没有这三个条件，就不太可能建立传播关系，产生传得快、传即通、传有效的传播效果。

二、健康传播

(一) 健康传播的涵义

健康传播(health communication)一直没有一个十分规范的解释，但却是人类在不知不觉中从事的一种行为。就科学性质而言，健康传播属于社会科学范畴，较普通的看法是健康传播是健康教育与健康促进的重要手段和策略，为维护和促进人类健康为目的而制作、传递、分散、分享教育信息的过程。健康教育是一种将医学研究成果转化为大众的健康知识点，并通过态度和行为的改变以降低疾病的患病率和病死率，有效提高一个社会或国家民众生活质量和健康水准为目的的行为。客观地说，健康传播研究议题十分广泛，如以艾滋病预防为首的疾病预防、药物滥用预防、医患关系研究、计划生育、癌症的早期发现等，所有议题研究的最终目的都是提高大众的健康水平，延长人类的寿命。

健康传播作为传播学的一个独特的分支，既有传播学的共同特点，又有其独特的个性，还要求从业者不仅具备新闻与传播方面的素质，而且还要掌握相关学科的知识，如公共健康、心理学、教育学等方面的知识。只有这样，才能在实践中得心应手，获得传播的良好效果。

健康传播作为一个学科的发展，吸取了社会学科领域及医学界的大量营养，一些医学工作者在医患传播领域的研究成为健康传播早期研究的重要组成部分，这对于确立传播学在医疗健康活动中的学术性地位，起了积极的推动作用。目前，健康传播的研究侧重于“传播学在健康活动中的重要作用和影响”。这远远不是健康传播研究的全部。将来健康传播研究更关注健康信息的有效传递，充分认识健康传播的多维特性，将健康效果的制定与健康传播多层次的特征结合起来。此外，健康研究的另一个重点是对边缘性文化群体(marginalize cultural group)的关注，如穷人、少

笔记栏

数民族、妇女、老人等。

(二) 健康传播的特点

健康传播是一种以传递、分享健康信息为特征的社会传播行为，是一般传播行为在卫生保健领域的具体与深化。它除具有任何传播行为共有的五种基本特性外，由其特殊性所决定，健康传播还有着其独自的特点和规律。

1. 健康传播对传播者有特殊的素质要求 就传播的普遍意义而言，男女老少都具有传播的本能，都可以是传播者，但是，并非人人都能充当健康教育工作者。健康传播者是专门的技术人才，有其基本的素质要求。因此，健康教育工作者与所有负有医疗保健与健康教育职责的人都是健康传播活动的主体。

2. 健康传播要求信息具有科学性 健康传播对信息的基本要求是真实可靠，具有科学性，即必须是健康信息。

3. 健康传播对象具有多样性与广泛性 与其他学科的交流对象相比较，健康传播对象要广泛、复杂得多，健康传播的受众是广泛的社会人群。不同人群和个人有着不同的健康问题和信息需求。

4. 健康传播具有明确的目的性 从为人民健康服务的宗旨出发，健康传播力图达到改变个人及群体的知识、态度和行为，使之向有利于健康的方向转化的目的。依据健康传播效果分为四个层次：知晓健康信息、健康信念认同、形成健康态度、采纳健康行为。

5. 健康传播强调互动性 它不仅要把健康传递出去，还要考虑如何改变人们不利于健康的态度与行为习惯。

6. 健康传播实践活动具有复合性 在活动过程中，健康传播既具备依次传播过程的所有特点，又表现出复合性传播的特殊性。从信息来源到最终目标人群，艰苦信息的传播往往经历了数次乃至数十次的中间环节。

第2节 健康传播的类型与基本技巧

笔记栏

传播是一种普遍的社会行为，每个人每天都在传递信息，而且也通过各种渠道不停地接受各种各样的大量信息，这些信息交流便是传播的活动。

一、人际传播

(一) 人际传播的涵义

人际传播(interpersonal communication)又称为人际交流，指人与人之间进行的直接信息沟通的交流活动。这类交流主要通过语言来完成，也可以通过非语言的方式进行，如动作、手势、表情、信号(包括文字和符号)等。

人际传播可分为个人与个人之间、个人与群体之间、群体与群体之间三种形式。个人与个人之间的传播形式有交谈、访问、劝告、咨询等；个人与群体之间的传播形式有授课、报告、讲演、讲座等；群体与群体之间的传播形式有会谈、座谈、讨论等。

(二) 人际传播的特点

人际传播的特点包括：

(1) 人际传播简便易行，不受机构、媒介、时空等条件的限制，可以比较随意地进行。

(2) 在人际传播活动中，交流的双方可以互为传播者和受传者。由于反馈及时，交流充分，交流的双方可以及时交接对方对信息的接受程度和传播效果。

(3) 传播者可以根据传播对象、信息、传播目的来选择传播的时间、地点以及人际传播的方式。

(4) 与大众传播相比，人际传播速度慢，信息量小，在一定时间内信息覆盖人群数量少。

(三) 人际传播的技巧

人际传播要获得好的效果，传播技巧是十分重要的。在人际传播活动中，听、说、看、问、答、表情、动作等都是构成人际交流的基本方式，每一种方式的运用都有一定的技巧，技巧运用的好坏直接影响到传播效果。

1. 说话技巧 讲话者首先要让对方能听懂自己的话，理解自己的话。讲话人与听话人应该具有“共同的经验范围”。如果对一个不懂医学的人讲话使用了很多的医学术语，对方理解不了医学术语的涵义，讲话的人也就不能达到预期效果。讲话者应注意速度，掌握讲话的节奏和音调高低，避免平铺直叙。

说话的技巧表现在两个层面，一是使用对方能听懂、能理解的语言和词汇，清晰的发音，快慢适宜的速度讲话，使对方懂得和理解讲话者所传递的信息；二是用生动的语言和表情，抑扬顿挫的语调和节奏使对方产生兴趣和共鸣。

2. 问话技巧 提问要选择合适时机，问话要有所间隔，不给对方造成紧张和心理压力；提问要明确和简练，让对方很清楚地理解问题的核心，能够准确地回答出问题的要点；避免使用诱导型问题导致所得到的信息不可靠。人们所提的各种问题可以分为以下几种类型。

（1）开放型问题：这类问题要求问答者开放思维问答问题，不能用简单的肯定或否定来回答，也不是回答固定的名称、地点、数据等。比如问“你对健康怎么理解”就是开放型问题，回答者必须根据自己的理解谈出一定的内容才能做出回答。

（2）封闭型问题：要求回答者做出肯定或否定的答复，以及回答名称、地点、时间、数据等固定要素的问题为封闭型问题，如“好不好”，“几点钟”，“多少岁”，“在哪里”，“什么单位”等。

（3）倾向型问题：也称诱导型问题，诱导回答者按一定的倾向做出答复的问题，如“你同意我们大家都支持的第一个方案吗？”

（4）试探型问题：估测到某种结果的问题，如“社会组织的活动可能已经开始了吧？”

（5）探索型问题：追索究竟、追索原因的问题，也就是问“为什么”的问题。如“他们为什么不能坚持锻炼身体？”

（6）复合型问题：两种或两种以上类型的问题结合在一起的问题。如“这个材料是在哪里做的预实验？预实验的结果怎么样？”

提问是为了得到答案，是为了从答案中获取信息，怎样提问才能有利于交流的进行，才能获得真实的和尽可能多的信息，则要讲究提问的技巧。

3. 听话技巧

（1）在听对方谈话时要专心，不要轻易和经常转移自己的注意力，做到“倾耳细听”。

（2）不要轻易打断对方的讲话，必要时可以恰当地引导。

（3）听对方讲话要适时地做出适当的反应，如点头或说“哦”等。

（4）善于听出“话外音”，有时需要小结或进一步明确对方的意思，以证实听到的信息与对方要表达的内容一致。

案例 2-1 问话的学问

有一个秀才去买柴，他对卖柴的人说：“荷薪者过来！”卖柴的人听不懂“荷薪者”（担柴的人）三个字，但是听得懂“过来”两个字，于是把柴担到秀才前面。秀才问他：“其价如何？”这句话卖柴的人也听不懂，但是听得懂“价”这个字，于是就告诉秀才价钱。秀才接着说：“外实而内虚，烟多而焰少，请损之。（你的木柴外表是干的，里头却是湿的，燃烧起来，会浓烟多而火焰小，请减些价钱吧。）”最终，卖柴的人因听不懂秀才究竟讲了些什么，于是担着柴走了。

问题：试从人际传播的技巧解释，秀才为什么最终没有买到柴？

分析要点：通过秀才买柴展示了信息来源、信息编码、沟通渠道、信息解码、接收信息、反馈，这六个要素构成的完整沟通过程。对于传者（communicator）来说，怎么样说话，说什么样的话，是大有学问的。传者平时最好用简单的语言、易懂的言词来传达信息，而且对于说话的对象、时机要心中有数，有时过分的修饰反而达不到预期的目的。要使沟通成功，不仅信息要得到传递，还需要被理解。完美的沟通，应是信息经过传递之后，受者（audience）所认知的想法或思想与传者发出的信息意义是完全一致的。

4. 反馈技巧 在人际交流中反馈有三种形式：语言反馈、体语反馈和书面反馈。体语反馈包括动作与表情；书面反馈包括书写的文字、图画、符号等。反馈分三种不同的性质：向传者做出赞同支持理解的反应为积极性反馈；而不赞同或反对则为消极性反馈；没有明确立场、态度暧昧的反应为模糊性反馈。

反馈的技巧主要表现在以下几方面。

（1）根据不同的人物、时间、地点等特定因素及交流内容采用适当的反馈形式。

（2）对对方传递的信息表示感兴趣，用专注的神情或微笑、点头等积极性反馈来鼓励对

笔记栏

方充分交流。

(3) 用积极性反馈支持、肯定对方时态度鲜明、观点明确。

(4) 用消极性反馈否定、反对和纠正对方时态度缓和、口气婉转。

(5) 用模糊性反馈回避对方所涉及的敏感问题。

5. 观察技巧 观察就是用眼睛看、通过眼睛看收集信息,观察对方的表情、动作、周围的人物和环境等是人际交流中的重要因素,通过观察到的信息与耳听到的信息相结合往往是比较全面和真实的。

观察的技巧主要是细心和全面。观察事物应该很仔细,善于捕捉到细微的变化,能够发现深层的,或者有掩盖的事物和现象,从而获得真实的信息,这对于指导人际交流十分重要。

(四) 人际传播在健康教育中的作用

健康教育通过改变人们的行为来达到促进健康的目的,而改变行为的必要前提是要通过知识传播和健康意识的启迪来影响人们的知识结构和思想观念。由于人际传播具有针对性强、交流充分、反馈及时等特点,在影响人们改变行为的活动中具有重要的作用和地位。特别是对具有某种健康问题的人,他们更需要具体的指导,才能使他们真正采纳某项建议用以改变自身的不健康行为,这种具体的指导往往需要通过人际传播才能实现。由于生物遗传与环境的多样性,决定了人类健康问题的多因多果性,人的主观能动性与健康观又决定了多样性的认识、态度、决断与选择,从而决定了卫生需求与解决途径的多样性。正是由于这些特点,只有通过健康教育工作者和卫生工作者面对面的人际传播,才能最有针对性地解决各种具体问题,逐步实现改变行为的计划。

二、群体传播与组织传播

小群体传播是人际传播活动中的一个重要类型。由于其形式和功能的独特优势,以小组为单位开展健康传播活动,已经成为世界各国健康教育与健康促进实践中的一种积极有效的形式。

(一) 群体传播的涵义

群体传播即小群体成员之间互相沟通、共享信息的传播行为。

(二) 群体传播的特点

1. 信息沟通在群体成员之间进行,这是一种双向性的直接传播,交往双方都是传播关系的终极点,不必通过一个中间环节或借助其他传播媒介。

2. 在面对面互动的情况下,小组成员有机会展开讨论,各抒己见,从而有比较充分的信息交流。

3. 与两个人之间的亲身传播相比较,同一信息传递的速度较快,范围较大。

4. 在群体交流中形成的一致性意见会产生一种群体倾向,这种压力能够改变小组个别人的不同意见,从而产生群体行为。

在健康教育工作中,小组活动是一种非正规的参与性学习过程。在这一过程中,小组成员是积极能动的参与者,他们通过集体讨论来反映和确定健康问题和教育需求,来参与制定行动计划。教育者与教育对象之间的动态交流过程,与传统的课堂教学法相比较,有其鲜明的特点(表 3-1)。

表 3-1 小组活动与传统教学的区别

	小组活动	传统教学
学习者角色	积极参与	被动参与
教育者角色	组织者——引导,协助小组成员学习,探索	教师——传授知识、技能
目标	学习知识、技能,改变态度、行为	通常为提高知识水平
过程	小组成员参与学习内容的选择与计划	教师确定内容和教学
计划	发现、讨论、鼓励新见解,强调合作与交流	记忆事实,练习技能,缺乏交流合作,有时是竞争
场所	灵活,可在任何地方	通常在固定的教学场所
动机	内部激励,以小组的共同兴趣和需要为基础	外部激励,以规定的教学目标为基础

笔记栏

(三) 组织传播的影响因素

1. 领导因素　群体传播的一个重要特点，是在传播过程中有成员属于领导地位，主持传播活动，这个“领导”可以是经正式任命而确定的，也可是非正式指定或无形中自发确定的。健康教育中小群体传播的领导者往往是传授健康知识和行为的教育者。

领导者的领导方式对群体传播的状态有极大的影响。“民主化领导”下的传播活动，多是平等型、气氛活跃的。“专制式领导”的传播往往是高度集中的非平等型传播活动。而“放任式领导”对传播过程几乎完全放任不管，其传播活动呈现“非中心化”，难以形成统一意见。

2. 从众趋向　社会心理学家们明确指出，群体中成员的态度和行为易受大多数成员的影响，不由自主地发生改变，这种现象称之为从众趋向。在群体传播中，由于成员置身于群体之中，当意见产生分歧时，在大众趋向的影响下，有可能真心或违心地改变初衷，附和大多数成员。健康教育活动中，为使受教育者接受正确的观点，改变不良行为，可利用群体成员的从众心理，以小组学习的形式，使受教育者置身于群体之中，引发其从众心理，从而接受新观念、采纳新行为。

3. 折中倾向　在群体传播中，当需要决策时，若出现处于两个极端的相反意见，或一些人意见比较激进，另一些人意见倾向于保守，而大多数人往往不愿冒险时，相互影响、磋商的结果往往是相互妥协，采纳折中的意见往往不是最佳方案，也不是最差方案，而只是一个多数人能接受的折中方案。

4. 责任分摊　在小群体传播中，当大家共同参与决策，处于基本平等地位，都有发表意见和表决权利时，由于最终的决策是人人有责，因此，容易产生一种倾向，就是导致大家对讨论都不够重视，都不愿去深思熟虑，对决策都不够负责任。缩小群体规模可使这种倾向得到一定程度的纠正。

5. 环境因素　群体传播的地点和空间布置，对其成员的心理、情绪有直接影响，对彼此间的交流有间接影响，同时对传播效果也有一定的影响。

(1) 时间：时间安排是能否取得预期活动效果的一个关键。一般每次小组讨论以1.5~2小时为宜，以保证有足够的时间打破僵局；中间休息后不断变换活动方式有助于保持学习兴趣，结束讨论的最佳时机是小组成员情绪高涨时，不要拖至人们已经疲惫不堪时再草草收场。

(2) 地点：地点的选择同样可以影响小组讨论的成效。选择小组讨论地点的基本原则是使参与者感到方便、舒适。室内布置的安静整洁，播放些人们喜爱的音乐，这些都有助于提高人们的兴趣，有助于小组的沟通。

(3) 坐位排列：坐位的布置方法是保证小组成员积极参与的重要环节。大家围坐成一圈，是最佳的布置方法，它使全体与会者都能保证对视，利于相互交谈；它意味着每一个人都享有平等的交流权，是实现充分小组沟通的基本前提。与传统教学的座位排列相比，后者保证了全体学生、教师的对视，有利于集中听讲，但学生之间缺乏交流的机会。

6. 人数　理想的小组讨论人数一般为6~12人。少于6人，与会者易产生一种“暴露感”、从而感到紧张局促，无所适从；多于12人，则不利于每个成员的充分参与。在实践中，一次健康教育活动往往组织很多人参加，可以将大组分成几个小组同时分头进行。

(四) 群体传播与组织传播技巧

1. 选择优秀的主持人　作为小组主持人，健康传播者在小组讨论中的职能是组织、引导和协助。一个好的小组主持人应该具备以下基本素质。

(1) 个性特征：①能够与人坦然相处，能落落大方地与他人进行交往。②能够使他人感到坦然放松，使他人与之很快地融洽相处。③能够做到对所有的人一视同仁。④能够向他人表示温暖和同情。⑤能够在任何场合与他人用对方的语言进行交谈，使人感到是“自己人”。⑥能够认真听取他人的言论，在对话中不急于表露个人的观点。⑦充满热情和活力，相貌和善，平易近人，尽可能在各方面与小组成员的特征接近，以建立良好的人际关系。

笔记栏

(2) 工作风格：一个富有经验的主持人常常能改变自己的工作风格，以适应与会者的特点和课题目标的要求。在选择小组主持人时，一个重要的问题是意识到不同风格的存在，可能的话，根据小组活动的需要来配备相应的主持人。

（3）工作能力：小组主持人能善于引导人们积极参与，而不是搞“一言堂”；能够始终把握小组活动的主题，主导讨论的方向；同时，应具备处理小组成员讨论障碍的能力。

2. 打破僵局 小组主持人的首要任务就是打破僵局，开创出良好的活动气氛。我们可以学习运用以下几种方法。

（1）欢迎来者：提前到达活动的场所，迎接前来参加活动的人，并把陆续到来的人介绍给其他到场者。让一些先到来的人帮助做些事情，如整理桌椅、分发材料、沏茶倒水等，也是一种使人较快熟悉环境的实用方法。

（2）相互结识：在小组活动开始前，提供机会使每个人向大家介绍自己的姓名和基本情况。常用方法是结对介绍法，相邻而坐的两个互不相识的人结为一对，轮流“采访”对方，了解对方的各种情况。

3. 组织讨论技巧 讨论是小组成员交流信息的主要渠道，运用得当，可以引发人们的创造性思维，并在积极参与中分享集体的愉快与收获。

（1）使用引发材料：主持人提出一个值得争论的开放式问题，是引发讨论的最简单的方法。此外，还可以利用宣传画、传单、卫生报刊上的短篇文章作为引子，提出问题，启发人们的思路，观察人们的反应，掌握人们的心理状态，有针对性提出问题、讨论。

（2）“头脑风暴”法：“头脑风暴”是西方国家倡导的发现性教学法中的一种常用方法，这种讨论方法的优点是能够充分发挥小组成员的能动作用，通过充分的讨论，集思广益，最后做出总结，得出必要的结论。

（3）轮流发言法：组织小组与会者依次做简洁发言，使每个人都有均等的参与机会。

（4）分散议论法：将大组化整为零，组成2~4人的小组，短时间内同时讨论某一议题，然后集中起来由各组代表向大组做汇报，是收集全体与会人员意见的有效办法。

笔记栏

（5）无记名提案法：有时，由于文化、习俗等诸多因素，人们不习惯或不喜欢面对某个问题展开讨论，这种情况下无记名提案法最适用。

如何培养科学的饮食习惯

1. 合理安排三餐 每餐之间以间隔4~6h为宜，早餐占全天总热量的25%~30%；午餐占40%；晚餐占30%~35%。

2. 合理营养配餐 每天应以粮谷类为主，多吃蔬菜、水果及豆制品，尽量坚持喝豆浆或牛奶，经常吃鱼、蛋、瘦肉等。建议糖类占总热量的60%~70%；蛋白质占10%~15%；脂肪占20%~25%。

接链

三、大众传播

（一）大众传播的涵义

大众传播这一概念于20世纪40年代前后开始流行于西方。在第二次世界大战刚刚结束时，联合国教科文组织的一份《建立全球性传播新秩序》的“宪章”中有一段文字：为用一切大众传播（mass communication）手段增进各国之间的相互了解而协同努力。

大众传播指职业性信息传播机构和人员通过广播、电视、报纸、期刊、书籍等大众媒介和特定传播技术手段，向范围广泛、为数众多的社会人群传递信息的过程。

（二）大众传播的特点

在健康教育活动中，大众传播同样是广泛运用的传播类型之一，其特点如下。

（1）传播者是职业性的传播机构和人员，并需要借助非自然的传播技术手段。

（2）大众传播的信息是公开的、公共的，面向全社会人群。

（3）大众传播信息扩散距离远，覆盖区域广泛，传播速度快。

（4）大众传播对象虽然为数众多，但分布广泛，互不联系，只能从总体上大体确定。

（5）大众传播是单向的，间接性传播。

（三）大众传播的技巧

1. 加以恶名 给一种事物贴上坏标签，使人们对这一事物反感、厌恶并加以谴责。

2. 加以美化 把某一事物与一个美好的词联系在一起，赞许某事物，如花草也有生命，请您爱护它！

3. 假借 以某种受人尊敬的权威、公认性和信誉加于另一事物上，使其易被人接受。

4. 现身说法 请某个受人尊敬的人或亲身体验过某种事物的人来评论某一事物的好与坏。

5. 设身处地 以普通百姓一员的角度来谈论问题，深入浅出，以情感人。

6. 加以倾向性 谈论某一问题时，只选择支持某一立场、观点的论据，抛开不支持这一立场、观点的论据，给被宣传事物以绝对的肯定或否定。

7. 利用从众心理。

第3节 影响健康传播效果的因素与对策

健康信息的传播是一个十分复杂的过程，在其每个环节上，都有许多因素能直接或间接地影响传播效果。研究影响健康传播效果的因素，目的在于探索干扰因素产生的原因与影响，注意防止和排除干扰因素的影响，才能使健康传播活动达到传得快、传即通、传有效。

一、传播者因素

健康教育工作者与所有负有健康教育职责的人都是健康传播的主体。

(一) 传播者是健康信息的把关人

医学专家及健康教育工作者都是健康信息的把关人，也就是决定传什么，决定传给谁。这个关把得好，目标人群明确，传播效果就好。

(二) 选择合适的传播者，注重树立良好的自身形象、威信与吸引力

传播者的荣誉和威望越高，传播效果就会越好，会更有说服力。传播者的吸引力还包括其自身文化素质修养，对医学知识了解的深度与广度，对健康话题的理解与沟通交流技巧等。

(三) 提高业务素质，增加与受众及媒体的共同经验范围

传播者应努力寻找与受传者之间更多的共同语言。健康传播信息的成功，有赖于传播者有能力引出听众共同的意识与感情共鸣。

二、信息因素

健康传播就是用健康信息的刺激来激发受传者的某些健康需求，它还提醒受传者健康与不健康、快感或不快即将来临，该采取何种行动来使其发生或避免。包括：信息内容、符号使用与信息表达形式三个方面。

(一) 信息内容要有针对性、科学性和指导性

健康传播活动传播的是有关“人的健康”的知识、技术、观念和行为模式的健康信息。一个完整的健康信息可以有效地指导人们如何做。要注意提高健康信息内容的针对性、科学性和指导性。健康传播的信息，内容要单一，行动目标要明确，实现既定目标的方法要具体、简便、易行而且可行。要根据受传者的需要选择信息内容，传播效果就会好些。

(1) 注意结合目标人群常见疾病或症状的热点话题，如儿童的弱视、斜视等。

(2) 注意结合疾病季节特点的热点话题，如冬、春季的呼吸道感染、支气管炎、哮喘；夏季的消化道传染病等。

(3) 结合与人群健康有关的卫生宣传日，选择热点话题。

(4) 使用符号要准确、通用、适合受传者理解与媒介采用。特别要注意所使用的信息符号形式是否符合低文化层次人群的需要。有传播学家说：“假如你不能不有所失误的话，宁可失之简单”。

你知道吗？

国际上将每年的4月7日，定为“世界卫生日”。

我国将每年的6月6日定为“全国爱眼日”。

接链

笔记栏

（二）信息表达形式的设计应根据传播目的和受传者需求

信息表达是多种多样的，是用说理性信息晓之以理，还是采用情感性信息动之以情，应根据传播目的和受众需求而设计。

1. 晓之以理与动之以情 情感性信息是用丰富的情感来打动人心引起注意，具有强烈的吸引力和感染力，适用于宣传鼓动；以理服人，适用于劝说。

2. 积极与消极 即通常所说的正面教育与反面教育。积极的正面教育是以积极肯定的语言形式使人受到鼓舞；而后者用严重后果等引起受传者的警惕。

3. 大众化与个性化 大众化的讯息是通过对大众的呼吁，引起社会的关注和人们的"从众行为"；对于某些特定的个人健康问题，应给以具体的有针对性的指导。

4. 幽默与严肃。

5. 一面性与正反两面 一面性信息可强化对该信息持赞成态度的人的固有观念，提供正反两面材料的信息，使人们得以做出自己的判断。

6. 说教式和讨论式 有权威性的机构或人发出说教式、指令式信息，具有强大的威力；而讨论式信息则可引起争论，更平易近人。

（三）符号和讯息的抽象层次要适合目标人群

符号和讯息的抽象层次一定要适合目标人群的知识结构和理解能力。特别强调应注意适合文化程度比较低的人群，在设计健康信息时，应注意以下几个原则：知识技术上，科学、正确、易懂、实用、简明、中肯；文化和社会习俗上、适当，正面教育为主。

三、信息接受者因素

健康传播的信息接受者是社会人群，有着多样性的健康需求和信息需求。根据接受者的年龄、生理与心理特点，制定传播内容和传播策略是传播学理论在健康传播中的具体应用。

1. 接受者的心理因素 接受者在接受一种新信息或采纳一种新行为时，要经历知晓、劝服、采纳、加强四个心理发展阶段。

笔记栏

2. 接受者在接受信息传播过程中的共同心理特征 接受者对信息除了表现为选择性注意、选择性理解和选择性记忆三种选择性的心理因素外，并有"五求"心理，求真（真实可信）、求新（新鲜新奇引人）、求短（短小精悍，简单明了）、求近（与接受者在知识、生活经验、环境、空间及需求欲望接近）、求情厌教（喜欢含有人情味的、动之以情的信息，而厌倦过多的居高临下的说教）。

3. 接受者的社会经济方面的特征。

4. 接受者的健康状况。

四、媒介因素

（一）媒介的选择

媒介的选择应注意传播信息的媒介对目标人群的适应性，如在农村中有线广播比电视普及率高得多，理所当然应选择前者作为传播健康信息的媒介。要采用大众传播与人际传播相结合的方式。

（二）注意多媒介的组合策略

同一信息反复强化。扩大信息覆盖面，仅是合理应用媒介的一个侧面，而另一个侧面是增加媒介使用的频度。

健康传播作为一个独立的专业体系，无论是理论研究还是实践应用领域，都取得了令人瞩目的成就，也呈现了一些新的发展趋势。要成功地达到疾病预防、控制和健康促进的目标，必须依赖于广泛开展健康传播活动。没有健康传播活动，健康教育与健康促进就失去了重要的手段。

传播是人类普遍存在的一种行为，它是人与人之间建立社会联系，维系社会的纽带。它既是人类社会的产物，又是推动人类历史发展和促进社会变革的动力。

小 结

目标检测

一、单项选择题

1. 哪一项是人际传播的基本技巧 （ ）。

A. 全身心传播　　B. 全息传播

C. 情感信息　　D. 倾听技巧

2. 不属于传播媒介的选择原则的是　(　　)。

A. 针对性　　B. 速度性

C. 可及性　　D. 娱乐性

3. 下列哪一项不是大众传播的技巧　(　　)。

A. 假借　　B. 加以恶名

C. 打破僵局　　D. 现身说法

二、填空题

1. 拉斯韦尔五因素传播模式(又称5W模式)即：______、______、______、______、______。

2. 健康传播的效果可以分为______、______、______、______四个层次。

3. 传播途径主要有______、______、______、______、______五种。

三、名词解释

1. 传播　2. 健康传播　3. 大众传播　4. 人际传播　5. 信息

四、论述题

1. 分小组讨论人际传播技巧，运用实例并交流个人在人际交流方面的体会。

2. 根据人际传播的特点，卫生工作者在面对面开展健康教育工作时，除人际技巧外还应注意哪些问题？

3. 东江人民医院社区卫生服务中心为高血压患者举办关于“如何合理用药”专题讲座，受到人们的普遍欢迎。请运用拉斯韦尔传播模式分析这一健康教育活动中的五个传播要素。

五、案例分析

南漾县地处半山区，方圆20余里，人口45万，以农业生产为主，文化经济水平中等，农民家庭中电视机普及率达75%。主要在夜间收看新闻和娱乐节目，农民中文盲率达15%，育龄妇女大多是家庭妇女，文盲率达27%。县健康教育工作者通过社区需要调查发现，本县婴儿腹泻发病率很高。大多数儿童母亲和部分乡村医生认为腹泻是由于孩子“吃了火奶”或着凉引起，很少有人把腹泻同不洗手等不卫生习惯联系起来，依照长辈的指导，她们对婴儿腹泻的常用疗法是停止喂奶，或减少喂奶次数，到乡医处打针吃消炎药。

问题：1. 该县农村儿童母亲关于婴儿腹泻的知识、态度、行为如何？

2. 如何根据该人群特点选择传播途径？如何设计讯息(材料、内容、表达方式)？

笔记栏

第3章 健康教育计划的设计、实施与评价

学习目标

1. 说出健康教育诊断的基本步骤
2. 说出健康教育计划设计应当遵循的原则
3. 列出健康教育计划设计的基本程序
4. 学会健康教育计划实施时间表的制定方法
5. 理解健康教育计划实施的SCOPE模式
6. 学会健康教育计划实施人员培训应遵循的原则
7. 列出健康教育评价的种类及其评价的内容
8. 说出健康教育评价的常用方法
9. 列出影响健康教育评价结果的主要因素

健康教育是一项复杂的系统工程，其作用涉及目标人群的生命准备、生命保护和晚年生命质量各个阶段，主要内容涵盖预防疾病、控制影响健康的各种危险因素、健康促进等。因此，健康教育的活动无论周期长短都必须有科学的、周密的健康教育计划。

健康教育计划设计的意义

计划是科学管理的体现，有利于根据社会需要和主客观条件选择优先项目，并从一系列可行的策略和措施中做出最优选择，把有限的资源用在刀刃上。计划可以明确目标和作用方向，指导和协调各有关部门和有关人员共同行动。同时，计划是实现目标的行动指南，是协调纲领，也是评价效果、检查工作的标尺。没有好的设计往往事倍功半，不仅不能很好的完成预期任务，也难免产生差错，造成不必要的损失。

链接

笔记栏

一个完整的健康教育计划包括计划设计、实施及评价的全过程，且三者之间是相互制约、密不可分的整体。计划设计是根据研究目标人群有关健康问题及其特征，形成相应的理论假设，提出解决该问题的目标及实现这些目标所采取的一系列具体方法、步骤和策略。计划是实施的基础，同时又为科学的评价提供量化指标。

第1节 健康教育诊断

健康教育诊断常被称为健康教育需求评估、计划前研究或行为危险因素评估等，指在面对人群健康问题时，运用社会学、流行病学和人类学等研究方法，通过系统地调查、测量收集各种有关的事实资料，并对这些资料进行分析、归纳、推理、判断与此健康问题有关的行为和行为影响因素，以及健康教育资源可得情况的过程，从而为确定健康教育干预目标、策略和措施提供基本依据。健康教育诊断可同时为健康教育效果的评价提供基线资料。

一、健康教育诊断基本思路

在实践中，人们逐渐形成了有关健康教育计划设计的思维逻辑和系统工作模式。目前，国内外应用最广、最具权威性的首推由美国著名学者劳伦斯·格林（LawrenceW. Green）提出的PRECEDE-PROCEED模式（图3-1）。

PRECEDE-PROCEED模式有两个特点：一是从“结果入手”的程序，用演绎的方法进行推理思考，即从最终的结果追溯到最初的起因，先问“为什么”要制定该计划，然后再问“如何去进行”该计划，避免以主观猜测去代替一系列的需求评估；二是考虑了影响健康的多重因素，即影响行为与环境的社会因素。

PRECEDE-PROCEED模式为计划设计、实施和评价提供了一个连续的步骤或阶段，PRECEDE着重应用于诊断，PROCEED侧重于实施过程与评价过程。

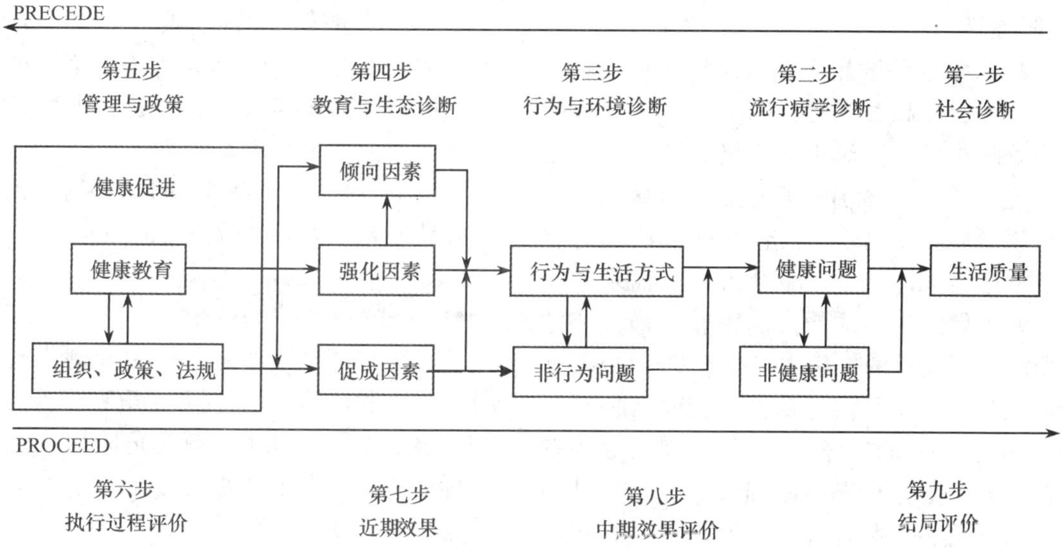

图 3-1 PRECEDE-PROCEED 模式

根据 PRECEDE-PROCEED 模式，将计划分成社会评估、流行病学评估、行为与环境评估、教育与组织评估、管理与政策评估以及评价阶段九个基本步骤（图 3-1）。除评价阶段外，其余步骤为社区需要评估的内容。社区需求评估是确定健康教育计划的实际依据，通过评估来了解社区需要解决的优先问题。

联合国儿童基金会提出的计划的 9 个步骤中，前 3 个步骤为计划前研究阶段，即在正式设计计划之前的准备工作阶段，包括：①问题与政策分析。②形势分析。③目标人群分析。中心任务是评估需求。后 6 个步骤为计划活动研究，即就计划本身的具体内容进行研究设计的活动，包括：①制定目标。②确定教育策略。③材料制作与预试验。④人员培训计划。⑤活动与日程管理。⑥监测与评价。中心任务是确定对策。其思路更侧重于从健康促进和社会动员的角度考虑问题。

二、健康教育诊断基本步骤

（一）社会评估

社会评估是生物-心理-社会医学模式的具体体现，主要目的是从分析广泛的社会问题入手，了解社会问题与健康问题的相关性。其评估的重点内容是社区人群的人口学特征，人群的生产、社会环境和生活质量。在本阶段，制定计划者需要通过多方面的调查和收集资料来了解目标人群的人口学特征、经济水平、生产类型、经济状况等。例如，要在学校开展控制吸烟的健康教育活动，首先要对该学校及所处社区的特点有全面的了解。

1. 社会环境

（1）社会政策环境：政府部门和领导是否制定了与健康教育计划相一致的政策、法律和制度，组织和管理网络建立情况等。

（2）社会与经济环境：就业、教育、交通、住房状况、人口增长率、国民人均生产总值、人均年收入水平、人群对社会问题的关注程度和参与水平等。

（3）社会文化环境：人群的一般文化程度、人群的信念和信仰、人群的宗教背景与健康行为有关的特殊风俗习惯等。

（4）卫生服务系统特征：有无健康教育的专业机构、卫生机构的数量和特征、卫生发展规划是否纳入了健康教育和健康促进、有无具体实施单位、卫生服务的覆盖面、人群利用卫生服务的情况、卫生服务提供是否考虑了危险因素及高危人群等。

（5）资源情况：健康教育计划可利用的资源情况，包括社会的卫生资源和非卫生资源。有无明确的预算，社会卫生人力资源中能参与健康教育工作的人员数量以及年龄、性别、学历、职称等。

2. 人群生活质量 测量生活质量的指标包括主观指标和客观指标两方面。主观指标用来反映对象人群对生活质量满意程度的主观感受；而客观指标用来反映目标社区和对象人群生活环境的物理、经济、文化和疾病等状况。社区需求评估必须重视人群的需求与欲望以及他们的生活质量。健康教育最关心的是影响生活质量的疾病或健康问题的指标，如死因顺位、发病顺位、患病率、疾病经济负担、孕产妇死亡率、期望寿命等。常用的反映人群生活质量的指标，还包括失业率、缺勤率、非婚生人口数、犯罪、交通、教育、经济、卫生政策与卫生服务等，也包括物理环境指标，如居住密度及空气质量等。

社会评估常常采用社会学调查方法，如召开座谈会、集体访谈、个人访谈、问卷调查、回顾文献、书面咨询等，以获取对社会评估有价值的信息。

(二) 流行病学评估

流行病学评估是通过流行病学调查确认目标人群的主要健康问题和引起健康问题的行为因素与环境因素。流行病学评估与社会评估具有互补性，两者可以结合起来进行。社会评估的目的是从分析广泛的社会问题入手，了解社会问题与健康问题的相关性，而流行病学评估的主要任务是客观地确定健康问题及相关因素。

流行病学评估描述人群的躯体健康问题、心理健康问题、社会健康问题以及相对应的各种危险因素的发生率、分布、频率、强度等。国外学者提出具有综合性的“5D”指标：死亡率(death)、发病率(disease)、伤残率(disability)、不适(discomfort)、不满意(dissatisfaction)，以确定健康问题的相对重要性，揭示健康问题随年龄、性别、种族、生活方式、住房条件和其他环境因素变化而变化的规律。

流行病学诊断最终应回答以下五个问题。

(1) 威胁社区人群生命与健康的疾病(或健康问题)是什么？

(2) 对该疾病或健康问题有影响的是哪些危险因素？最重要的危险因素是什么？

(3) 因健康问题而受累的是哪一些人群，他们的性别、年龄、种族、职业有什么特征？

(4) 这些疾病或健康问题在地区、季节、持续时间上是否有规律可循？

(5) 对哪些(或哪个)问题进行干预可能最敏感？预期效果和效益可能最好？

(三) 行为与环境评估

行为与环境评估是了解引起健康问题的行为因素和环境因素，同时了解哪些行为因素和环境因素可变性大。行为危险因素是导致目标健康问题发生和恶化的行为与生活方式。环境因素是社会与物质因素。

1. 行为因素分析 健康教育目标的着眼点是行为的改变。因此行为评估就在于以下几个方面。

(1) 区分引起健康问题的行为因素和非行为因素：行为因素指可直接引起健康问题的某些不当的行为，如艾滋病的行为因素包括：静脉吸毒、同性恋、使用血制品等；非行为因素指个人的生物因素和环境因素，如年龄、性别、空气污染等。

(2) 区分预防性行为和治疗性行为：行为因素中有些属于预防性行为，有些属于治疗性行为。治疗性行为必须通过使用药物或心理矫治的方法解决，如高胆固醇血症、精神紧张等；而吸烟、高脂饮食则属于预防性行为。健康教育所面临的，多数是预防性行为问题。

(3) 区分重要行为与不重要行为：区分重要行为与不重要行为的两条原则：①科学研究证明行为与健康问题密切相关。②经常发生的行为。如果行为与健康的联系不甚密切或者它们的关系仅仅是间接的，而且行为也很少出现，就可认为是不重要的行为。以心血管疾病的相关行为为例，大量研究证实吸烟与心血管疾病的相关性极强(表 3-1)，而且吸烟者为数众多，因而吸烟就成为心血管疾病重要的危险行为；又如不定期检查血压的行为，它与心血管疾病一级预防关系并不十分密切，可认为相对于吸烟来说此行为是次要的行为。

表 3-1 与心血管病相关的行为的重要性分级

行为	重要性分级
重要的	行为分级基础
吸烟	极强相关;高发病率
高脂饮食	强相关;高发病率
暴食	中度相关;高发病率
缺乏锻炼	中度相关;高发病率
无放松运动	中度相关;高发病率
不重要的	行为分级基础
不检查血压	
不坚持治疗	与初级预防计划的预期结果无关
不遵从医嘱	

资料来源:马骁.2004.健康教育学.第5版.北京:人民卫生出版社,187

(4)区分高可变性行为与低可变性行为:依据是通过健康教育干预某行为发生定向改变的难易程度。高可变行为是:①正处在发展时期或刚刚形成。②仅表面上与长期形成的风俗习惯或文化传统有联系。③在其他计划中得到成功的改变。④社会不赞成的行为。低可变性行为是:①行为根深蒂固,形成已久。②深深的植根于当地的文化传统或传统的生活方式之中。③在以前的尝试中未得到成功的改变。

2. 环境因素分析 与行为因素分析步骤相似,主要是分析社会环境以及可以通过社会行为和卫生政策改变的环境。同时,要进行环境因素重要程度和可变性大小的分析。

(1)从众多的社会环境中列出与行为有相互影响的环境(如组织环境、经济环境)。

(2)根据该环境因素与健康和生活质量关系的联系强度,及该环境因素导致发病率、患病率和人群罹患的状况而确定其重要性。

(3)根据该环境因素是否可以通过政策、法规等干预而发生改变,从而确定其可变性。

(4)将重要性与可变性结合分析,确定干预的环境目标。

(四)教育与组织评估

为制定教育与组织策略用于行为和环境的改变,应从影响行为与环境的因素着手。任何健康行为都受到三类因素的影响,这三类因素是倾向因素、促成因素和强化因素。

1. 倾向因素(动因因素、前置因素) 倾向因素先于行为,是产生某种行为的动机、愿望,或是诱发某行为的因素。倾向因素包括知识、态度、信念和价值观,也包括个人技巧;如产生吸烟行为的倾向因素可能是:①缺乏吸烟危害健康的知识。②赞同吸烟(吸烟的欲望)。③不珍惜健康等。

在1987年召开的第39届世界卫生大会上,世界卫生组织做出一项决议:决定1988年4月7日为世界无烟日(World No-Tobacco Day),要求世界各国对群众进行戒烟宣传,群众在这天不吸烟,商店不售烟。此决议受到广大会员国的支持,并取得很大成功。但因4月7日是世界卫生组织成立的纪念日,每年的这一天,世界卫生组织都要提出一项保健要求的主题,为了不干扰其卫生主题的提出,世界卫生组织决定从1989年起将每年的5月31日定为世界无烟日,中国也将该日作为中国的无烟日。

接链

2. 促成因素(实现因素) 促成因素指促使某种行为动机或愿望得以实现的因素,即实现某行为所必需的技术和资源,包括保健设施、医务人员、诊所、医疗费用、交通工具、个人保健技术等,如倡导人们饮用安全水,同时给人们提供安全水,这样人们就有饮用安全水的条件,提供安全水就是促成因素。行政的重视与支持、法律政策等也可归结为促成因素。

3. 强化因素(加强因素) 强化因素存在于行为之后,指激励行为维持、发展或减弱的因素,主要来自社会支持、同伴的影响和领导、亲属以及保健人员的劝告,也包括人们对行为后果的感受。这种感受有社会效益型的,如受到社会的承认与赞扬;生理效益型的,如通过体育锻炼后感到食欲增强,舒适;心理效益型的,如改变精神面貌,增强自尊心等。此外,强化因素也可以是实质性的奖励,如得到经济奖励或节约开支。

(五)管理与政策评估

管理与政策评估指在前四个阶段诊断结果的基础上,对那些可能促进或阻碍健康教育工作执行的政策、资源和组织的影响因素进行确认。

笔记栏

管理评估的核心内容是组织评估，包括组织内分析与组织间分析两个方面：组织内分析系指负责健康教育的组织的内部分析，如有无实施健康教育的机构，该机构是否为专业结构，对项目的重视程度如何，有无实践经验和组织应变能力以及优化资源的配置等问题。组织间分析指主办健康教育的组织外部环境分析，分析外部环境对计划执行可能产生的影响，如此健康教育项目与本地区卫生规划的关系，政府卫生部门对健康教育的重视程度和资源投入状况，本社区其他组织机构是否也在开展类似于健康教育的服务，社区是否存在与目标相抵触的规章制度或法律法规等。此外，管理评估还包括评估可利用的资源，以预算的形式明确各项活动所需的人力费用和非人力费用，保证有足够的资源实现预期目标。

政策评估的主要内容是审视社区现有的政策状况，如有无与项目计划目标相一致的支持性政策，该政策是否已经比较完善或者尚未制定。

三、健康教育诊断资料的收集和分析

健康教育诊断的调查必须满足健康教育诊断的基本思路（如格林模式）各步骤所提出的要求。在这些要求中，一部分健康教育诊断的资料必须通过现场调查来完成，因此健康教育工作者必须熟练掌握流行病学和统计学的有关调查研究的理论与方法。除此之外，健康教育诊断调查中还须运用心理学、社会学的各种资料收集方法，以及适当的医学检验监测方法，例如，一项针对社区人群高盐饮食行为的健康教育诊断调查，应用流行病学和统计学的调查设计方法来设计调查方案，调查项目包括人口学资料、高盐饮食行为变量、关于高盐饮食危害的知识、家庭经济状况、其他饮食习惯、家庭背景情况和根据健康信念模式各部分设计的专门问题，还包括入户的膳食调查等。

健康教育诊断应采取定性调查和定量调查的结合。一般都在初步定性调查的基础上设计定量调查，在定量调查获得描述数据和对各因素间关系进行推断的数据资料后，再有选择性地进行较深入的定性调查以进一步明确问题发生、发展的原因。

健康教育诊断常用的资料收集方法有直接询问、电话调查、通信调查、集体讨论和利用已有的二手资料进行分析等，这些方法各有利弊，在适用对象、时间花费和经费花费、取得结果等方面各有不同，在具体运用时，应根据项目的实际情况和可能性来确定。如何将变量转变为指标，设计出高质量的调查工具并进行有效的统计分析，需要掌握统计学、流行病学及社会医学等关于调查设计和调查表设计等方面的内容。

第2节　健康教育计划的设计

一、健康教育计划设计的原则

计划设计是一个组织机构根据实际情况，通过科学的预测和决策，提出在未来一定时期内所要达到的目标及实现这一目标的方法、途径等所有活动的过程。主要包括确定优先项目、确定计划目标、确定干预框架、设计干预措施和干预方法、制定设计监测与评价方案、项目预算等几个步骤。设计健康教育计划应当遵循的原则有以下几个方面。

1. 目标原则　计划设计应当有明确的总体目标（又称为远期目标）和切实可行的具体目标（又称为近期目标），从而体现计划的整体性和特殊性，保证以最小的投入取得最大的功效。设计自始至终必须要坚持以正确的目标为指向，使计划活动紧紧围绕目标开展，以保证计划目标的实现。

2. 整体性原则　健康教育是整个卫生事业发展系统中的一个子系统。所以在健康教育计划设计的过程中，必须明确卫生保健的总体目标，如“人人享有卫生保健”就是卫生保健的宏伟目标，健康教育计划必须服务于此目标。

3. 前瞻性原则　计划应当是面向未来的，计划的制定和执行都应考虑长远的发展和要求。健康教育计划要体现一定的先进性，要预测未来和把握未来，如果计划制定的目标要求过低，将失去计划的激励功能。

4. 弹性原则　在制定计划时要尽可能预计到在实施过程中可能发生的变故，要预先制

笔记栏

定应变对策，以确保计划的顺利实施。但也不能随意更改计划，只有经过评价与反馈，有修改计划的指征，认为确有修改的必要时才能由制定者进行修改。

5. 从实际出发原则　坚持实事求是，一切从实际出发。既要借鉴历史的经验与教训，又要做周密细致的调查研究，因地制宜地进行健康计划设计。与此同时，要掌握目标人群的健康问题、知识水平、思想观念、经济状况、风俗民情等一系列客观资料，实行分类指导，提出真正符合实际，有可行性的活动计划。

6. 社区参与原则　鼓励社区干部和群众积极参与健康教育计划的制定，要求社区群众早期参与社区需求分析，把计划的目标和目标人群所关心的问题紧密结合起来。只有社区群众广泛参与，得到群众支持，才能顺利完成计划并收到预期效果。

二、健康教育计划设计的步骤和方法

制定健康教育计划前需要做大量的调查研究，分析相关需求信息，找到需要优先解决的问题，并针对这些问题找寻其相关因素，然后制定出相应的实施、干预计划。健康教育项目内容、目标等虽然各不相同，但设计制定健康教育计划的方法和步骤大致是相同的。健康教育计划的设计程序可遵循以下七个步骤(图 3-2)。

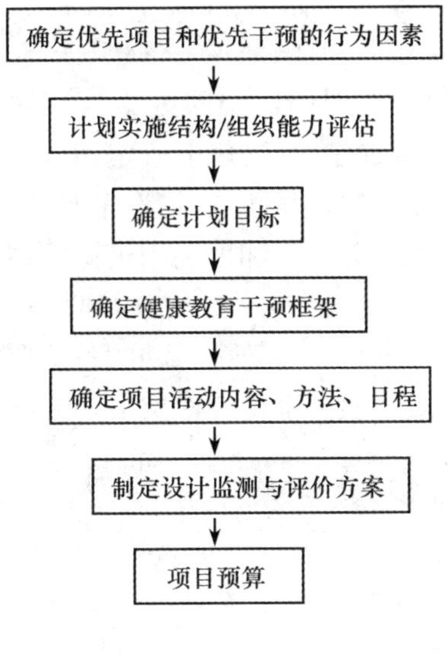

图 3-2　健康教育计划设计的基本程序

(一) 确定优先项目和优先干预的行为因素

健康教育的需求是多方面、多层次的，必须选择优先项目以求以最少的投入获取最大的效益。在众多可供选择的问题中选定对目标人群生活质量影响最大，群众最迫切需要解决，而又有较好解决可能性的健康问题是制定健康教育计划的第一步骤。主要包括以下几方面的内容。

1. 确定健康问题　从分析目标人群的生活质量和健康状况入手，明确人群面临的问题，并找出目标人群当前需要优先解决的健康问题，为设计健康教育计划提供依据。只有发现问题，才有助于确定组织目标，制定计划所要达到的效果。通常通过召开座谈会、分析文献资料以及流行病学调查等方法，寻找社区人群存在的主要健康问题。

2. 优先问题的筛选　对目标人群存在的健康问题做出全面的了解，是选择优先解决健康问题的必备条件。如果同时存在几个健康问题，可按以下原则进行优先问题的筛选。

(1) 重要性原则：被确定为优先的应是对人群健康威胁严重或对社会经济发展、社区稳定影响较大的问题，如该病发病率高，受累人群比例大，致残、致死率高，与该健康问题相关的危险因素分布广，群众非常关心等。

(2) 有效性原则：通过健康教育干预，能有效地促使其发生预期改变的健康问题，如降低发病率、死亡率、直接或间接地增加收益，提高精神文明和改善社会环境面貌等。

(3) 可行性原则：分析社会及政策对干预的支持力和有利条件，包括领导的支持，社会相关部门的配合，人力、物力、技术资源的条件，特别是经济资源的可利用情况。

在安排项目时有两个标准可供选择，即重要性和可变性。考虑时可基于问题的相对重要性和可变性来考虑。

确定优先项目示意图如图 3-3 所示。

笔记栏

	重要	不重要
可变	Ⅰ 最优选择	Ⅲ 一般不予考虑
不可变	Ⅱ 次优选择	Ⅳ 不予考虑

图 3-3 确定优先项目示意图

3. 确定优先干预的行为因素 健康教育的着眼点在于行为改变。确定优先干预的行为因素首先分析引起健康问题的因素是否为行为因素。行为因素指某行为的不当可直接引起健康问题或导致疾病的发生,例如,长期高钠盐饮食、酗酒是导致高血压的直接行为因素。而非行为因素指对健康问题产生作用,但不受行为制约的个体和生物因素,如年龄、性别、遗传倾向等。还有某些因素,从严格意义上讲不属于行为因素,但又与行为存在一定的关系,称之为相关因素,如肥胖与高血压和冠心病的发生有关。其次是区分重要行为与不重要行为。

4. 确定目标人群 目标人群指的是健康教育计划干预的对象或特定群体。那些受疾病和健康问题影响最大、最严重的群体,一般就是健康教育干预的特定目标人群。目标人群的确定应根据规划的目标来确定,如目标是预防中小学生吸烟,教育的主要对象应包括中小学生及其家长、教师、学校及教育系统的领导。

健康教育的目标人群通常可以分为三类。

(1) 一级目标人群:指预期接受教育后将直接采纳所建议的健康行为的人群,也是项目的直接受益者。目标将最终通过他们的行动来实现。

(2) 二级目标人群:指对一级目标人群有重要影响的人,或能激发和加强一级目标人群行为和信念的人,如卫生保健人员、有关行政领导、朋友等。

(3) 三级目标人群:指决策者、经济支持者和权威人士等对计划的执行与成功有重大影响作用的人群。

(二) 计划实施结构/组织能力评估

项目实施机构、组织是项目实施成功与否的关键之一。对项目实施机构、组织的能力评估,找出计划实施的有利条件和不利因素是健康教育计划设计程序的第二个环节。其主要内容包括计划执行的可行性,资源是否充足,群众的参与程度及干扰因素分析等。

(三) 确定计划目标

计划目标是计划存在和效果评价的依据,计划目标分为总体目标和具体目标。

1. 总体目标 指在执行某项健康教育项目预期应达到的理想的影响和效果。通常指的是远期的、较为笼统的和不需要量化的效果。

2. 具体目标 总体目标可以分解为各方面、各阶段、各层次的具体目标。健康教育项目目标一般必须回答 3 个“W”和 2 个“H”:Who——对谁? What——实现什么变化? When——在多长限期内实现这种变化? Where——在什么范围内实现这种变化? How much——变化程度? How to measure it——如何测量该变化? 如执行阶段的各种工作进度目标。具体目标一般可分为教育目标(为实现行为改变所必备的知识、态度、信念、价值观及个人技巧等)、行为目标和健康目标。具体目标形成目标体系,它反映的是健康教育项目作为一个系统,其各个部分之间的结构关系。

3. 指标体系 目标需用相应的指标来加以描述。与各方面、各阶段、各层次的具体目标有关的指标及其权重、预期指标值、指标使用方法等形成指标体系。

(四) 确定健康教育干预框架

健康教育干预框架即健康教育的大体方案。在目标确定之后,就要确定达到目标的方式、方法和途径。根据健康教育项目的目标、人群特征、环境条件和可利用资源等情况选择最佳的干预途径、干预方法及其时间、空间和人群组合,也就是将教育活动的各个要素具体化,综合归纳成一个可操作的活动方案。

(五) 确定项目活动内容、方法、日程

科学合理地安排项目的活动日程,是保证健康教育计划顺利实施的重要条件。健康教育计划的设计与实施大体可分为四个阶段:调查与计划设计阶段、准备阶段(包括材料制作和预实验、人员培训、资源筹集分配、物质材料

准备等)、实施干预阶段及总结阶段。

(六) 制定设计监测与评价方案

监测与评价贯穿于健康教育项目的全过程,是控制项目进展状态,保证实现项目目标的基本措施。因此,在计划的设计阶段,就必须考虑监测与评价问题,对设计、内容、方法、工具、时间、执行人员等确定严密的监测与评价方案。

(七) 项目预算

项目预算是项目经费资源的分配方案。整个项目的预算可以根据项目的活动,分别测算出每项活动的开支类别及所需费用,然后汇总,即可得出。项目预算应细致认真,科学合理,并遵循低成本、高效益的原则,结合当地实际尽可能节省开支。

第3节　健康教育计划的实施

计划的实施(implement)是在完成一项健康教育活动的设计之后,应通过有效的实施使计划中的预期目标得以实现。实施健康教育计划是一个复杂的过程,包括的内容多,涉及面广。SCOPE 模式将复杂的实施工作归纳为五大环节:制定实施工作时间表(schedule),控制实施质量(control of quality),建立实施的组织机构(organization),组织和培训实施工作人员(person),配备所需的材料与物品(equipment and material)。这五个环节与实施过程紧密相连,同时五个环节之间又互相密切关联(图 3-4)。

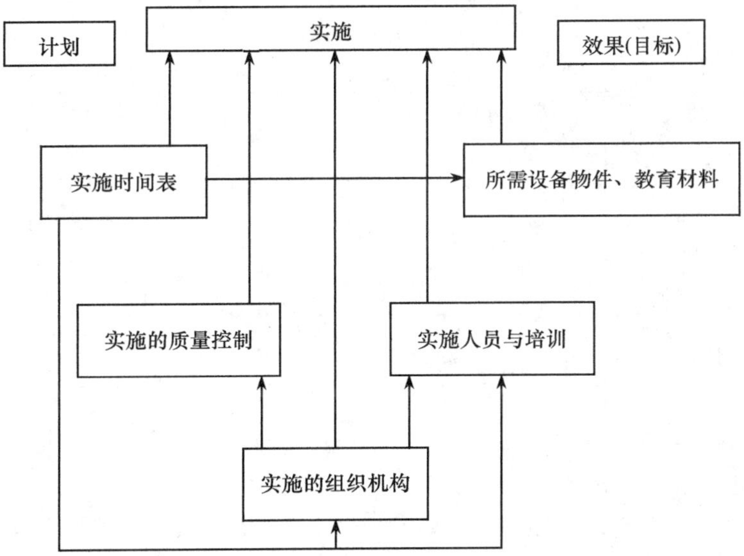

图 3-4　健康教育计划实施的 SCOPE 模式图

一、制定实施工作时间表

(一) 制定时间表的作用和意义

实施工作时间表是项目管理的有利工具。为了使实施的全过程有比较强的计划性,按时完成各阶段的实施工作,首先要制定一个科学的时间进度表。在项目工作启动以后,各项措施和任务都应以时间表为指导有条不紊地进行,逐渐实现项目目标。这个时间进度表是整个执行计划的核心,也是实现目标管理的依据。

时间表最重要的意义是在时间和空间上将各项措施和活动进行整合。它也是一个对照表,可以用来对照检查各项工作的进展速度和完成数量。在过程评估时,时间表是一个重要依据,评估人员首先要依据时间表检查每项工作是否按计划执行,有多少项工作滞后于时间表所计划的时间。各项活动的时间表可制成甘特图(表 3-2),让人一目了然。

笔记栏

表 3-2 甘特图举例

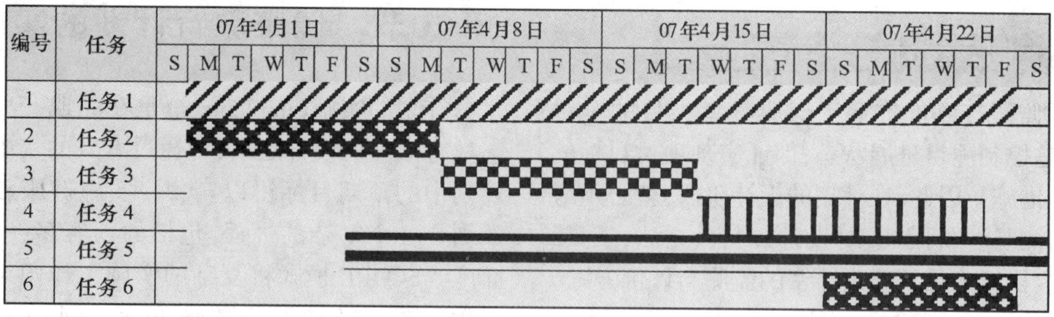

(二) 时间表的制定与内容

实施计划的时间表是以时间为主线而排列出各项实施工作的内容、具体负责人、检测指标、经费预算、特殊需求等内容的一个综合执行计划表(表 3-3)。

表 3-3 某社区高血压健康教育实施计划活动时间表

实施时间(2007. 1~6)						工作项目	对象	要求	负责人	地点	材料设备	经费(元)	备注
1	2	3	4	5	6								
*						人员培训	专、兼职基层健康教育人员	培训率达100%	××	社区活动室	多媒体投影仪、扩音设备	1000	聘专家讲学
	*	*	*	*		社会动员(文字、语言、图片)	社区全体居民	参与率达75%	×× ×× ××	社区礼堂	录音、图表等	1000	每月号召相关人员观看、收听宣传内容
	*					发放宣传资料	45岁以上社区居民	干预对象人手一份	×× ×× ××	社区内	科普读物(高血压防治知识问答)	2500	
		*	*	*		防治高血压专题讲座	45岁以上社区居民	防治知识知晓率80%以上	×× ××	社区礼堂	多媒体投影仪、扩音设备等	1000	每月一次、共计3次
					*	效果评价	45岁以上社区居民	知、信、行改变	×× ×× ××	社区内	调查表等	1000	

其主要内容有以下几方面。

1. 具体工作内容 即各项具体活动,如“社区群众动员会”、“干部培训班”、“材料准备”等,但不必将实施活动分解得过细,只需将大的、主要的活动列出即可。

2. 指定负责人员 列出每项活动的具体负责人。

3. 检测指标 列出检测该项工作是否完成的依据。

4. 经费预算 列出每项活动的估计费用以及整个计划所需的费用。

5. 特殊需求 指该项活动所需的特定设备、资料、场所以及外请人员等,如摄影器材、电教器材、交通工具、健康教育材料、场地、服务人员、教师等。

二、实施的组织机构

计划实施的组织机构不同于常设健康教育机构，它通常需广泛包括社区内多种组织成分。在开始实施一项健康教育计划时，首要的任务是建立领导实施工作的领导机构和具体承担实施任务的执行机构，并确定协作单位。

(一) 领导机构

健康教育项目有时只涉及一个单位或一个社区，但有时项目涉及很大的人群和地域范围，如涉及全省甚至数个省区。项目实施的领导机构的组成需根据工作所及的范围和部门来确定。实施的领导机构可由原有的行政机构兼任、替代或另行成立。一般情况下，领导机构包括该计划实施直接相关的部门领导和主持实施工作的业务负责人。领导机构的职责是审核实施计划和预算，听取项目进展报告，提供政策支持，解决计划执行中的困难和问题等。

1998年，卫生部批准设立每年的10月8日为"全国高血压日"，历年来高血压日的主题如下：

1998年：了解您的血压
1999年：控制高血压，保护心、脑、肾
2000年：普及高血压知识，减少高血压危害
2001年：控制高血压，享受健康生活
2002年：战胜高血压从社区做起
2003年：保持健康生活方式，控制高血压
2004年：高血压与代谢综合征
2005年：控制高血压，预防脑卒中
2006年：控制高血压，降压要达标

链接

(二) 执行机构

执行机构指具体负责项目操作和运行的机构。除某些特殊情况需要成立专门的执行机构外，一般执行机构往往是设置在某一相关业务单位内，由其中某个部门来承担实施工作。实施人员大多由该部门或该单位的专业人员来组成，例如，在某县执行一项宫颈癌早诊早治的健康教育计划，其执行机构一般可设在县妇幼保健站；在某省开展地区性预防性病、艾滋病的健康教育计划，执行机构则设在该省疾病预防控制中心，或者是皮肤病防治所，如果该地区有独立的健康教育所，也可以设在健康教育所。

执行机构人员的数量和专业组成可根据计划内容确定，原则是既要满足工作需要，又要避免机构庞杂。同时，执行人员的相对稳定也十分重要，特别是执行时间较长的项目，在选定执行人员时就要考虑到主要执行人员能否自始至终地参加该项工作，完成实施任务。

执行机构的职责主要是分解计划中的每项活动，将计划的意图付诸实践，组织计划活动的开展。同时，执行机构有责任向领导机构汇报工作进展情况，听取和接受领导机构的意见和指导。

(三) 组织协调与合作

健康教育计划的实施是一项复杂的社会工程，需要多个部门的协调合作。相关组织、机构、团体是否被发动并参与到计划实施中来，建立相应工作网络并充分合作，是关系到计划能否顺利实施，实施工作能否获得预期效果的另一个关键，如在某地区实施一项推广加碘盐、预防碘缺乏病的健康教育计划，除了卫生部门的积极努力之外，必须得到盐业、商业、文化、大众传媒等部门以及工会、妇联等社会团体的支持。大众传媒和文化、妇联、工会等部门协助做好健康信息的传播工作，盐业部门配合大量生产合格的加碘盐，商业部门配合使货运渠道通畅，向群众销售碘盐，只有多部门通力合作，健康教育的计划才能取得成效。

(四) 政策支持

政策指政府部门就某些方面的内容制定发布的相关条例、方针或规章制度。政府部门的支持性政策对于实施工作具有很大的影响。这类支持性政策可以动员当地资源（包括经费、人力、物力、信息）的投入，开创多部门协调合作的局面，影响当地群众参与的态度，创建有利于实施工作的环境。实施的领导机构可以通过多种途径影响当地政府，促进支持性政策的出台。

项目成功的标志是不因项目的结束而停止运转，一切项目工作中的重要条件之一就是政策的支持，因此在项目期间应选择重点进行

笔记栏

政策开发和制定。

三、实施工作人员培训

(一) 实施工作人员的选定及其知识结构

健康教育计划能否顺利实施,与是否拥有合格的人员密切相关。项目实施人员的选定应根据计划的具体内容来确定,既要考虑到人员的数量,又要考虑到人员的专业能力。一项复杂的健康教育计划执行过程中,不但要有专业人员,同时也要有兼职人员的参与,有时需要临时聘用辅助人员。人员的数量以每个部分工作均有人负责和操作为准。实施人员主要是从执行机构中选定,必要时应从相应业务部门聘请人员共同工作。在挑选具体工作人员时需要有专业基础和实践经验的人员,以前参与过某些项目,特别是类似项目的实施工作或者接受过相关培训的人员更适合工作的需要,能较快地进入角色。

实施人员应该掌握与实施该项计划有关的知识与技能。由于人们对健康教育执行人员的要求越来越高,健康教育培训除了对健康教育专业人员所进行的系统的培养和训练外,更多的是针对特定任务所进行的培训,旨在促使他们能够具有胜任健康教育任务所需的知识和技能。

1. 管理知识 健康教育计划的实施特别是大型项目的实施往往需要有较多的人力和时间放在管理工作上。这就需要实施人员懂得和熟悉有关的管理规章和知识,如年度计划的制定,年度和阶段总结,报告的书写,人、财、物的管理和调配以及与上级领导部门和相关协作单位的联络等。

2. 专业知识 根据项目的要求,实施人员需要掌握的专业知识除了有关的健康信息(核心信息、主要信息)外,还应包括调查方法、行为干预方法、传播知识与技巧以及资料收集方法与报告书写方法等。

3. 专业技能 项目实施人员应该掌握与实施内容相关的专业技能才能适应实施工作的需要。

(二) 人员培训

笔记栏

1. 人员培训的重要性及原则 培训是为达到项目目标而建立与维持一支有能力、有效率的工作队伍的活动。健康教育项目培训除了对健康教育专业及相关人员所进行的系统的培训和训练外,还包括选用工作人员、组织工作队伍以及协调组织监督机制等活动。即根据特定项目的目的、执行手段、教育策略和其他要求而对项目有关人员所进行的一种培训,旨在促使他们能够具有胜任健康教育任务所需的知识和技能。

人员培训遵循以下原则。

(1) 培训目的明确:培训工作必须强调紧紧围绕具体项目的中心展开,体现项目的目的和原则。培训应根据项目的要求,确定学员应掌握的知识和技能。

(2) 重视技能训练:整个培训过程应当十分重视技能的训练,使得学员能学习和掌握具体的技术和方法,如指导糖尿病患者自测尿糖或血糖。培训的内容和方法要根据健康教育项目的要求来选定,同时也要适合学员的具体实际。

(3) 及时评估:在整个培训工作过程中,应该及时、不断地收集各种反馈信息,随时注意培训过程中遇到的新情况、新问题,及时调整教学内容和教学方法。

2. 培训的准备和实施 培训的准备工作通常包括:制定培训计划,确定培训学员,落实师资,准备教材、教学场所和设施,设计培训方法,落实后勤服务工作等。

3. 培训的内容 视项目的具体内容而定,不同的项目内容有不同的专业知识要培训,应该根据项目的内容对实施人员有选择地进行专业知识培训。但有些内容是大多数项目都需要的,如以下几方面。

(1) 项目管理知识:项目管理方案、计划的分解落实、资源的筹集与分配,人员组织和调配、工作进展的监测、物资的管理、对内对外的协调联络等。

(2) 专业知识:项目的调查方法、干预方法、资料与数据的收集处理方法、文档处理方法等。

(3) 专业技能:设备使用及维护、传播材料的制作等。

4. 培训方法 健康教育项目的目的非常明确,是为了完成特定任务,开展某项工作,解决某个现实问题而开展的。这种培训不同于学校的对学生的系统教学或基础训练，学员的学习也不像学校的学生那样是系统学习各科基础知识。因此，这种培训活动所采用的方法不同于学校教师对学生的常用教学方法，多采用参与式教学方法。参与式教学方法以培训对象为中心，要求教师能够调动学员的积极性，鼓励学员积极参与回答提问、讨论、游戏、角色扮演、现场实习、模拟练习等教学活动，使培训对象不再是被动的接受者，而是主动的参与者，可以大大提高学习的积极性和热情。同时，参与式教学可以帮助学员理解和记忆。参与式教学方法主要有以下几方面。

（1）“头脑风暴”（brain storm）法：又称快速反应法。教师在没有预先给学员任何准备的情况下提出问题，培训对象立即把头脑中出现的有关这个议题的联想表达出来。这种方法能够集中学员的注意力，促使学员开动脑筋，参与到教学活动中去。

> 头脑风暴是为了克服阻碍产生创造性方案的、遵从压力的一种相对简单的方法。
>
> 在典型的头脑风暴会议中，一些人围桌而坐。群体领导以一种明确的方式向所有参与者阐明问题。然后成员在短时间内“自由”提出尽可能的方案，不允许任何批评，并且所有的方案都当场记录下来，留待稍后再做讨论和分析。
>
> 链接

（2）角色扮演（role play）法：是以有效开发角色行动能力为目标的训练方法。角色扮演就是在培训者的指导下，根据培训的内容，培训对象用表演的方式将生活中或实际工作中可能会遇到的、有代表性的场景、情境表现出来。角色对白的语言可以由教师预先设计安排，也可以由教师规定情景，学员临场发挥。角色扮演法生动活泼，饶有趣味，能够激发学员的学习热情。通过角色扮演，扮演者可以亲身体验某种概念或情景，学习从不同角度观察问题，寻求解决问题的方法。在表演结束后立即组织讨论，学员可以自由发言，指出表演者对内容的理解有哪些差距，表演有何不足。学员可以在讨论中学到教师仅仅用讲课不能传播的知识和技能。

（3）小组讨论法（group discussion）：是参与式培训中最常用的方法之一。教师在讲授一段内容以后，将学员以几个人或一群人为单位分成小组，给每个小组分一个题目（或者是讨论同一个题目），指定一个组长。要求小组长主持小组成员针对题目开展深入的讨论，并综合小组意见在讨论结束后分别向全班介绍讨论结果。这种方法有利于学员相互交流、相互探讨，充分调动学习积极性，分享经验，扩大视野。

（4）案例分析（case study）法：就是给出一个真实的事件或假想的意境，提出一些需要解决的问题让培训对象讨论，鼓励他们积极参与，研究案例提供的信息，并根据具体情况做出适当的决策。这种方法可以提高学员的主动性和分析能力，也有利于交流。在教师的指导下，学员可以从实际案例分析中提高决策技能和分析问题、解决实际问题的综合能力。

下面列举16种教学方法及其适用范围（表3-4）。

表3-4　16种教学方法及其适用范围

教学方法	适用范围				
	知识	态度	决策功能	沟通技能	操作技能
1. 板书/投影/幻灯/挂图	√				
1. 电影/录像	√			√	√
3. 活页资料	√		√		√
4. 手册	√		√		√
5. 自习	√				
6. 演示				√	√
7. 讨论		√	√	√	
8. 头脑风暴（快速反应）			√	√	

笔记栏

续表

教学方法	适用范围				
	知识	态度	决策功能	沟通技能	操作技能
9. 滚雪球(逻辑推理)		√	√		
10. 游戏	√	√	√	√	
11. 角色扮演		√	√	√	
12. 案例分析			√		
13. 书面作业/课题设计	√		√	√	
14. 现场实习/见习		√	√	√	√
15. 模拟训练			√	√	√
16. 配对练习				√	√

资料来源:吕姿之.1998.健康教育与健康促进.北京:北京医科大学、协和医科大学联合出版社,95

5. 培训评价 评价是培训工作的一个重要组成部分。制定培训计划时应该有明确的评价内容、评价方法和评价指标。培训评价包括三个层次:

(1) 过程评价:是培训过程中测量所实施的各种活动的进展,了解并确定各项活动能按计划的程序发展,即对各项活动的跟踪过程,如教学进度是否按计划进行,教材、教学设施是否适用,学员听课的出勤率,在培训过程中学员的各种反馈意见等。过程评价贯穿于培训过程的每一个阶段之中,它可以了解是否按计划的程序进行,培训活动中存在什么缺陷及应如何改进等,对及时了解培训的进展,以保证培训的成功是非常重要的。

(2) 近期效果评价:主要评价培训后学员对知识、技能的掌握情况。

(3) 远期效果评价:主要评价学员是否能将所学到的知识和技能运用于实际工作中并产生明显的效果。

四、健康教育计划实施的物品管理

(一) 实施所需的设备物品

健康教育计划的实施过程离不开设备物品的支持。健康教育设备指计划实施过程中所使用的各种办公设备、仪器和工具等。

1. 设备物品的种类

(1) 交通工具类:面包车、吉普车、摩托车、自行车等。

(2) 办公设备类:计算机、打印机、复印机、电话机、传真机、订书机及纸、笔等办公用品。

(3) 音像设备类:照相机、摄像机、录像机、录音机、电视机、VCD及DVD等。

(4) 印刷设备类:胶印机、速印机、复印机等。

(5) 医疗仪器类:身高体重计、血压计、温度计、视力表等。

(6) 教学设备类:多媒体投影仪、便携式计算机、幻灯机、黑(白)板等。

2. 设备物品的来源 设备可以来源于多种渠道,如项目的执行机构、项目经费购置或从合作单位借用,甚至从有关单位租用。总之,为了健康教育计划的全面实施,所需设备物品应满足工作的需要,同时应尽量节约开支。

3. 设备物品的使用与管理 设备物品必须设有专人管理,特别是一些特殊设备,如车辆、速印机、摄像机等大型物品或贵重物品,若无专人管理则容易损坏。这些特殊设备的使用者需要进行专门的培训,使其掌握设备的使用和保养方法,这对保证工作的顺利开展和延长设备的使用寿命非常重要。设备的管理还应在各项目中做好协调,使各种设备能够在分项目中循环使用,提高设备的使用率。

(二) 健康教育材料

健康教育计划确定以后,如何选择合适的教育材料(传播材料)是执行计划时所面临的一项关键性的工作。选择好教育材料是保证计划项目成功的必要物质基础。在一项健康教育计划中,需要购买或制作哪种教育材料,要根据具体情况和需要来确定。一个较大的健康教育项目可以在现有的材料中寻找可以利用的、基本适合该项目的材料，这样可以节省时间和费用，也可以根据具体目标和内容来制作新的材料，来满足项目的需要。如果确定自行制作教育材料，要根据教材制作和预试验结果，将教材反复修改至内容准确、通俗易懂、方法适用，才能正式投入印制、发放和使用。

在有了材料以后，必须考虑将健康教育材料通过何种渠道到达使用单位和目标人群的手中。只有选择了正确的传播渠道方能保证材料的可得性、可接受性并防止信息失真。同时还应尽量避免材料的制而不发、发而不用，不分对象乱发乱用的浪费现象。

五、实施的质量控制

质量控制是与健康教育实施相伴而行的技术保障和监督，其核心任务是使得实施活动按照计划进度和质量运行，并在运行过程中及时发现存在的问题，及时沟通、协调，妥善解决，顺利实现预定的目标。

（一）质量控制的内容

1. 工作进度监测 监测计划内的各项活动是否按照时间表的要求按时完成。若出现延误，应找出延误的原因，并提出补救的措施。符合质量要求的干预项目应该能严格执行进度表上的进程，以保障按时完成整个项目。如有特殊情况需要调整项目活动的时间安排，应及时与管理者沟通，统一部署，避免延误其他活动或影响整个项目的进程。

2. 对活动内容的监测 项目的各项活动都有特定的质量要求。对活动内容的监测主要是检查实际开展的活动在内容上、数量上是否符合计划设计的要求。例如，一项学校健康教育活动，对其活动的检测主要看内容是否符合计划，课程数量、教学时数是否符合计划，教材和教师是否符合要求等。

3. 对项目工作人员能力的监测 主要考察计划执行人员是否按计划接受了培训，培训后知识和技术的运用情况，是否有必要进行再培训，是否有调整工作人员的需要。

4. 对人群知信行及有关危险因素的监测 健康教育的主要目的在于提高人群的知信行水平，减低危险因素尤其是行为危险因素。对人群知信行及有关危险因素的监测主要考察目标人群在计划执行前后知识、态度、信念以及行为危险因素的变化。

5. 对经费开支的监测 主要监测经费使用与预算的符合程度及分析经费开支与预算之间出现差距的原因。

（二）质量控制的方法

1. 记录与报告方法 计划开始实施时就应该要求各分项目和各部分工作的负责人切实做好实施记录（实施日记），及时记录下实施工作中的重要信息，如某项活动发生的时间、地点、参加活动的人员、活动现场的情况、经费使用、参与人员在活动中的表现及对活动的意见等。目的在于提供项目实施的基本数据，真实地反映干预活动的数量和质量，并通过这些资料数据，揭示干预中存在的问题，为项目活动的必要调整提供依据。要建立工作报告制度，定期或按阶段口头或书面报告计划执行的有关情况。记录是报告的基础和依据，无论是书面报告还是口头报告都应以记录为主。

2. 现场考察和参与方法 为了监测实施过程和控制实施质量，主管人员或监督小组成员可以对实施活动现场进行考察，或者亲自参与实施活动。在考察和参与中了解实施工作情况，发现其中的偏误，进行当面指导，及时解决问题。

3. 审计方法 主要用于财务方面的质量控制。大型项目的经费开支必须做好分项目审计、阶段性审计和总体审计。审计的目的是监测经费的管理和使用情况，审计的结果可以用来指导经费的管理和分配，调整预算，保证经费的使用质量。

4. 调查方法 通过调查可以获得计划活动中的有关数据和资料，对实施过程进行监督，对实施质量进行控制。调查分为定量调查、半定量调查和定性调查。定量调查需要人力、物力和时间较多，主要用于基线调查和效果评价；而计划实施过程中的监测，更多的是使用半定量调查和定性调查。

第4节 健康教育计划的效果与评价

笔记栏

评价（evaluation）即比较，指客观实际与预期目标进行的比较。健康教育评价是采用科学而且可行的方法，系统地收集、分析信息，对健康教育活动的计划、措施、方法、活动效果进行评估，并与某种标准进行比较，描述和解释活动的规划、执行过程和成效，为改善活动的决策提供依据。评价对于评估资源的需求及合理分配、评估健康教育项目的效果、评估健康教育工作者执行计划的情况与能力以及评估规划满足对象需求的切实性，都是极为重要的内容。

一、健康教育评价的种类和内容

根据评价内容、指标和研究方法的特点可分为以下几种类型的评价。

（一）形成评价

形成评价（formative evaluation）又称为诊断评价或需求评估，是在规划执行前或执行早期对规划内容所做的评价。评估现行规划目标是否明确合理，指标是否恰当；执行人员是否具备完成该项目的能力；资料收集的可行性等。其目的在于使计划符合目标人群的实际情况，使计划更科学、更完善；同时，在计划实施过程中及时获取反馈信息，纠正偏差，进一步保障计划的成功。

1. 形成评价的具体内容

（1）了解项目目标是否符合对象人群特点，如健康状况、健康相关行为、卫生保健知识水平、对健康教育活动的态度。

（2）了解干预策略、活动的可行性。

（3）了解传播材料、测量工具、教育材料发放系统等是否完善。

（4）针对计划执行早期根据出现的新情况、新问题对计划进行适度调整。

2. 形成评价的方法与指标　形成评价可采用多种技术为上述问题提供答案，以进行相应内容的评估。但尽可能运用已有的资料，如人口普查资料、流行病学监测资料等，如果现有的资料不能满足要求，需要进行调查研究补充资料或校对现有的资料。该阶段的调查研究宜用简洁、快速、有效的方法，而不宜采用复杂、耗时的方法。具体方法有文献、档案、资料的回顾，专家咨询，专题小组讨论等，如有条件也可采用运筹学方法。形成评价的指标包括计划的科学性、政策的支持性、技术上的适宜性、目标人群对计划和活动的接受程度等。形成评价是计划成功完成的重要环节，它能评估计划目标是否明确合理、指标是否恰当、资源的种类和数量、资料收集方法是否可行等。总之，高质量的形成评价能最大限度降低计划失败的风险，增加成功的机会。形成评价为项目的正确实施和取得良好效果奠定了基础。

笔记栏

（二）过程评价

过程评价（process evaluation）是根据项目目标和计划设计，系统地考察项目的执行过程，并与项目计划进行比较，对项目的执行情况做出结论。过程评价始于健康教育计划实施开始之时，贯穿计划执行的全过程。完善的过程评价资料可以为解释健康教育的结果提供丰富信息。在计划实施阶段，过程评价是监督项目执行的必要措施，可以有效地保障和促进计划的顺利实施，从而促进计划目标成功实现。过程评价侧重评价项目活动的质量与效率，而非评估项目的结果和行为效应，其目的主要在于控制计划的质量，因此又称为质量控制或计划质量保证审查（quality assurance review，QAR）。

1. 过程评价的内容　过程评价的目的是确保计划目标的真正实现，过程评价内容包括以下几个层面。

（1）针对个体的评价内容，主要包括：①教育干预计划是否被目标人群所接受？②有哪些个体参与了健康教育项目？③目标人群对各项干预活动的参与情况如何？具体接受程度如何？④在项目中运用了哪些干预策略和活动？⑤这些活动是否按项目计划进行？计划是否做过调整？为什么调整？是如何调整的？⑥项目资源的消耗情况是否与预计相一致？不一致的原因是什么？⑦提出对上述各方面的改进建议。

（2）针对组织的评价内容，主要包括：①项目中涉及了哪些组织？②各组织间是如何沟通的？他们参与项目的程度和决策力量如何？③各组织之间能否为了提高效率而相互协调？④是否有必要对参与的组织进行调整？应该如何调整？⑤是否建立了完整的信息反馈机制？项目档案、资料的完整性、准确性如何？

(3) 针对政策和环境的评价内容，主要包括：①项目涉及哪一级政府？具体涉及政府的哪些部门？②在项目执行过程中是否有政策环境方面的变化及这些变化对项目有何影响？③在项目进展方面是否与决策者保持良好的沟通？

2. 过程评价指标

(1) 项目提供的干预活动：

干预活动覆盖率=

$$\frac{\text{参与某种干预活动的人数}}{\text{目标人群总人数}}\times100\%$$

(2) 目标人群参与活动：

干预活动暴露率=

$$\frac{\text{实际参与项目干预活动的人数}}{\text{应参与干预活动的人数}}\times100\%$$

(3) 干预活动有效指数(EI)：

有效指数(EI)=

$$\frac{\text{干预活动暴露率}}{\text{预期达到的参与百分比}}\times100\%$$

(4) 目标人群满意度：一般来说，项目中的主要项目活动，都应进行目标人群满意度的评价。满意度一般从以下4个方面评估：①对干预活动内容的满意度，如培训内容是否符合自身的需要等。②对干预活动形式的满意度，包括对已执行活动形式的满意程度，对未来活动形式的建议等。③对干预活动组织的满意度，如干预活动从时间安排上是否方便对象的参与，服务设施是否充足，材料的发放途径是否合理等。④对人际关系的满意度，如对项目工作人员态度、可接近性的满意度，与其他参与人员相处的满意度，参与干预活动心情是否舒畅等。

3. 过程评价方法 过程评价方法包括查阅档案资料、目标人群调查和现场观察三类。如项目活动进展状况、目标人群参与情况、费用使用情况可以通过查阅资料获得；目标人群的参与情况、满意度等可以通过目标人群的定性、定量调查获得；干预活动执行情况、目标人群参与情况、满意度等还可以通过现场观察来了解。

(三) 效应评价

健康教育通过改变人们的健康相关行为来改善人群健康状况，提高生活质量。效应评价正是要评估健康教育活动导致的目标人群健康相关行为及其影响因素的变化。效应评价的焦点在于活动对目标人群知识、态度、行为的直接影响。与健康结局相比，健康相关行为的影响因素及行为本身较早发生改变，故效应评价又称为近中期效果评价。

1. 效应评价内容

(1) 倾向因素：在项目前后目标人群的卫生保健知识、健康价值观、对健康相关行为或疾病的态度、采纳促进健康行为的动机、行为意向以及自我效能等发生了什么变化。

(2) 促成因素：卫生服务或实行健康行为资源的可行性，有关政策、法规制定情况，行政对教育程度的干预程度、效果是强有力的促成因素。

(3) 强化因素：与目标人群关系密切的人对健康相关行为或疾病的看法，目标人群采纳促进健康行为获得的支持程度及个人采纳该行为后的自身感受等。

(4) 健康相关行为的改变情况：项目实施前后目标人群有益的健康相关行为有无改变？各种变化在人群中的分布如何？如烟草使用率下降了多少，运动锻炼是否增加了等。

2. 效应评价的常用评价指标

(1) 卫生知识平均分=

$$\frac{\text{受调查者知识得分之和}}{\text{被调查者总人数}}。$$

(2) 卫生知识合格率=

$$\frac{\text{卫生知识达到合格标准人数}}{\text{被调查者总人数}}\times100\%。$$

(3) 卫生知识知晓率(正确率)=

$$\frac{\text{知晓(能正确回答)某卫生知识的人数}}{\text{被调查者总人数}}\times100\%。$$

(4) 信念持有率=

$$\frac{\text{有某种信念的人数}}{\text{被调查者总人数}}\times100\%。$$

(5) 行为流行率=

$$\frac{\text{有某特定行为的人数}}{\text{被调查者总人数}}\times100\%。$$

(6) 行为改变率=

$$\frac{\text{在一定时期内某特定行为改变的人数}}{\text{观察期开始时有该行为的人数}}\times100\%$$

(7) 服务、环境、条件、公众舆论等方面的改变，如安全饮用水普及率=

笔记栏

$\frac{\text{某地使用安全饮用水户数}}{\text{当地总户数}}\times 100\%$。

(四) 结局评价

结局评价(outcome evaluation)着眼于评价健康教育项目实施后导致的目标人群健康状况乃至生活质量的变化。对于不同的健康问题,从行为改变到出现健康状况改善所需的时间各异,但均在行为改变之后才可观察到,故结局评价也常被称为远期效果评价。评价内容包括以下几方面。

1. 健康状况

(1) 生理健康指标:如身高、体重、体质指数、血压、血红蛋白等生理指标在干预后的变化。

(2) 心理健康指标:如人格、情绪等方面的变化。

(3) 疾病与死亡指标:如疾病发病率、患病率、病死率、婴儿病死率、5 岁以下儿童病死率、孕产妇病死率、减寿人年数(PYLL)、平均期望寿命等在实施健康教育项目后的改变。

2. 生活质量 对于生活质量的测量可以运用以下工具来测量:生活质量指数(PQLl)、美国社会健康协会指数(ASHA)、日常活动量表、生活满意度指数。

3. 经济指标 主要指成本-效益分析(cost-benefit analysis, CBA)和成本-效果分析(cost-effectiveness ana1ysis, CEA),评价规划改变人群健康状况所带来的远期社会效益和经济效益。指标主要是生活质量指标,如劳动生产率、智力、福利、环境改善、长寿、人们精神面貌、降低卫生保健成本等。在制定规划、选择某一方案、评价规划效果时,必须要将实施健康促进规划所费资源(费用或成本)与健康收益进行分析比较,目的在于确定以最少的投入产生最大的效果的规划;比较不同规划的成本-效益(效果)以及某决定规划是否有继续实施的必要性,并为领导者提供科学依据。

对于健康促进项目而言,评价指标体系的内容更加广泛,除上述指标外,还可以从以下几方面进行评价。

1. 社区行动与影响 社区参与程度、社区能力发展程度、社会规范和公众舆论。

2. 健康政策 政策、法律法规等的出台,财政资源配置等。

3. 环境条件 卫生服务提供情况、卫生设施、自然环境条件等。

(五) 总结评价

总结评价(summative evaluation)指形成评价、过程评价、效应评价和结局评价的综合以及对各方面资料做出总结性的概括。它能全面反映健康教育项目的成败,为今后的健康教育计划制订和项目决策提供依据。

健康教育计划评价的种类与内容可概括如下(表 3-5)。

表 3-5 健康教育计划评价的种类与内容

	计划设计阶段	计划实施阶段	评价阶段			
			中间目的	行为改变	健康状况	生活质量
评价内容	计划设计的合理性	计划实事情况	健康相关行为的影响因素(倾向因素、促成因素、强化因素)	健康相关行为	健康状况	生活质量
评价指标	科学性 适宜性 可接受性	干预活动次数 参加人数 干预活动暴露率 有效指标	知识知晓率 信念流行率 资源分配 社会支持	行为流行率 行为变化率	生理指标 疾病指标 死亡指标	PQLl 生活满意度
评价种类	形成评价…→	过程评价	效应评价		结局评价	
	总结评价					

资料来源:吕姿之. 1998. 健康教育与健康促进. 北京:北京医科大学、协和医科大学联合出版社,105

笔记栏

二、健康教育评价的方法

健康教育项目的评价有多种方案，选择哪种方案主要取决于评价的目的以及项目的具体情况，如项目的周期、技术、资源等。效果评价的基本原理是比较。计划评价的设计方案有多种，常用的健康教育评价方案主要有实验设计、准实验设计和非实验设计三种。

（一）实验设计

将研究对象随机分为干预组和对照组，分别观察他们在干预前后的情况。该设计方法有助于最大限度地控制影响因素，因此结果的说服力较强。但在实际的健康教育项目中不易操作。

（二）准实验设计

具体方法是：选择一个具有代表性的人群作为干预组，实施健康教育项目干预；同时选择一个其主要特征与干预组相似的人群作为对照组。通过分别对干预组干预前后的变化和对照组同时期前后的变化，以及两组间变化量差异的比较，来评价社区健康教育项目的效果。

该评价方案的优点是通过与对照组的比较，可以排除时间因素、测量与观察因素等对评价结果正确性的影响，因而对健康教育的效果具有说服力，并且较易实施，在大规模评价研究时，能节省人力、财力，但因未遵循随机化分组原则，结果的说服力不如实验设计。

（三）非实验设计

这是最简单的一种方案，既不遵循随机化原则又不设立对照组。通过对目标人群自身在项目实施干预前后的情况进行比较或对目标人群进行多次观察后实施干预，干预结束后再进行多次观察。

这种评价方案设计与操作简单，节省人力、物力，但由于没有设对照组，评价结果的真实性有可能受到诸多因素影响。因此，此方案较适合干预周期短的项目，如对培训工作的近期效果评价，包括健康教育培训班前后，对学员的知识、态度和技能方面变化的比较。

三、影响评价结果的因素

健康教育效果评价的过程和结果受多种因素影响，主要影响因素如下。

（一）历史性因素

在健康教育计划执行或评价期间发生的重大的、可能对目标人群健康相关行为及其影响因素产生影响的因素，如与健康相关的公共政策的出台、重大生活条件的改变、自然灾害等。历史因素是干预计划之外的活动，但却可以对目标人群的行为、健康状况等产生积极或消极影响，以致加强或减弱健康教育项目本身的效果，这也称为自然变化或长期趋势变化。在项目实施的过程中，随着社会的发展，经济、文化等因素的变化，人群的行为、健康状况也会发生相应的改变。因此，当健康教育项目周期比较长时，这些历史事件也会作为时间因素影响到对项目真实效果的确认，可通过设立对照组和过程追踪排除这些因素的影响。

（二）测试或观察因素

在对项目实施情况、目标人群健康相关行为、健康状况等进行观察和测量时，测量与观察的真实性、准确性取决于测试观察者、测量工具、测量对象（目标人群）三个方面。

1. 测量者因素

（1）观察偏倚：测量者及其他项目工作人员运用测量工具和技术标准不同或项目早期与后期熟练程度不同，从而出现测量偏倚，表现为即使是用同样的工具测量同样的内容，不同的工作人员或同一人员在不同时期的测试结果不同。

（2）暗示效应：测量者或评价者的言谈、行为、态度等使目标人群受到暗示，并按照测量者的希望进行表现的现象称为暗示效应。尽管测量者测量到的是被测量对象当时的表现，但其知识、态度、行为等表现并非健康教育干预所致，而是接受暗示的结果。

（3）评定错误：项目实施后，测量者的主观愿望是项目能取得预期效果，达到预定目标。这种愿望可能导致测试者在效果评价中有意或无意地放松对评价标准的掌握，这也可能使表现出来的项目效果偏离真实情况。

笔记栏

2. 测量工具因素 在确定测定的评价指标后,必须选择和确定测量特定变量的工具。健康教育项目评价中的测量工具包括问卷、仪器、试剂等,其有效性和准确性会直接影响对项目结果的准确评价。

3. 测量对象

(1) 测量对象成熟性:在项目初始时,目标人群不太了解项目目标。进行过程中,目标人群也在不断成熟,更加了解并关注项目内容,这可能使测量结果好于项目干预的真实结果。

(2) 霍桑效应:人们感受到自己正在被研究或观察而表现出的行为异乎寻常的现象称为霍桑效应。在健康教育项目评价中,霍桑效应也可能影响对项目效果的客观反映。

(三) 回归因素

回归因素指的是由于某些偶然因素,个别被测试对象在测试时的某特征水平过高或过低,在以后的测试中又回复到实际水平的现象。这种现象实际上是一种假象,有时可能被错误地认为是干预的结果。回归因素的影响不像其他影响因素一样比较容易被识别,可采用重复测量的方法来减少回归因素对项目效果的影响。

(四) 选择偏倚因素

在评价中设立对照组的目的在于克服时间因素、测量因素、回归因素等对项目效果的影响。但如果对照组的主要特征指标与干预组的特征不一致,则不能有效发挥对照组的作用。

(五) 失访偏倚

失访指在计划执行或评价过程中,目标人群由于各种原因不能被干预或评价。当失访比例高或非随机失访,即只是其中有某种特征的人失访时,会影响评价结果。应采取措施,减少失访,并对应答者和失访者的主要特征进行比较,以鉴别是否为非随机失访,从而估计失访是否会引起偏倚及偏倚的程度。

案例 3-1 东南中学开展网络成瘾危害健康教育干预计划与评价

1. 背景

(1) 学校一般概况:学校性质、学校所在地经济状况、所处理位置、生源状况等。

(2) 2006 年基本数据:该校教职工状况、学生人数、性别比例、家庭状况、学习状况等。

(3) 学生网络成瘾状况:该校学生使用互联网情况、网络成瘾比例及程度、本校网络成瘾健康教育中存在的主要问题。

(4) 过去在网络成瘾健康教育干预中已开展的活动,开展干预活动的不利因素与有利因素。

2. 总目标与具体目标

总目标:通过网络成瘾危害的健康教育,减少青少年网络成瘾。

具体目标:

(1) 出台网络成瘾健康教育的政策。

(2) 提高中学生对网络成瘾危害的认识,减少中学生网络成瘾率。

(3) 其他目标。

3. 策略和活动

(1) 建立领导小组:成立校领导、教务处、工会、共青团、妇女小组、学生会、医务人员参加的领导小组。干预组成员由医务人员、教师、学生会、志愿者参加。明确领导小组和干预组各自的职责、活动时间。

(2) 人员培训:对干预组的教师、医务人员、学生会等成员进行培训;使项目组成员全面了解计划执行的目的、意义,掌握网络成瘾危害教育的内容、方法和要求。

(3) 健康教育:结合学校实际开展网络成瘾危害教育,可以通过大众传媒、宣传画、面对面教育、讲座、学习法规政策、控烟知识竞赛等形式开展项目。

(4) 改变环境:如创立良好的支持环境,执行禁止学生出入网吧法规。

(5) 全员动员:各科室、年级、各班等渠道进行全员动员要点。

(6) 管理和监督:管理程序、方法,定期督导概要说明。

笔记栏

案例 3-1续

4. 项目活动列表(略)

5. 评价

(1) 定性方法:观看项目实施过程中所形成的资料(照片、录像、纪要)、开展学生小组座谈、与学生面对面访谈等。

(2) 定量方法:采取问卷调查的方式评价各类指标如知识知晓率、态度转变率和行为形成率等。具体指标有:①教职工对网络成瘾危害有关知识的知晓率、态度。②学生对网络成瘾危害有关知识的知晓率、态度。③师生对控制网络成瘾的知晓率。④师生对控制网络成瘾的信念持有率等。

6. 项目可持续性发展的措施及存在问题。

健康教育计划由设计、实施与评价3部分组成。计划设计是一个组织机构根据实际情况,通过科学的预测和决策,提出在未来一定时期内所要达到的目标及实现这一目标的方法、途径等所有活动的过程。计划实施是一个复杂的过程,SCOPE模式将实施工作归纳为制定实施工作时间表、控制实施质量、建立实施的组织机构、组织和培训实施工作人员、配备所需的材料与物品五大环节。五个环节与实施过程紧密相连,同时又密切关联。评价是客观实际与预期目标进行的比较。健康教育评价是通过形成评价、过程评价、效应评价、结局评价和总结评价,全面了解健康教育项目的效果,并检测、控制健康教育项目实施的全过程,以保障计划的先进性和实施的质量。

小 结

实习一:试对你生活小区的网络成瘾危害制定一个健康教育计划并予以评价。

目标检测

一、单项选择题

1. 目前国内外应用最广、最具权威性的健康教育计划设计的模式首推由美国著名学者劳伦斯·格林(LawrenceW. Green)提出的 ( )。
   A. 劳伦斯模式
   B. PRECEDE-PROCEED 模式
   C. PRECEDE 模式
   D. 从结果入手的程序
2. 关于流行病学评估,下列哪项是错误的 ( )。
   A. 是通过流行病学调查确认目标人群的主要健康问题和引起健康问题的行为因素与环境因素
   B. 可用"5D"指标描述
   C. 包括对健康问题和引起健康问题的行为因素与环境因素
   D. 是社会评估的一个重要组成部分
3. 健康教育干预的目标人群是 ( )。
   A. 高危人群 B. 老年人
   C. 受疾病和健康问题影响最大、最严重的群体
   D. 婴幼儿
4. 健康教育的二级目标人群指 ( )。
   A. 预期接受教育后将直接采纳所建议的健康行为的人群
   B. 项目的直接受益者
   C. 能激发和加强项目收益人群行为和信念的人
   D. 对计划的执行与成功有重大影响作用的人群
5. 关于"头脑风暴"法,下列哪项是正确的 ( )。
   A. 又称快速反应法
   B. 以有效开发角色行动能力为目标的训练方法
   C. 分组后要求小组长组织小组成员针对题目开展深入的讨论
   D. 给出一个真实的事件或假象的意境,提出一些需要解决的问题让培训对象讨论

二、多项选择题

1. 行为评估主要着眼于 ( )。
   A. 区分引起健康问题的行为因素和非行为因素
   B. 区分预防性行为和治疗性行为
   C. 区分重要行为与不重要行为
   D. 区分高可变性行为与低可变性行为
2. 影响健康行为的因素有 ( )。
   A. 教育因素 B. 倾向因素
   C. 促成因素 D. 强化因素
3. 确定目标人群当前需要优先解决的健康问题时,如果同时存在几个健康问题,可按以下原则进行优先问题的筛选 ( )。
   A. 重要性原则 B. 经济性原则
   C. 有效性原则 D. 可行性原则

三、是非题(只判断不用改)

1. 健康教育干预的目标人群主要是社区的老年人群和婴幼儿人群。 ( )

笔记栏

2. 健康教育的三级目标人群是决策者、经济支持者和权威人士等对计划的执行与成功有重大影响作用的人群。 （ ）

3. 形成评价是根据项目目标和计划设计，系统地考察项目的执行过程，并与项目计划进行比较，对项目的执行情况做出结论。 （ ）

4. 健康教育的总体目标一般可分为教育目标、行为目标和健康目标。 （ ）

5. 健康教育实施工作时间表是整个执行计划的核心，也是实现目标管理的依据。 （ ）

四、填空题

1. 任何健康行为都受到三类因素的影响，这三类因素是______、______和______。

2. 根据评价内容、指标和研究方法的特点，健康教育评价可分为______、______、______、______、和______。

3. 常用的健康教育评价方案主要有______、______和______三种。

4. 健康教育效果评价的过程和结果受多种因素影响，主要影响因素有______和______等。

五、名词解释

1. 健康教育诊断 2. 健康教育评价 3. 形成评价

六、简答题

1. 请写出健康教育诊断的基本步骤。

2. 简述 SCOPE 模式中健康教育计划实施的基本环节。

3. 影响健康教育评价结果的主要因素。

4. 简述健康教育评价的种类。

七、论述题

试述健康教育计划设计的基本程序。

笔记栏

第4章 心理健康教育

学习目标

1. 识记心理健康、心理咨询、心理健康评估的概念

2. 描述心理健康的标准、心理咨询的原则、心理咨询的方式以及心理健康教育的原则、内容和途径

3. 应用心理评估技术和心理咨询方式，开展心理健康教育

第1节 心理健康教育的基本概念

一、心理健康及标准

关于什么是心理健康，什么样的人才算是心理健康的人，这是学生和教育者所关心的问题，也是国内外很多学者曾经研究过、现在仍然在关注的问题。

(一) 心理健康

心理健康是时代的课题，是越来越被全世界所重视的一个问题，它是20世纪中叶以来由科技、文化和社会发展所决定的以一种全新、多元的视角看待健康的产物。

1. 1946年，第三届国际心理卫生大会将心理健康定义为："所谓心理健康是指在身体、智能以及情感上与他人的心理健康不相矛盾的范围内，将个人的心境发展成最佳的状态。"

2. 精神病学家门宁格认为："心理健康是指人们对于环境及相互间具有最高效率及快乐的适应情况，不仅要有效率，也不只是要有满足感，或是愉快地接受生活的规范，而是需要三者兼备。心理健康的人应能保持平静的情绪，敏锐的智能，具有适应于社会环境的行为和愉快的气质。"

3. 心理学家英格里士(English)指出：心理健康是指一种持续的心理状态，当事人在那种情况下，能做出良好的适应，具有生命的活力，并能充分发挥其自身潜能。这乃是一种积极的丰富体验，不仅仅是免于心理疾病而已。

4. 我国学者王效道等认为心理健康具有如下特征：智力水平处于正常范围内，并能正确反映事物；心理和行为特点与生理年龄基本相符；情绪稳定、积极，与情境适应；心理与行为协调一致；社会适应，主要是人际关系的心理适应与协调；行为反应适度，不过敏、不迟钝，与刺激情境相应；不背离社会行为规范，在一定程度上能实现个人动机并使合理要求获得满足；自我意识与自我实际基本相符，"理想我"和"现实我"之间的差距不大。

综上所述，我们定义心理健康为：心理健康是一种持续良好的心境，个体在这种状态下，其认识活动、情绪反应、意志行动处于积极状态，而且具有正常的、适当的调控能力并能充分发挥其身心的潜能。

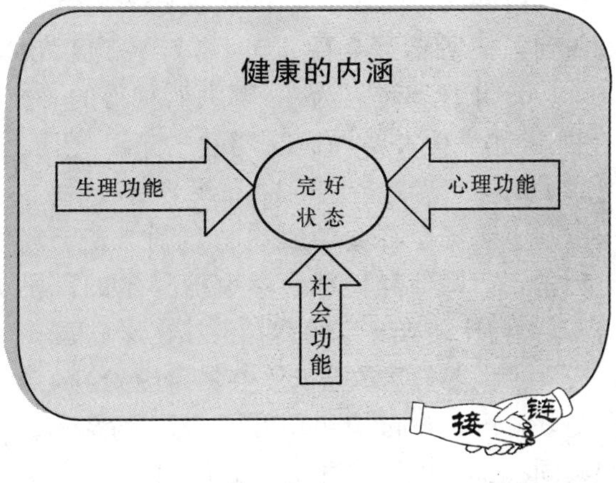

心理健康是一个相对的概念，它不像人的躯体健康与不健康有明显的生理指标，比如脉搏、体温，所以要区别心理是否健康并不容易。心理健康的参照系是：相对的心理健康的理想状态是以无心理疾病为准的，而"正常"这一概念不论对于整体还是个体都是有阶段性的，

笔记栏

因为一个人随时都可能出现心境不良状态，所以个体的心理健康也不是一条直线。这里的“正常”是用于评价阶段行为的，不是用来描述某一阶段行为的。要区分心理正常与异常，尚无一个适用于任何人的任何情境的心理健康标准，因为人的心理世界是复杂多样的，即使一个健康的人，也可能有突发性、暂时的心理异常。因此，每个人随时随地都可能产生心理问题，心理冲突犹如感冒、发热一样不足为奇。

（二）心理健康的标准

健康的心理是当代人必须具备的素质。一个有心理问题的人，不仅不能适应社会，也会对其日常的生活造成许多麻烦。

健康，联合国世界卫生组织的定义是：“健康，不但是没有身体缺陷和残疾，还要有完整的生理、心理状态和社会适应能力。”这就是说，健康不但是生理机体健康，还包括人的心理精神健康以及人的社会适应能力。在我国，过去由于受传统观念的影响，人们只重视生理健康而忽视了心理健康。其实，心理健康对人的影响与生理健康同等重要。

人们对心理健康意义的认识并由此而导致的心理健康活动，最初是由美国的比尔斯倡导发起的。比尔斯毕业于耶鲁学校，其兄患有癫痫病，比尔斯因担心哥哥的疾病会遗传给自己导致精神失常而发生自杀行为，经人救起后被送到了一所精神病院，历时3年痊愈后出院。1908年他写了名为《一颗失而复得的心》一书，讲述了他在精神病院期间的亲身经历，揭露了精神患者的待遇问题。该书出版后，立即引起了美国全社会的反响与轰动。在著名心理学家詹姆斯和精神病学家梅易尔的鼓励与支持下，比尔斯于1908年5月在康狄涅格州成立了世界健康联合会。1939~1960年，该会与联合国世界健康组织和联合国教科文组织共同举办“世界健康年”活动，呼吁全人类重视心理健康问题。

随着科学的发展与普及以及人们认识水平的提高，关于心理健康的道理越来越被更多的人所接受。所以生活在现代社会的人，不仅要注重自己的生理健康，同时也要注重自己的心理健康以及精神质量。那么，人的生理健康与心理健康的标准是什么呢？这里主要介绍世界卫生组织和西方心理学家以及我国学者关于这一问题的观点。

笔记栏

心理异常时的“心理特征”

1. 痛苦感。
2. 心理-生理功能紊乱。
3. 我向关注。
4. 异常心理固着。

接链

1. 世界卫生组织提出了“5快3良好”的健康标准

“5快”标准针对人的生理健康而言。内容如下：

（1）吃得快。指人在进食吃饭时，有良好的胃口，不挑剔食物，能快速吃完一顿饭。

（2）便得快。指人有便欲，能很快排完大小便，而且感觉良好。

（3）睡得快。指人有睡意，上床即能很快入睡，而且睡得很好，醒后精神饱满，头脑清楚。

（4）说得快。指人的思维敏捷，语言运用准确，言语表达流畅。

（5）走得快。指人的走路步行时，脚步自如，活动灵敏。

“3良好”的标准是针对人的心理健康而言。内容如下：

（1）良好的个人性格。这一标准包括个人情绪稳定、性格温和、意志坚强、感情丰富、胸怀坦荡、豁达乐观。

（2）良好的处事能力。这一标准包括个人观察问题所在，具有较好的自控能力，能适应复杂的社会环境。

（3）良好的人际关系。这一标准包括个人在人际交往和待人接物时，能助人为乐、与人为善、对人充满热情。

人的生理状况与心理状况，虽说分属于一个人两个不同的方面，但是这两个方面对个人的整体生命却有相互影响和相互制约的作用。生理方面的病变会造成人的心理功能异常，而心理方面的疾病或障碍也会导致人的生理器官或功能异常，所以真正健康的人，应该是生理健康与心理健康完美的统一。

2. 世界卫生组织规定的生理健康标准

(1) 足够充沛的精力,能从容不迫地应付日常生活和工作压力,而不感到过分紧张。

(2) 态度积极,乐于承担责任,不论事情大小都不挑剔。

(3) 善于休息,睡眠良好。

(4) 能适应外界环境的各种变化,应变能力强。

(5) 能够抵抗一般性感冒和传染病。

(6) 体重得当,身体匀称,站立时头、肩、臂的位置协调。

(7) 反应敏锐,眼睛明亮,眼睑不发炎。

(8) 牙齿清洁,无空洞、无病感、无出血现象,齿龈颜色正常。

(9) 头发有光泽,无头屑。

(10) 肌肉和皮肤富有弹性,走路轻松自如。

这10条标准中除了3、8、9条是纯身体健康要求外,5、6、7、10条都是或多或少包含了心理健康的要求,1、2、4条则更是纯粹的心理健康标准。

(三) 我国学者对心理健康标准的界定

> **9月22日全国心理卫生日**
>
> 9象征着长久,两个2分别象征着物质文明与精神文明,身体健康与心理健康。
>
> 链接

1. 心理健康的7标准论 马建青从临床表现方面考察,提出了心理健康的7条基本标准。

(1) 智力正常:智力是人的观察力、注意力、想像力、思维力和实践活动能力等的综合。智力正常是人的正常生活最基本的心理条件,是心理健康的首要标准。无论是国际疾病分类体系,美国精神疾病诊断手册,还是中国精神疾病分类,都把智力发育不全或阻滞视为一种心理障碍和异常行为。事实上,智力的异常导致其他心理功能出现异常。

(2) 情绪协调,心境良好:情绪在心理异常中起着核心的作用。心理健康者能经常保持愉快、开朗、自信、满足的心情、善于从生活中寻求乐趣,对生活充满希望。更重要的是情绪稳定性好,具有调节控制自己的情绪以保持与周围环境动态平衡的能力。

(3) 具备一定的意志品质:意志是一个人能动性的集中体现,是个体重要的精神支柱。健康的意志品质往往具有如下特点:目的明确合理,自觉性高;善于分析情况,意志果断;意志坚韧,有毅力,心理承受能力强;自制力好,既有实现目标的坚定性又能克制干扰目标实现的愿望、动机、情绪和行为,不放纵任性。

(4) 人际关系和谐:个体的心理健康状况主要是在与他人的交往中表现出来的。和谐的人际关系既是心理健康不可缺少的条件,也是获得心理健康的重要途径,其表现:一是乐于与人交往;二是在交往中保持独立而完整的人格;三是能够客观评价别人友好相处,乐于助人;四是交往中积极态度多于消极态度。

(5) 能动地适应环境:不能有效处理与周围现实环境的关系,是导致心理障碍乃至心理疾病的重要原因。对现实环境的能动适应和改造,有积极的处世态度,与社会广泛接触,对社会现状有较清晰正确的认识,其心理行为能顺应社会文化的进步趋势,勇于改造现实环境,以达到自我实现与社会奉献的协调统一。

(6) 保持人格完整:人格是个人比较稳定的心理特征的总和。心理健康的最终目标是使人保持人格的完整性,培养健全人格。

(7) 符合年龄特征:与人生各阶段生理发展相对应的是心理行为表现,从而形成不同年龄阶段独特的心理行为模式。心理健康者应具有与同龄多数人相符合的心理行为特征。如果一个人的心理行为,经常严重偏离自己的年龄特征,这意味着心理发育有问题时要进行自我调节,这就是人们的环境适应能力,往往标志着一个人的精神活动的健康水平。

这7条衡量标准,均大致可取,但有一处,即智力的高低能否作为心理健康水平的评估标准,似乎值得商榷。因为尽管智力不正常的人伴有心理问题与障碍,但很多有心理问题和心理障碍的人,往往智力商数在正常值以上甚至很高。可见心理健康水平与智力商数各有自己的评估条件和方法,属于两类不同性质的,在逻辑上不能彼此包容的概念。我们不能证明智力水平越高,心理健康水平就越高,也不能证明智力水平越低,心理健康水平就越

笔记栏

低，这就意味着在正常情况下，心理健康水平与智力水平是两个不相关的概念，为此用一个与心理健康无关的因素去衡量心理健康不足取。

2. 心理健康10标准论 郭念锋在《临床心理学概论》一书中提出10条标准。

(1) 周期节律性：人的心理活动在形式和效率上都有着自己的内在节律性。比如，人的注意力水平就有一种自然的起伏。不只是注意状态，人的所有心理过程都有节律性。一般可以用心理活动的效率做指标去探察这种客观节律的变化。有的人白天工作效率不太高，但一到晚上就很有效率，有的人则相反。如果一个人的心理活动的固有节律经常处在紊乱状态，不管是什么原因造成的，我们都可以说他的心理健康水平下降了。

(2) 意识水平：意识水平的高低，往往以注意力水平为客观标准。如果一个人不能专注于某种工作，不能专注于思考问题，思想经常开小差或者因注意力分散而出现工作上的差错，我们就要警惕他的心理健康问题了。因为注意水平的降低会影响到意识活动的有效水平。思想不能集中的程度越高，心理健康水平就越低，由此而造成的其他后果如记忆水平下降等等也越严重。

(3) 暗示性：易受暗示性的人，往往容易被周围环境的无关因素引起情绪的波动和思维的动摇，有时表现为意志力薄弱。他们的情绪和思维很容易随环境变化，给精神活动带来不太稳定的特点。当然，受暗示性这种特点在每个人身上都多少存在着，但水平和程度差别是较大的，女性比男性较易受暗示影响。

(4) 心理活动强度：这是指对于精神刺激的抵抗能力。一种强烈的精神打击出现在面前，不同的人对于同一类精神刺激的反应是各不相同的，这就能看出不同人对于精神刺激的抵抗力。抵抗力低的人往往容易遗留下后患，可能因为一次精神刺激而导致反应性精神病或癔症，而抵抗力强的人虽有反应但不致病。这种抵抗力主要是和人的认识水平有关，一个人对外部事件有充分理智的认可时，就可以相对地减弱刺激的程度。另外，人的生活经验以及固有的性格特征和先天神经系统的素质也会影响到这种抵抗能力。

笔记栏

(5) 心理活动耐受力：前面说的是对突然的强大精神刺激的抵抗能力。但现实生活中还有另外一类精神刺激，它长期反复地在生活中出现，久久不消失，几乎每日每时都要缠绕着人的心灵。这种慢性的长期的精神刺激可以折磨一个人整整一生，也可以使一个人痛苦很久。有的人在这种慢性精神刺激下出现心理异常、个性改变、精神不振，甚至产生严重躯体疾病。但是也有人虽然被这些不良刺激缠绕，最终不会在精神上出现严重问题，甚至把不断克服这种精神刺激当作生活斗争的乐趣，当作一种标志自己是一个强者的象征。他们可以在别人无法忍受的逆境中做出光辉成绩。我们把对长期精神刺激的抵抗能力看做一个人的心理健康水平的指标，称它为耐受力。

(6) 心理康复能力：在人的一生中，谁也不可避免遭受精神创伤，在精神创伤之后，情绪的极大波动，行为的暂时改变，甚至某些躯体症状都是可能出现的。但是，由于人们各自的认识能力不同，人们各自的经验不同，从一次打击中恢复过来所需要的时间也会有所不同，恢复的程度也会有所差别。这种从创伤刺激中恢复到往常水平的能力，称为心理康复能力。康复水平高的人恢复得较快，而且不留什么严重痕迹，每当再次回忆起这次创伤时，他们表现得较为平静，原有的情绪色彩也很平淡。

(7) 心理自控力：情绪的强度、情感的表达、思维的方向和过程都是在人的自觉控制下实现的。所谓不随意的情绪、情感和思维，只是相对而言的，它们都有随意性，只是水平不高以致难以察觉罢了。精神活动和过程的随意性程度以及自觉控制的水平的高低，是与自控能力相关的。

当一个人身心十分健康时，他的心理活动会十分自如，情感的表达恰如其分，词令通畅、仪态大方，既不拘谨也不放肆，这就是说，我们观察一个人的心理健康水平时，可以从他的自我控制能力得出某种印象，为此，精神活动的自控能力不失为一个健康指标。

(8) 自信心：当一个人面对某种生活事件或工作任务时，必然会首先估计一下自己的应付能力。这种自我评估有两种倾向，一种是估计过高，一种是估计过低。前者是盲目的自信,后者是盲目的不自信。这种自信心的偏差所导致的后果都是不好的。前者很可能由于自信心过高导致失败,从而产生失落感或抑郁情绪;后者可因力不从心,害怕失败而产生焦虑不安的情绪。为此,一个人是否有恰当的自信心是精神健康的一条标准。自信心实质上是一种自我认知和思维的分析综合能力,这种能力可以在生活实践中逐步提高。

(9) 社会交往:人类的精神活动得以产生和维持,其重要的支柱是充分的社会交往。社会交往的剥夺,必然导致精神崩溃,出现种种心理异常。因此,一个人与社会中其他人的交往,也往往标志着一个人的精神健康水平。

当一个人严重地、毫无理由地与亲友和社会中其他成员断绝来往,或者变得十分冷漠时,这就构成了精神病症状,叫做接触不良。如果过分地进行社会交往,与素不相识的人也可以十分热情地倾谈并表现得十分兴奋,也可能处于一种躁狂状态。

(10) 环境适应能力:在某种意义上说,心理是适应环境的工具,人为了个体保存和种族延续,就必须适应环境。人不仅能适应环境,而且可以通过实践和认识去改造环境。但是,人尽管有积极主动性,但终究是不能脱离开自己的生存环境,包括工作环境、生活环境、工作性质、人际关系等。

在人的一生中,这些环境条件是在变化着的,有时变动很大。人虽有主动性,但有时对生存环境的变化仍然是无能为力的,在这时,所谓消极适应也是很重要的,起码在某一时期或某一阶段上有现实意义。当生活环境条件突然变化时,一个人能否很快地适应下来以保持心理平衡,这就是人们的环境适应能力,往往标志着一个人的心理活动的健康水平。

总之,一个健康的人应是生理正常、心理健康和良好社会适应能力三个方面的有机统一。

3. 区分正常与异常的心理学原则 郭念锋认为具体标准一时难以确定,但基本原则是可以说清楚的。为此,从心理学对人类心理活动的定义出发,明确提出区分心理正常与异常的三原则。

根据心理学对心理活动的定义——“心理是客观现实的反映,是脑的功能”,理解心理正常与异常应从心理活动本身的特点去考虑。

(1) 主观世界与客观世界的统一性原则:因为心理是客观现实的反映,所以任何正常心理活动和行为,必须在形式和内容上与客观环境保持一致性。不管是谁,也不管是在怎样的社会历史条件和文化背景中,如果一个人说他看到或听到了什么,而客观世界中当时并不存在引起他这种感觉的刺激物,那么,我们必须肯定,这个人的精神活动不正常了,他产生了幻觉。另外,一个人的思维内容脱离现实,或思维逻辑背离客观事物的规定性时便形成妄想。这些都是我们观察和评价人的精神与行为的关键,我们称它为统一性(或同一性)标准。人的精神或行为只要与外界环境失去同一,必然不能被人理解。

在精神科临床上,常把自知力作为是否有精神病的指标,其实这一指标已涵盖在上述标准之中。所谓无自知力或自知力不完整,是一种患者对身体状态的反映错误或称为自我认知统一性原则的丧失。

(2) 心理活动的内在一致性原则:人类的精神活动虽然可以被分为知、情、意等部分,但它自身确是一个完整的统一体,各种心理过程之间具有协调一致的关系,这种协调一致性保证人在反映客观世界过程中的高度准确和有效。比如,一个人遇到令人愉快的事,会产生愉快的情绪,手舞足蹈,欢快地向别人述说自己内心的体验。这样,我们就可以说他有正常的精神与行为。如果相反,用低沉的语调向别人述说令人愉快的事,或者对痛苦的事做出快乐的反应,我们就可以说他的心理过程失去了协调一致性,称为异常状态。

(3)人格的相对稳定性原则:每个人在自己长期的生活道路上都会形成自己独特的人格心理特征。这种人格特征形成之后具有相对的稳定性,在没有重大外界变革的情况下,一般是不易改变的。它总是以自己的相对稳定性来区别一个人与其他人的不同。如果在没有明显外部原因的情况下,这种个性的相对稳定性出现问题,我们也要怀疑一个人的心理活动是否出现异常。这就是说,我们可以把人格的相对稳定性作为区分心理活动正常与异常的标准之一。比如,一个用钱很仔细的人突

笔记栏

然挥金如土，或者一个待人接物很热情的人突然变得很冷淡，如果我们在他的生活环境中找不到足以促使他发生如此改变的原因时，我们就可以说他的精神活动已经偏离了正常轨道。

二、心理健康评估

（一）智力测验

1. 韦氏测验 韦氏测验量表（Wechsler intelligence scale）是由美国心理学家韦克斯勒编的一组智力量表。韦氏智力量表有三种：一是韦氏成人智力量表（Wechsler adult intelligence scale，WAIS），其前身是1939年韦克斯勒编制的韦克斯勒-贝勒维智力量表（W-BI），此量表于1955年修订成目前使用的韦氏成人智力量表；二是韦氏儿童智力量表（Wechsler intelligence scale for children，WISC），于1949年编制；三是韦氏学龄前及幼儿智力量表（Wechsler pre-school and primary scale of intelligence，WPPSI），1963年编制，1967年最后完成。

心理健康评估中应注意的问题

1. 对心理健康的判断要慎重
2. 心理疾病不等同于道德问题
3. 心理问题是常见的，也是可以康复的
4. 青少年心理问题往往是成长中的问题

链接

（1）测验的实施方法：进行成人测验时，一般按先言语测验、后操作测验的顺序进行，但在特殊情况限制，另一些测验不限制时间，应让被试者有适当时间来表明回答。对于有时间限制的项目，以反应速度和正确性作为评分的依据，超过规定时间即使通过记0分，提前完成的按提前时间的长短记奖励分。不限时间的项目，则按反应的质量给予不同的分数，有的项目通过时记1分，未通过记0分；有的项目按回答的质量，如概括的深度记0、1或2分。

（2）测验的记分方法：一个分测验中的各项目得分相加，称分测验的粗分（或称原始分）。粗分按手册上相应用表可转化成平均数为10，标准差为3的量表分。分别将言语测验和操作测验的量表分相加，便可得到言语量表分和操作量表分。再将二者相加，便可得到全量表分。最后，根据相应用表换算成言语智商、操作智商和总智商。由于测验成绩随年龄变化，各年龄组的智商是根据标准化样本单独计算的，查被试的智商一定要查相应的年龄组。

（3）注意事项：

1）在操作修订韦氏量表时，一定要按本量表的标准程序进行。这些程序在手册中均有规定，所以采用此量表的人员，一定要阅读手册。除非在临床应用时，因某些特殊情况，在不得已的情况下可进行适当变动。

2）主试者必须受过进行个别和团体测验的训练，掌握了本量表的测验技术——提问技术、鼓励回答的技巧、书写回答格式、记分方法、记分标准、原始分（粗分）换算标准分（量表分）的方法、计算智商的方法、对结果做解释等。

3）测验时间要选择适当，这是与被试者建立良好协调关系所必需的。被试者应处于精力充沛，身体舒适，没有急事的时候来接受测验。

4）主试者应努力取得被试者的合作，尽量使他们保持对测验的兴趣，用如下一些鼓励之词往往是有效的，如："好"，"这不花你许多时间吧！"，"这里还有另一些不同方式的"，或"我想你一定会感兴趣"。但不说"对"，"不错"，或"再来试试看"等。

5）有些项目无时限，但不是让被试者任意延长。如果肯定被试者已经无回答了，再延长时间也没有意义，这时便进行下一项目。一般来说有10s或15s可以考虑。

2. 瑞文测验 瑞文渐进测验（Raven's progressive matrices），简称为瑞文测验，是由英国心理学家瑞文（J. C. Raven）于1938年设计的一种非文字智力测验。这是一套使用方便、用途广泛的智力测验工具，至今仍为国际心理学界和医学界所使用。由于该测验是非文字的，它较少受到本人知识水平或受教育程度的影响，努力做到公平，故心理学家们尤其喜欢采用这个测验作为跨文化研究的工具。

（1）施测方法：

1）瑞文测验既可以团体施测，也可以作为个别测验。一般正常三年级以上的儿童与

笔记栏

65岁以下成人均可用团体施测,其他则用个别施测。

2）测验开始时先发给记录纸,要求填好姓名、性别、年龄等项。然后发给测验图册,请打开第一页(A_1)说:“看上面一张图,图下角缺一块,请你从下列的6块图片中选一块最适合的补上去。你找找看,哪一块补上去最好,最配得起来”。先让被试者尝试一下,最后将正确答案“4”号告诉大家,并请他们将数码“4”写在记录纸上与A_1对应的空格里。个别施测者,让被试者指点出他确认的图形,由主试者在记录纸上记录相应的号码。

3）在被试者都掌握了方法后,接着翻到下一页(A_2),并告诉大家以下每图都有缺少的一角,要求从下面的几个小块图中找到一个最适合的补上去,并把它的号码写到记录纸相应的空格内。“注意,A_2答案应是‘5’。大家对一下有无选错、写错,错了可以改正”。稍停,“好,现在开始按一页一页做下去。注意不要翻过了页,不要跳过去做,要对好题号写,不要写错位置”。

4）“本测验限在40min内交卷,能做多少即做多少。”说完,开始计时。测验进行到20min及30min各报一次时间,请大家在刚完成的答案下划一记号“——”。测验时间满40min时,不管是否做完,一律交卷。

(2)记分方法:本测验题一律为二级评分,即答对给1分,答错为0分。被试者在这个测验上的总得分就是他通过的题数,即测验的原始分数。

本测验的量表分数是先将被试者的原始分数换算为相应的百分等级,再将百分等级转化为IQ分数。

(3)注意事项:

1）主试逐字照读指导语,对被试提问可以重复指导语,不应擅自补充或更改。

2）团体施测时要特别要防止相互抄袭或交谈,有条件的地方最好座位分开。并注意绝对不要让被试者直接在图册上写数字或涂画任何痕迹,因为图册是准备多次使用的。

3）团体施测对象如超过30人,除主试外应增加主试助理1~2人。每次施测团体应不超过50人。

4）主试与主试助理在被试进行前5题时,应进行巡视,对不能理解解题方式或前5题不能正确回答者,单独重复指导语。

(二)人格测验

1. 明尼苏达多项个性调查表(MMPI)

明尼苏达多项个性调查表(minnesota multiphasic personality inventory,MMPI)问世于1943年,由明尼苏达学校教授哈特卫(S. R. Hathaway)和麦金利(J. C. Mckinley)合作编制而成。该测验的问世是自陈法人格测验发展史上的一个重要里程碑,对人格测验的研究过程产生了巨大影响。到目前为止,它已被翻译成各种文字版本达100余种,广泛应用于人类学、心理学和医学领域,是世界上最常引证的人格自陈量表(自陈问卷)。我国学者宋维真等已将该量表修订成适合中国情况的量表。

(1)测验的实施:施测MMPI有两种主要形式:第一种为卡片式,即将测验题目分别印在小卡片上,让被试者根据自己的情况,将卡片分别投入贴有“是”、“否”及“无法回答”标签的盒内。

第二种为手册式,通常都是分题目手册和回答纸,让被试者根据题目手册按自己的情况在答案纸上逐条回答。如果被试比较慌乱,不能按指导语要求去做,可以由固定一个人将题目读给被试者听,并由主试者记录反应,这样结果会更有效。

卡片式适用于个别施测,手册式既可个别施测,也可团体施测。

除以上两种操作形式外,还有供特殊被试者用的录音带形式及各种简略式(题目少于399个)。但无特殊情况时,一般都采用399题或566题的问卷式。

在进行测验前,主试者必须熟悉测验的全部材料(包括调查表的内容、简介及指导语),了解被试者的情况(如被试者的理解力、识字能力及身体状况)。进行测验的房间在亮度与温度方面要适当,并且尽可能地安静。

在开始测验时,首先要把问卷封面的指导语读给被试者听,并说明做完全部测验大约多少时间。测验开始后,主试者要看一下每个被试者是否在答案纸上把姓名、性别、住址等项填写好,所答题目号数与答卷上的题号是否符

笔记栏

合等。

（2）记分方法有两种：一种是微电脑记分，将特制的回答纸放入光电阅读器内，结果可计算出来。另一种是模版记分，需借助 14 张模版，每张模版上均有一定数量的与记分键相应的记分圆洞。

（3）MMPI 的量表及其意义：MMPI 共有 14 个量表（研究量表未算在内），其中临床量表 10 个，效度量表 4 个，均集中在 1~399 题。

1）临床量表：

A 疑病（Hs）：共 33 个题目，它反映被试者对身体功能的不正常关心。

B 抑郁（D）：共 60 个题目，它与忧郁、淡漠、悲观、思想与行动缓慢有关，分数太高可能会自杀。

C 癔症（Hy）：共 60 个题目，评估用转换反应来对待压力或解决矛盾的倾向。

D 病态人格（Pd）：共 50 个题目，可反映被试者性格的偏离。

E 男子气——女子气（Mf）：共 60 个题目，主要反映性别色彩。

F 偏执（Pa）：共 40 个题目，高分提示具有多疑、孤独、烦恼及过分敏感等性格特征。

G 精神衰弱（Pt）：共 48 个题目，高分数者表现紧张、焦虑、反复、强迫思维、恐怖以及内疚感，他们经常自责、自罪，感到不如人和不安。

H 精神分裂症（Sc）：78 个题目，高分者常表现异乎寻常的或分裂的生活方式。

I 轻躁狂（Ma）：46 个题目，高得分者常为联想过多过快、活动过多、观念飘忽、夸大而情绪高昂、情感多变。

J 社会内向（Si）：70 个题目，高分数者表现内向、胆小、退缩、不善交际、屈服、过分自我控制、紧张、固执及自罪。

2）效度量表：

A 疑问（Q）：对问题毫无反应及对“是”和“否”都进行反应的项目总数，或称“无回答”的得分。

B 说谎（L）：共 15 个题目，是追求过分的尽善尽美的回答。

C 诈病（F）：共 64 个题目，多为一些比较古怪或荒唐的内容。

D 校正（K）：共 30 个题目，是对测验态度的一种衡量。

（4）注意事项：

1）进行测验之前，一定要让被试者知道这个测验的重要性以及对他的好处，以便得到他的合作。如果有的被试者仍然轻率从事或不愿暴露自己，主试者就要凭自己的经验尽可能弄清情况，做好工作，争取被试者的合作，并详细记录测验时被试者的表现。

2）应该向被试者讲清楚，如果他遇到什么问题不能回答，可以空下来，但应尽量回答，不要让空着的问题太多。还要告诉被试者不要对每个问题做过多的考虑，个性各有不同，对每个问题的回答无所谓正确与不正确，好与不好，完全不必有任何顾虑。

3）如果被试者问道，有些想法以前有过，而现在没有了，该如何回答，可以告诉他以目前情况为准。

4）填答此调查表是个需要长时间而又枯燥的任务，如果一个人焦虑或情绪不稳定，经常表现出对完成这个任务不耐烦，这时，可将测验分成几次完成。

2. 卡氏 16 种人格因素测验 卡氏 16 种人格因素测验（sixteen personality factor questionnaire，16PF）是美国伊利诺州学校人格及能力测验研究所卡特尔教授（R. B. Cattell）经过几十年的系统观察、科学实验，以及用因素分析统计法慎重确定和编制的一种精确可靠的测验。与其他类似的测验相比较，它能以同等的时间（约 40min）测量更多方面的人格特质，并可作为了解心理障碍的个性原因及心身疾病诊断的重要手段，也可用于人才的选拔。

（1）测验的实施：16PF 属于团体实施的量表，当然也可以个别实施。测验时，每个被试者一本试题、一份答卷纸，没有时间限制，但被试者应以直觉性的反应，依次做答，无须迟疑不决，拖延时间。凡是有相当于初中以上文化程度的青、壮年和老年人都可以适用。

（2）测验的记分：

每一测题有 a、b、c 三个答案，可得 0、1 或 2 分。聪慧性（因素 B）量表的题目有正确答案，每题答对得 1 分，答错得 0 分。测验一般用模版记分，模版有两张，每张可为 8 个量表记分。未记分前，应先检查答案有无明显错误及遗漏，若遗漏太多或有明显错误，则必须重

笔记栏

测以求真实可信。

使用记分模版只能得到各个量表的原始分数，尚需要通过查常模表将其换算成标准分数（标准10分）。然后按各量表标准10分在剖析图上找到相应的圆点，将各点连接成曲线，即可得到被试者的人格剖析图。

（3）注意事项：

1）测验过程中必须使用经协作组修订过的卡氏16种人格因素问题和答卷纸，不得改变任一测题所规定的语句，或者超出允许的范围给予被试者以帮助。

2）本测验共有187个问题，都是有关个人的兴趣和态度等问题。每个人对这些问题是会有不同看法的，回答也是不同的，因而对问题如何回答，并没有“对”与“不对”之分，让被试者不要有所顾虑。

3）测验时，先完成答卷纸上的4个例题，让被试者在小方格内对每一例题用在相应的小方格内打上符号的方式表示自己的选择。被试者必须掌握了答题方式之后，方可开卷进行正式测验。

4）要按手册规定的程序和方式实施。确保被试者每一测题只选一个答案，没有遗漏任何测题，尽量不选择中性答案。并使用统一的指导语和严格遵守时间的限制。

3. 艾森克人格问卷 艾森克人格问卷（eysenck personality questionnaire，EPQ）是英国伦敦学校心理学系和精神病学研究所艾森克教授（H. J. Eysenck）编制的，分儿童（7~15岁）和成人（16岁以上）两种类型。经过多次修订，在不同人群中测试，已经获得可靠的信度和效度，在国际上广泛应用。这一问卷于20世纪40年代末已开始拟定，1952年正式发表，称Maudstey医学问卷。随后又于1959年及1964年进行增改和修订，最后于1975年再次修订并命名为艾森克人格问卷（EPQ）。

（1）测验的实施与记分：EPQ的成人和幼年问卷包括P、E、N、L四个量表，各量表又分别包括不同数目的项目。每一个项目只要求被试者回答一个“是”或“不是”（或“否”）。一定要做一回答，而且只能回答是或否。发卷后向被试者说明方法，便由他自己逐条回答，这是纸笔测验的一种。可以个别进行，也可以团体进行。

每一项目都规定了答“是”或“不是”。如果规定答“是”，某人在此划了钩便计1分，如果划了“不是”便不记分；同理，如果规定答“不是”，在划了“不是”时计1分，划了“是”不记分。最后根据被试者在各量表上获得的总分（粗分），按年龄和性别常模换算出标准T分，便可分析被试者的个性特点。

（2）各量表的简要解释：E（内向——外向）：分数高表示人格外向，可能是好交际，渴望刺激和冒险，情感易于冲动。分数低表示人格内向，可能是好静，富于内省，除了亲密的朋友之外，对一般人缄默冷淡，不喜欢刺激，喜欢有秩序的生活方式，情绪比较稳定。

N（神经质）：反映的是正常行为，并非指神经症。分数高者常常焦虑、担忧、郁郁不乐、忧心忡忡，遇到刺激有强烈的情绪反应，以致出现不够理智的行为。分数低者情绪反应缓慢且轻微，很容易恢复平静，他们通常是稳重、性情温和、善于自我控制。

P（精神质）：并非暗指精神病，它在所有人身上都存在，只是程度不同。高分者可能是孤独、不关心他人，难以适应外部环境，不近人情，感觉迟钝，与他人不友好，喜欢寻衅搅扰，喜欢干奇特的事情，并且不顾危险。低分者能与人相处，能较好地适应环境，态度温和、不粗暴、善从人意。

（3）注意事项：

1）每一项目只要求被试者回答一个“是”或“否”。一定要做一回答，而且只能回答是或否，不要遗漏对任何一题的回答。

2）在问卷上印有指导语，在实施时必须让被试者读懂指导语。

（三）心理评定量表

1. 90项症状清单 90项症状清单（symptom checklist 90，SCL-90），又名症状自评量表，有时也叫做Hospkin's症状清单。

（1）本量表共有90个项目，每一个项目均采取5级评分制，具体说明如下。

没有：自觉无该症状。

很轻：自觉有该症状，但对受检者并无实际影响，或影响轻微。

中度：自觉有该症状，对受检者有一定影响。

笔记栏

偏重:自觉常有该项症状,对受检者有相当程度的影响。

严重:自觉该症状的频度和强度都十分严重,对受检者有相当程度的影响。

该量表可测查10个范畴的内容,相应地分为10个因子,它们分别是躯体化、强迫症状、人际关系敏感、抑郁、焦虑、敌对、恐怖、偏执、精神病及有关睡眠和食欲等情况。在开始评定前,先由工作人员把总的评分方法和要求向受检者交代清楚,然后让其做出独立的、不受任何人影响的自我评定。

(2)统计指标:SCL-90的统计指标主要为两项,即总分和因子分。

1)总分:90个项目单项分相加之和,能反映其病情严重程度。

总均分:总分/90,表示从总体情况看,该受检者的自我感觉位于1~5级间的哪一分值程度上。

阳性项目数:单项分≥2的项目数,表示受检者在多少项目上呈现有"症状"。

阴性项目数:单项分=1的项目数,表示受检者"无症状"的项目有多少。

阳性症状均分:(总分-阴性项目数)/阳性项目数,表示受检者在"有症状"的项目中的平均得分。反映该受检者自我感觉不佳的项目,其严重程度究竟介于哪个范围。

2)因子分:共包括10个因子,即所有90项目分为10大类。每一因子反映受检者某一方面的情况,因而通过因子分可以了解受检者的症状分布特点,并可做廓图(profile)分析。

(3)注意事项:

1)在开始评定前,先由工作人员把总的评分方法和要求向受检者交代清楚,然后让其做出独立的、不受任何人影响的自我评定。

2)对于文化程度低的自评者,可由工作人员逐项念给他听,并以中性的、不带任何暗示和偏向方式把问题本身的意思告诉他。

3)评定的时间范围是"现在"或者是"最近一个星期"的实际感觉。

4)评定结束时,由本人或临床医生逐一查核,凡有漏评或者重复评定的,均应提醒自评者再考虑评定,以免影响分析的准确性。

笔记栏

2. 抑郁自评量表 抑郁自评量表(self-rating depression scale,SDS)由Zung编制于1965年。为美国教育卫生福利部推荐的用于精神药理学研究的量表之一,因使用简便,能相当直观地反映患者抑郁的主观感受,目前已广泛应用于门诊患者的粗筛、情绪状态评定以及调查、科研等。

(1)项目和评分标准:SDS共包含20个项目,按症状出现的频率分4级评分:没有或很少有时间、少部分时间、相当多时间、绝大部分或全部时间。若为正向评分题,依次评为粗分1、2、3、4分,反向评分题则评为4、3、2、1分。

(2)结果分析:SDS分析方法简单,主要统计指标是总分,但要经过一次转换。

待评定结束以后,把20个项目中的各项分数相加,即得到总粗分,然后将粗分乘以1.25以后取整数部分,就得到标准分。按照中国常模结果,SDS总粗分的分界值为41分,标准分为53分。

(3)注意事项:

1)评定表格由评定对象自行填写,在自评者评定以前,一定要让他把整个量表的填写方法及每条问题的涵义都弄明白,然后做出独立的、不受任何人影响的自我评定。

2)评定的时间范围是自评者过去一周的实际感觉。

3)如果评定者的文化程度太低,不能理解或看不懂SDS问题的内容,可由工作人员念给他听,逐条念,让评定者独自做出评定。

4)评定时,应让自评者理解反向评分的各题,SDS有10项反向项目,如不能理解会直接影响统计结果。

5)评定结束时,工作人员应仔细检查一下评定结果,应提醒自评者不要漏评某一项目,也不要在相同一个项目上打两个钩(重复评定)。

6)SDS主要适用于具有抑郁症状的成年人,它对心理咨询门诊及精神科门诊或住院精神患者均可使用。对严重阻滞症状的抑郁患者,评定有困难。

3. 焦虑自评量表 (self-rating anxiety scale,SAS)由Zung于1971年编制。从量表结构的形式到具体评定方法,都与抑郁自评量表(SDS)十分相似,用于评定焦虑患者的主观感受。按照中国常模结果,总粗分的正常上限为40分,标准分为50分。

项目和评定标准:SAS共20个项目,采用4级评分,主要评定项目为定义的症状出现的频度。其评分标准为:"1"表示没有或很少时间有,"2"是小部分时间有,"3"是相当多时间有,"4"是绝大部分或全部时间都有。

第2节　心理健康咨询

一、心理咨询

(一)心理咨询的含义

咨询(counseling)一词,从中文字面理解就是一种提供信息、析疑解惑、忠告建议的活动和过程。现代社会里存在多个咨询领域,如法律咨询、教育咨询、管理咨询、商业咨询、投资理财咨询等,显然心理咨询不属于上述范畴。

心理咨询(psycho-counseling)的含义,不同学者的定义不同。

> **心理咨询理念——助人自助**
>
> 心理咨询的理念是"助人自助",即咨询是来访者在咨询师的帮助和指引之下达到自我帮助的过程。来访者是咨询的主角,真正解决问题的是来访者自己而非咨询师。
>
> 链接

人本主义心理咨询创始人罗杰斯(C. Rogers)将心理咨询解释为:通过个体持续的、直接的接触,向其提供心理帮助并力图促进其行为、态度发生变化的过程。

皮雷兹认为:咨询是由需要帮助的求助者和给予这种帮助的,经过专门训练和教育的咨询者共同参与的一种互动的过程。

综上所述,我们简单地给心理咨询下一个定义:心理咨询是心理咨询师运用心理学知识和方法协助求助者解决各类心理问题的过程。

这个定义包含着以下几个要素。

第一,心理咨询师(psycho-counseler)——提供帮助的人。心理咨询师必须是经过心理学专门培训,系统掌握了心理学知识,能灵活运用各种心理疗法,并有相应职业人格特征的人。

第二,求助者(client或counselee)——接受帮助的人。求助者,中文也有译成来访者、当事人、咨客等。

第三,帮助的方式——协助。心理咨询师对求助者提供的帮助,只能是协助,而不能是包办代替。真正的心理咨询师是不会直接为求助者提供各种各样建议的。他会通过启发、引导、暗示等方式来让求助者自己领悟,自己来解决问题。

第四,解决的问题——心理问题。心理咨询要解决的问题自然是心理问题。非心理问题有其他相应领域的职业专家去负责处理。心理问题包括认知方面的问题、情绪和情感问题以及行为上的问题,心理问题的解决就是上述三个方面的发展、调整和改变。这些问题解决的最终目的是要促使求助者人格的发展。

(二)心理咨询的意义

由于医学模式的转变和医学事业的发展,人们对健康的质量要求不断提高,不仅仅要求自己的身体健康,而且还要求心理健康和具有良好的社会适应能力,因此,开展心理咨询的工作是必要的,它与整个医学的目标是一致的,具有重要的现实意义。

心理咨询之所以必要,一是因为许多疾病的自然表现为躯体的不适或痛苦,但其发病常因心理、社会应激作用和生理心理易感因素所致,因此,研究和防治这些疾病,只靠生物医学方法是不够的,还应通过心理咨询的方法澄清病感性质,采用适当的心理社会调整措施。二是心理咨询加强了医学与心理学及社会学之间的学科联系,有利于各学科在医疗及科研工作中互相渗透,互相补充,既促进了医学研究和医疗事业的发展,也有利于心理科学本身的发展。

(三)心理咨询的对象

有些人认为,心理咨询只是对有心理障碍和心理疾病的人而言的,正常人不需要做心理咨询,一旦某人去做了心理咨询,便意味着他心理"有病"了。其实,这是对心理咨询的误解,应该说,心理咨询的对象十分广泛,它的服务对象不仅有各类患者,还有身心健康者。

笔记栏

一般说来,心理咨询的对象大体可以分为

三大类。

(1) 有各种心理问题和需要心理健康指导的正常人以及既非患者又非完全健康的人群,即“第三状态”,对这类人主要是提供心理上的具体指导与帮助。

(2) 有轻微心理障碍和心理疾病的患者,以及患有各类心身疾病的患者对这类人主要是进行心理诊断和系统的心理咨询,帮助他们提高战胜疾病的信心,必要时还要辅之以心理治疗。

(3) 不能合作和自诉,但有人陪伴的患严重精神疾病的患者和儿童,如精神病的早期防治、儿童抚养过程中心理问题的指导,对这类人主要是提供治疗意见和建议,必要时也可进行心理治疗。

(四) 心理咨询的范围

随着现代社会文明的不断进步,心理咨询的应用非常广泛,发展相当迅速,就其咨询内容的不同,可分为人际心理咨询、教育心理咨询、择业心理咨询、法律心理咨询和医学心理咨询等;就其咨询群体的不同,又分为家庭心理咨询、学校心理咨询,厂矿心理咨询、部队心理咨询、残疾人心理咨询等。

二、心理咨询的原则

没有规矩,不成方圆。心理咨询要想取得良好的效果,就必须遵循一定的原则。这既是为取得良好咨询效果着想,也是对心理咨询工作者的道德要求。

(一) 合作性原则

所谓合作性原则,指要与咨询对象建立良好的人际关系,取得对方的充分信任与合作。心理咨询是不能强制进行的,否则是不会有什么效果的。因此,信任与合作是非常重要的。

与咨询对象合作,要特别注意三个方面:一是要以平等、友善的态度接待对方,不要让来访者感觉受到歧视和冷落;二是要用同情和理解的态度来对待对方,寻找或建立思想情感上的共鸣,以找到问题的切入点;三是要用真诚、坦率的态度来打动对方,使他们认识到心理咨询工作者是真心实意帮助他们解决问题的。

笔记栏

不言而喻,与咨询对象合作时要把握一定的尺度和界限,注意与咨询对象始终保持正当的工作关系。

(二) 尊重性原则

所谓尊重性原则,指要对咨询对象给予充分地尊重,消除来访者的顾虑,保护来访者的隐私。人人都有自尊的需要。在心理咨询中,尊重咨询对象是搞好心理咨询的前提,没有尊重,也就没有彼此的心理接纳。

贯彻尊重性原则,要特别注意三个方面,一是要尊重来访者的人格尊严,不可用刺激性或歧视性的语言与对方交谈;二是要尊重来访者的隐私权,对咨询过程中涉及的问题,给予严格地保密,以便使他们消除顾虑;三是要尊重来访者的“倾诉权”,心理咨询工作者在问题性质未弄清楚之前,不要轻易中断交谈,或轻率地下结论。如果要回答问题,解释应恰如其分,言之有据,不能任意发表无根据的结论,草率敷衍。

(三) 启发性原则

所谓启发性原则,指要鼓励咨询对象积极疏泄情绪,畅所欲言,吐露真情。在心理咨询中,大量的信息是通过来访者的语言叙述而获得的。因此,来访者能否真实地介绍自己的心理问题,常常是影响心理咨询效果的关键。

在启发的过程中,要特别注意 3 个方面,一是要耐心、和蔼,做到不厌其烦,使来访者有被接受的感觉;二是要打消对方的顾虑,使来访者能真实地暴露自己;三是要循循善诱,帮助来访者寻找问题的原因和线索。当然,在启发中也要注意避免不良地“迎合”或消极地“诱导”,以免使心理咨询工作走弯路。

(四) 教育性原则

所谓教育性原则,指要给咨询对象提出积极合理的意见和建议,帮助来访者树立正确的人生观、价值观。在心理咨询中,如果来访者拒绝接受心理上的指导帮助,那么心理咨询的效果就无从谈起。因此,帮助来访者转变或接受心理咨询工作者的意见和建议是非常重要的。

在遵循教育性原则时,要特别注意三个方

面，一是语言要通俗易懂，尽量少用甚至不用专业术语，以免对方的误会或不理解；二是要入情入理地分析，合情合理地建议，使来访者真切地感到心理咨询工作者是在为自己着想；三是要入耳入心，使咨询对象自觉自愿地接受教育。教育并不是空洞地说教，不能只说空洞无物的“大道理”。当然，这种教育应该是相互教育的过程，心理咨询工作者在心理咨询的过程中，也接受着教育，从而使自己的心理得到升华，心灵得到净化。

(五) 灵活性原则

所谓灵活性原则，指要对咨询对象采取因时、因地、因事、因人而异的方法，使心理咨询收到最佳的效果。在心理咨询中，不仅有各种理论可以借鉴，还有各种不同的操作方法可供使用。因此，把这些理论和方法有机和有效地结合起来是十分必要的。

要贯彻灵活性原则，要特别注意三个方面，一是对不同的咨询对象应该采取不同的咨询方法，不要对所有的人都千篇一律；二是可以采取“拿来主义”，不要拘泥于一个模式或一种定式，不论是什么样的理论或方法，只要对心理咨询效果的提高有帮助，都可以单独或结合在一起使用；三是要随时调整咨询计划，根据咨询的进展和来访者的实际情况及时变通。

(六) 预防性原则

所谓预防性原则，指要对来访者可能发生的情况给予善意地提醒，并及时普及相关的心理卫生知识。心理咨询既要及时解决各种心理问题，更要及时发现问题的倾向或发展趋势，防患于未然。

在遵循预防性原则时，要特别注意三个方面，一是积极进行心理干预，发现问题及时解决；二是要进行心理卫生知识的普及，使人们有病治病，无病防病；三是要注意器质性疾病的诊断及排除。在心理门诊咨询过程中，如果发现有精神病患者或怀疑有器质性病变的患者，应及时建议转诊去有关专科检查，以免误诊或延误病情而带来不良后果。

三、心理咨询的方式

心理咨询具有多种不同的形式。从咨询对象的数量来分，可分为个别咨询和团体咨询；从咨询的途径来分，则有门诊咨询、书信咨询、电话咨询、会诊咨询、专栏咨询和现场咨询等。

(一) 门诊咨询

这是最常见的咨询形式，这种形式能与来访者直接见面，谈话往往能比较及时、比较彻底地解决来访者的心理问题，从而取得较好的咨询效果。“心理咨询门诊”与一般医院的门诊就诊程序相似。

(二) 书信咨询

当事人因种种原因不便或不能亲自前来咨询，常以书信方式介绍情况，请求帮助指导。这种方式可克服路途遥远或其他条件的限制，简便易行，不受时间、空间的限制，但由于来信者的诉述往往有限，必然会使咨询人员掌握资料不全而影响咨询效果，一般只能根据了解的情况进行初步地安抚、劝慰和指导工作。

(三) 电话咨询

多为应付发生心理危机或急性情绪波动者的需求而设置的。对于那些企图自杀者可起到及时劝解而挽救生命的作用，故国外也有“生命热线”之称。电话咨询具有及时、方便、经济、保密等优点。除用于危机干预热线外，还有专用于年轻人的“青春热线”，用于老年人的“夕阳红热线”，用于讨论婚姻、恋爱问题的“悄悄话热线”等。

(四) 会诊咨询

针对综合医院各科患者中经常出现的各种心理问题给予及时地指导，可由各科医生、精神病学家、心理学家、社会工作者，共同组成工作小组，专为研究、处理临床上遇到的各类疑难问题。

(五) 大众传媒咨询

通过报刊、杂志、广播、电视等大众传媒中设置的专门栏目、专题节目，对读者或听众、观众提出的各种典型心理问题进行解答。这种形式宣传面广，具有普及心理知识，预防和治

笔记栏

疗并重的功能，是其他心理咨询形式所不能企及的。

案例 4-1 如何做好学生的心理转化工作

张某，女，17岁，高中二年级，单亲家庭，与母亲一起生活。开学初的两个月还正常上学，但是两个月后却经常缺课，后来把自己反锁在家里，不上学，不说话，逃避别人。

一、原因分析

她的父亲是个简单粗暴的人，她在年幼时经常受到父亲的打骂，当父亲心情好的时候，又会满足女儿一切合理、不合理的要求，这就造成了她既胆小怕事又固执任性。父母离婚后，使她变得更加焦虑不安，失去原有的心理平衡，加上母亲常在她面前哭诉自己的不幸，她觉得在同学面前抬不起头来，干脆就把自己反锁在家里，采取回避态度。若此时家长和老师不闻不问或批评责骂她，就会加重这种不健康的心理压力。

二、心理辅导和教育的过程

第一步：加强与其家庭的联系，说服其家长要尽到做父母的责任，使她摆脱心理困境。让其父母认识到家庭教育的重要性和责任感。

第二步：在师生间、同学间架起爱的桥梁，让其体验成功的喜悦，感受到集体的温暖，摆脱自闭心理，激发起自信心和上进心。

第三步：组织主题班会，激发起她对生活的热爱，学会自强，提高自我心理承受能力，恢复心理平衡。

三、从心理辅导和教育过程引发的几点思考

1. 我们不能把学生的心理问题当作品德问题来看待。

人的素质结构由生理素质、心理素质和社会文化素质等构成。不能只注视学生学习成绩的高低，品德的优劣，而忽略了对学生全面素质的培养。不能把心理问题当作品德问题来看待，不能用解决思想问题的方法来解决心理问题。

2. 我们要以对孩子终身发展高度负责的精神来重视心理健康教育。

青少年正处于由幼稚向成熟发展的阶段，有其特殊的心理矛盾。教育工作者应该明确自己是青少年的心理顾问及心理保健医生这一特殊角色，应及时发现他们的心理问题，对学生们进行心理教育，增强他们承受各种心理压力和处理各种心理危机的能力。

笔记栏

第3节 心理健康教育

一、心理健康教育的原则

心理健康教育是一项复杂的系统工程，具有很强的科学性、知识性、教育性，在实际工作中，我们必须采取科学的方法和态度，遵循心理健康教育的原则来开展工作，这对于教育工作的开展具有指导意义。

（一）坚持心理健康教育的科学性

心理健康教育是门科学，科学性是其灵魂，坚持科学态度是教育工作的职业要求。所谓心理健康教育的科学性，主要有两层意思，一是理论和方法的依据是心理学；二是尊重学生的客观心理事实。

（二）教育性原则

教育性原则指教育者进行心理健康教育的过程中根据具体情况，提出积极中肯的分析，始终注意培养学生积极进取的信念，帮助学生树立正确的人生观、价值观和世界观。心理健康教育是社会精神文明建设的重要组成部分，要充分体现社会的特征以及它的时代性和进步性。所以针对学生在学习、生活、交往中的矛盾冲突所引起的种种心理问题，以及疏导他们对社会中人与事的不满言行、错误观点甚至敌对情绪与态度，教育者不应随便附和他们的观点和思想情感，而要帮助他们正确的分析，明辨是非，帮助他们端正看问题的角度，调整看问题的方法，建立积极的思维模式。

（三）教育与咨询、治疗相结合原则

心理健康教育应该把咨询与治疗融为一体，协助学生在其自身和环境许可的范围内达到最佳的心理功能，使其潜能得到最大限度的开发，人格或个性日渐完美。心理健康教育是在教育过程中，发挥咨询与治疗的作用，促进每个学生最大限度地发展自己。

（四）整体与个体相结合的原则

心理健康教育作为教育的一部分，应该是面向全体学生，目的在于使每个学生的心理潜

能得到充分的发展;当然也同时预防各种心理异常和心理问题的发生。对于较可能发生或已经发生心理行为问题的个别学生做到个别辅导、重点治疗。另外,对于一般的日常心理健康教育,可以采取面向全体的教育方式,而对于少数需要帮助的学生则宜采取个别辅导、咨询与治疗。

二、心理健康教育的内容

(一)学生的心理适应与心理健康

1. 自然环境的适应 我们会经常看到新生开学的常见的景象:许多父母或亲戚或同学陪同着新生而来。由于离开了自己熟悉的城市和熟悉的校园,迷茫感和孤独感不免会产生,而且各种的不适应也会产生。有的同学因为生活习惯的不适应,有的同学因为口音的不适应,有的同学因为集体住宿的不适应,还有的同学因为气候的不适应。

其实学校就是一个小社会,它是自然环境和人文环境的统一体,面对着迎面而来的各种冲击和诱惑,不同的学生会有不同的表现。

有的同学只身前来,即使有父母陪同也是一切都主要由自己拿主意,入校后一经安排好行李,马上就到校园的各处熟悉情况,了解老师的办公室在什么地方,和学哥学姐搞好关系,以最快的速度对学校和所在的系有一个大概的了解,例如,专业课如何学习,教室、图书馆的使用规定,食堂的开饭时间,在学校里参加社团活动应该注意哪些,学校所在城市的概况等。这样,在办理各种手续、解决各种问题时就会比别人更顺利、更节省时间,更早适应新环境,而且,还可以给那些对周围环境不熟悉的同学以指点和帮助。

而有的同学刚到新的环境中,非常拘束、胆怯、缺乏方向感,不敢到处走,生怕走动一点儿就迷路,面对周围陌生的人,也不好意思开口向别人寻求帮助。即使在自己的寝室里,看着自己的床铺也不知道该怎样整理,以后的生活怎样由自己来丰富,所以就尽量少走动、少说话,碰到一定要办的事则只能依在别人后面或者结伴而行。久而久之,这样的同学就会有孤独感和自卑感,他们的学校生活和前者比起来就会非常的黯淡和无趣,心理障碍也有可能发生。

其实,新生的适应阶段是每一个初入学校的学生必经的路程,即使对于那些非常外向,适应能力很强的人来说,也是一样。对于学校新生,许多学校就做了许多卓有成效的工作,例如,在开学的第一周,利用军训的间休时间带领同学们到学校的各个地方走一走,同时,高年级的同学对每个教学楼,或遇到的老师,或校园里某个景点的故事可以对新同学讲明,这样,既可以使新生们在短时间对校园有所了解,在了解的同时,对学校的感情也加深了,也可以在环游校园的同时,使同学们的距离拉近,结交更多的同学。还有的学校在住宿方面采用的学哥学姐制,即每个新生的寝室由一个学哥或学姐带,或与新生一起住,或不在一起住,但经常的对他们的生活和学习进行关怀和指导,这样既可以让新生有在家的感觉,和学哥学姐在一起比较亲切,尽快地对学校的一切有全面的了解,也可以减轻辅导员的负担,因为新生的日常起居,生活学习,辅导员不可能了解的非常透彻,在这里,这些高年级的同学就可以充当辅导员的左膀右臂,即了解了新生的动态,又使新生在心理上体会到学校的关怀,尽快地适应学校的生活。

2. 人际环境的适应 人际关系的变化主要体现在人际关系的含义、人际交往的方式与对象、人际交往的要求等方面。首先,进入学校后人际关系的含义就发生了根本的变化。在中学时代,人际关系的含义比较狭窄,只是限于同学之间的友谊,师生的交往和与亲人的关系,而一旦进入学校后,人际关系的涵义就要相对扩展了,变得复杂起来。面对复杂多样的交往环境,学生就不能像在中学一样,任由自己的性子、自己的好恶去处理人际关系,而是必须学会与不同的人交往,建立和保持协调的关系。

人际交往的黄金法则

你希望别人如何对待你,你就如何对待别人。

人际交往的反黄金法则

我如何对待别人,别人也应当如何对待我。

人际交往的白金法则

别人希望你怎样对待他,你就怎样对待他。

接链

笔记栏

其次，从人际交往的方式与对象看，中学时代人际交往的对象主要是同窗好友、老师、父母亲戚，特别是班主任每天都与学生见面，学习内容、学习时间和学习计划都由老师安排，并随时督促学生的学习，同时，老师又像父母一样的对学生问寒问暖；在家里，父母无微不至的关怀，使自己什么都不用操心，安心学习。而在学校里，班级设班主任，或年级设辅导员，最多与学生一周见一次面，有要通知的事情也是由班干部来传达，到了高年级，老师基本放手让同学自己来处理一些事情，见到老师的机会就更少了，因此学生得做自己的老师。

另一方面，从各地来的素不相识的同学重新组成了新的班级，开始了新的集体生活，因为地区的差异和家庭背景的不同，每个同学的喜好、脾气习惯肯定各不相同，在家里一切顺心的这些学生常常难以适应，感觉无法与新同学交往。对这种师生关系难以适应的学生，表现为事事依赖和顺从老师和班干部，等着老师做决定。这样的同学习惯了中学时的填鸭式教学，缺乏主动性和独立性，仅是以完成基本的学分为目的，不主动去选自己感兴趣的课程，不主动去读一些学习以外的书籍。这些学生的生活就是得过且过，对自己没有进一步发展、提高的要求。而能够较好适应这种师生关系的学生，则能自己制定学习计划，自己做一些有必要或自己感兴趣的事情，并主动请教师或学长做指导或帮助解决困难。

另外还有一类学生，由于受到中学时一些错误思想的引导，认为上了学校就万事大吉了，因此感觉上了学校就摆脱了学校和老师的束缚，完全投入到学校里安逸的环境当中，并走向极端：一切任凭自己的喜好来做，对教师的指导和告诫不屑一顾。学习时间也没有周密的安排，常常是随波逐流，从而导致学校期间所学知识基础不牢固或结构不合理，以致学业发展难以达到既定目标。

从人际交往的要求来看，中学生刚刚进入心理年龄的断乳期，大多依赖性较强，不善交往，因为有父母的照顾，并且学习任务和压力占去了大半时间，因此对友谊的渴望不那么强烈，人际交往的时间也不是很多。但进入学校，面对着新的伙伴和新的环境，一切要自己去做，这就对学生的人际交往技能提出了新的要求，他们要独立地、主动地与各种陌生人交往，协调与各种人之间的关系。但由于交往技巧缺乏等原因，往往事与愿违，难以建立友好的、协调的关系，甚至发生人际冲突。导致此状况的原因主要是由于同班、同宿舍的同学分别来自不同的地方、不同的家庭，他们在许多方面都存在明显的差异。首先是思想观念、价值标准的不同；其次，进入学校的学生都是各个地方的佼佼者，他们其中的一些人习惯了老师的夸奖和父母的赞扬，到了学校以后，和许多与自己能力相当的人或比自己要出色的人相处，心理未免有一些不平衡，心理压力很重，于是，明里暗里的竞争绷紧了每个人的神经，嫉妒、不公平感就造成更多人际关系的紧张。另外，生活方式、习惯的不同也是学生人际适应的一个障碍，更明显的是南北方的差异。

3. 语言环境的适应 来自于天南海北的学生，由于地区的差异，口音也各不相同，由于部分地区基础教育薄弱，学生入学时普通话水平不高，这样与人交往就会有困难，甚至遭到别人的嘲笑，如果自我调节不好的话，就会严重伤害自尊心和自信心，进一步影响到学习和生活的各个领域。面对这样的情况，普通话说的好的同学应尊重一些少数民族同学的语言，及其他普通话不太标准的同学，普通话说得不太好的同学，也不要自卑，可以主动向同学请教，查字典，迅速适应新的语言环境。

4. 生活的适应 现在的独生子女由于学习时间有限，因此，大部分同学的日常起居全由父母来安排。但到了学校以后，衣服要自己洗，床铺要自己整理，房间要自己收拾等，给很多同学带来了难题。特别是在对钱的管理上，很多学校新生没有理财的经验，不知道怎样计划地去用钱，结果导致"过度消费、超前消费"的现象频繁出现。另外，相对于中学枯燥乏味的生活来说，学校生活的内容是丰富多彩的，除了教学活动以外还有各种讲座、学术报告会、文体活动等，如何来安排自己的时间，使自己的学业和能力都能有所提高也成为学生们所要面临的一个难题。

5. 学习的适应 学校中的学习不是仅仅课本上的学习，它包含的信息量越来越大，学生必须通过多种渠道，例如，通过报刊杂志、网络、报告会等来获取知识。同时,学习价值观的改变也是必要的,在学校中,一些人的想法是60分万岁,其实,现在对人才的标准不仅仅停留在分数上,而是对人才的品行、分数、能力等多方面的衡量,因此,学校中"学习"的涵义拓宽了,也对学生提出了更高的要求。学校新生首要面临的问题就是从旧的学习方法向新的学习方法过渡,适应新的学习生活。

6. 经济的适应　近年来,国家规定上学要缴纳部分学费,另外,许多学校允许招收自费生,再加上消费水平的提高,许多家庭已经很难完全支付一个学生全部的费用,因此勤工俭学成了许多学生日常生活中不可缺少的一部分。大多数同学选择的是做家教的途径,还有的同学搞促销或在一些学校做兼职老师,不管做怎样的工作,勤工俭学的经历增加了他们的阅历,减轻了父母的负担,对学生是有利的。但我们也要注意到,一部分同学收入增多后的消极后果:他们盲目追求时尚、摆阔,严重影响自己的生活和学习,或有的同学为了眼前的经济利益,耽误了自己的学业,还有一些工作可能带有危险的性质,也对学生的人身安全造成了威胁,老师应该在了解同学的这些情况后,给予适当的指导。

7. 心理的适应　无论是前面提到的学习适应,人际关系适应还是经济上的适应,这都涉及了心理的适应,可以说心理上的适应是学校新生在学校期间首先要做到的。由于对环境的不适应,有些同学会产生孤独感;由于自己的名字落到了后面,失去了同学的赞美和老师的表扬,有些同学会产生失落感和自卑感;由于离开了熟悉的城市,离开了父母的关怀,有些同学会产生恋旧感;有的同学学习效果不佳或渴求异性朋友而不能得到满足,就会产生挫折感;由于学习和经济的压力,有些同学又会出现紧张感和压力感……总之,心理不适应的出现是正常现象,教师和同学要正确对待,不可谈虎色变,每一个人在学校中都是平等的,成绩都是由自己创造出来的,只有调整心态,方法得当,就一定会走出不适应的低谷。

(二)学生的学习与心理健康

在学校校园里,大多数学生能适应学校期间的学习生活,跟得上各种课程,顺利通过各门考试,经受住紧张的学习对自己各方面素质的综合考验,顺利地完成学业。但是不容忽视的是,在实际生活中有相当数量的学生存在时间或长或短、程度或轻或重的学习困难。导致学习困难的原因虽然有很多,但是许多研究结果表明,学习困难的主要原因是心理障碍,而情绪障碍又是心理障碍的核心因素。常见的心理障碍有缺乏学习动机、学习动机过强、严重的学习焦虑、学习疲劳、考试焦虑等。

1. 缺乏学习动机　影响学习的动机有许多,例如:成就动机、兴趣、好奇心、认知因素等。学习动机的缺乏一般会有以下几种表现。

(1) 厌倦、冷漠的情绪。人类的许多行为都是由情绪引导的,如果情绪高昂,则做事效率高,准确;如果情绪低迷,则做事无精打采,错误出现的也多。缺乏对学习的高昂情绪,就会视学习为非常痛苦的事情,上课打不起精神,不能按时完成老师留给的任务等。

(2) 逃避与学习有关的活动。

(3) 注意力不集中、分心经常出现。

(4) 没有适合自己的学习方法,学习效率不高。

(5) 焦虑过低,没有抱负,没有学习目标,对于学习成绩不在乎。

对于学生学习动机的缺乏,教师应明确学生学习动机缺乏的类型和原因,对症下药。总的来说,教师要做到以下几点。

(1) 帮助学生端正学习态度。许多学生抱着在学校学习不重要,只要及格的心态来的,教师应讲清楚学校的性质,分析努力学习与否的利害关系,引导学生自己去思考。教师切勿将自己的思想强加给学生,要求学生有怎样的态度,应该怎样去做,而是给学生一个相对自由的空间,让学生自我反省,自己去认识,这样才有利于建立良好的学习态度。

(2) 培养学生学习的兴趣。兴趣是学习的一大动力。教师可引导学生通过各种途径来学习新知识,例如,通过音像制品、网络、报刊等。另外,教师的课堂安排,授课模式也直接影响到学生的兴趣。这就对高校教师提出了更高的要求。对于那些对自己专业不感兴趣的同学,教师不可强迫学生将所有的时间都放在本专业上,应该尊重学生的兴趣,引导其在完成学业的前提下,专长能有

笔记栏

所发展。

(3) 强化学习动机。可以通过实际的事例来形成和加强学生的学习动机,例如,让高年级学生谈学习动机的重要性,学习成绩和能力等对于继续深造或找工作的重要作用,还可让学生自己去关心新闻,了解当前的形势,明确学习的紧迫性,从而加强学习的动机。

2. 学习疲劳 可以分为生理和心理两种。生理的疲劳主要是肌肉受力过久或持续重复伸缩造成肌肉痉挛、麻木、眼球发疼发胀、腰酸背痛、动作不准确、打瞌睡等。学生中最常见的学习疲劳是心理上的疲劳,即由于长时间的学习,造成脑细胞处于抑制状态,从而导致注意力不集中、思维缓慢、情绪不稳定、易怒、厌烦、学习效率下降。

个体最佳记忆时间

上午9点至11点

下午15点至16点

晚上19点至21点

链接

教师要掌握一些浅显易懂的生理学知识,让学生明白学习效果与学习时间不是成正比的,有的同学为了不浪费时间,即使是下课时间都不放过,而学习成绩却没有明显的进步,对于这样的学生,教师可以引导学生科学用脑,讲明大脑两半球的不同分工,说明交替使用大脑就可以延缓疲劳的发生。同时,学生要把握自己的生物钟,不要随波逐流。有的同学晚上学英语,他也跟着晚上学英语,岂不知如果自己的生物钟是与别人不一样的,这样做,只能是浪费了时间和精力。据前苏联科学家的研究,人在一天中,生物功能在上午7~10时逐渐上升,10时左右精力充沛,处于最佳学习状态,此后逐渐下降;下午5时再度上升,到晚上9时又达高峰,11时后又急剧下降。学生应该把握学习的最佳时间,避免过度疲劳。

3. 学习焦虑 指学生由于不能达到预期目标或不能克服障碍,自尊心和自信心受挫,由失败感或内疚感而形成的一种紧张不安,带有恐惧情绪的状态。学生常见的学习焦虑有两类:情境性学习焦虑和神经过敏性学习焦虑。前者是由学习中的一些情境性因素造成的,例如:学习困难、学习压力大、学习及考试成绩对自己的影响程度等;后者是由受到伤害的自尊心本身引起的,可能以前有过类似的消极体验,形成了消极的条件性情绪反射,自感没有能力应付,觉得无助。

笔记栏

对于学生学习焦虑的调整,一般有认知疗法和行为疗法。认知疗法主要是在思想上给学生以指导,降低过强的学习动机,分析学生所面临的问题和自己的能力,降低焦虑水平;行为疗法目前用的较多的是放松训练疗法,这在下面的案例中会提到。

4. 考试焦虑 大约有10%~15%的学生对考试存在着不同程度的焦虑,特别是学习基础比较差、性格比较内向、学习方法不够灵活的学生最容易产生考试焦虑症状,有的学生还伴有失眠和神经衰弱等症状。

考试焦虑的产生有以下几点原因。

(1) 过度看重考试。有的同学将考试看得过重,认为一次考试的成败决定着一学期或一生的前途。或将考试分数看得过重,怕自己考得没有别的同学好,或名次有所下降,因此产生考试焦虑。

(2) 以前有过考试失败的经历。对于那些考英语四、六级几次没有通过的学生,或多或少的都会对这个考试产生焦虑的情绪。因为以前失败的经历一直存留在脑海里,影响着自我评价和自信心,因此,再次考试的时候也会产生考试焦虑的症状。

(3) 气质类型决定。有的同学比较敏感或比较内向,对于每次考试都如临大敌,学习压力的增大不能适时地发泄出来,积累到考试前,便会产生考试焦虑。

(4) 考前复习不充分。有的同学因为计划制定的不符合实际,导致没有按时复习完,因此考试前就会产生焦虑的情绪。

对于考试焦虑的调整与学习焦虑的调整相同,也是分为认知和行为两部分来进行。对于考试焦虑的认知调整,教师主要是调整学生对考试过度看重的错误认知,说明一次的成败并不能代表什么,并教给学生一些正确的考试复习的学习方法,正确分析自己的能力和考试的难度,降低焦虑水平;行为部分也主要采用放松训练的治疗方法。

(三) 学生恋爱心理、性心理与心理健康

学生中恋爱的现象比较普遍,发展的趋势

也是呈增长的趋势，这反映了学生的恋爱观念的转变。学生的恋爱主要表现为以下几个特点。

（1）恋爱低龄化，人数呈上升趋势。

（2）恋爱方式从隐蔽化向公开化转变。

（3）注意恋爱过程，轻视恋爱结果。

（4）追求爱情的浪漫化。

（5）恋爱观念开放，传统道德淡化。

（6）失恋态度宽容，承受能力较弱。

（7）恋爱周期缩短，频率增快。

（8）恋爱动机的多样化。

我国学者通过多年的调查研究，认为当代学生性心理主要有以下几个特征。

（1）性心理的本能性和朦胧性。

（2）性意识的强烈性和表现上的文饰性。

（3）性心理的动荡性和压抑性。

（4）男女性心理的差异性。

在学生恋爱过程中经常会出现"恋爱的光晕效应"，即"情人眼里出西施"，这种歪曲的认知必然会导致对自我，尤其是对对方的"认知偏差"和"评价偏差"，这是导致暗恋和失恋后产生严重心理障碍的主要原因。因此，学生在谈恋爱时，要调节好恋爱心理的内部期待与外部期待的矛盾，正确认知，不要让一时的冲动冲昏了头脑，矫正恋爱动机和恋爱价值定向。

学校和老师在处理学生的恋爱和性心理健康方面的问题时，不要刻意回避，也不要放在重中之重，要以平和的态度，以朋友的身份与学生接触，让他们能够吐露心声，真正地接受指导。学校和老师可以利用上课时间向同学们揭示爱情的自然性、社会性和复杂性，引导学生在追求爱情的道路上，既要主观上用心，又要客观上顺应自然。在择偶中避免出现逆反心理、从众心理、恋爱错觉等，这些都会导致事与愿违，伤害自己和同学。从某种意义上来说，恋爱过程中的心理困扰，多数都是由于自身的心理变化引起的。为此，在与异性的交往中要学会从客观的角度来对待问题，保持理智清醒的头脑又不失浪漫，能够控制自己的感情，勇于说"不"，不自作多情，更不要错把迷恋当爱情。

学校和老师对学生辅导的重点在于引导学生们对婚恋与性科学知识的正确认知和对社会的正确认知和评价，强化学生们的责任意识，即对自己、朋友、父母、社会和集体都应该有责任感，承担不同的责任。

学校要开设指导学生们正确处理好恋爱与学业、恋爱与人际关系、恋爱与身心健康、恋爱与人格塑造等方面的课程，以及利用课堂、报告、各种海报等形式对在校生进行性生理、性心理、性社会等方面的健康知识教育。学校还要为学生们提供恋爱心理方面的咨询服务机会与条件。

案例4-2 保持健康性心理，防止少男少女早恋

据不完全统计，在北京第二医院少男少女门诊，每月接诊的将近300名十四五岁的少男少女中，1/3的问题是关于性健康知识的，其中50%的来电和就诊人员是抱着了解性知识的目的涉足早恋的。为此，一些"身先士卒"的女孩子不得不付出沉重的代价。据门诊医生介绍，现在"少男少女门诊"的就诊者中，每10个就有2个是怀孕的少女。

分析要点：现在少年一般十二三岁时就已经性成熟了，但要有婚姻性行为起码要到22岁以后，城市中的甚至要晚到30岁。他们不可能没有性行为，而有性行为又不懂得性知识，那么少女怀孕的比例就不会低。目前，已经开始的性教育内容仅限于讲性生理知识。青春期性教育涵盖范围很广，它不仅仅指性生理知识，还应包含性别教育、性健康教育、性心理教育、性美感教育、性道德教育等。

学校和家长应该给孩子一个更高的视角、更宽广的视野，应该让孩子学会怎样尊重和关心异性，懂得怎样正确对待性冲动，懂得怎样保持性心理的健康，应鼓励青年多参加学校、家庭聚会、夏令营等集体活动，让他们有机会多多交往异性朋友。

三、心理健康教育的途径

心理健康教育的途径是多种多样的，每种途径都有它的作用和效果，但总结理论和实践经验，主要归纳为以下几种心理健康教育的途径。

（一）群体教学

1. 群体教学是完善学生个性的主要促进因素 学生所处的青春期，是个体走向独立和成熟的关键时期，也是身心发展急剧变化的时

笔记栏

期,这一时期形成的观念、态度和经验将对今后的人生发展产生重大影响。群体教学的重要作用在于帮助学生了解自身所处群体的心理特点、发展趋势,促使其自我意识的发展和完善,并提高心理免疫能力,帮助他们走向成熟与独立。

2. 群体教学是促进学生社会化的有效手段 青春期是为成人生活而准备的过渡期,面临社会化任务。社会化实质是一种社会与个人相互作用的双向过程。在这个过程中,个体在一定社会环境的影响下逐渐认识到自我,并掌握了一定的社会文化,取得了一定的社会角色,同时他也积极地反作用于社会环境。青春期的社会化任务相当广泛,其中重要的有从父母或其他成年人那里独立地体验情绪,有信心实现经济独立,准备选择职业等。因此,学校教育特别是学生心理健康群体教学应承担帮助学生实现社会化的主要任务。

(二) 直观化教学方式

青春期的学生从认知上更容易接受形象思维的事物,所以心理健康教育进行直观化教学,这对于心理健康教育的普及和学生心理健康水平的提高都大有好处。可以采用挂图或场景,如:学生在公共场所不文明的恋爱方式为例进行直观教育(图 4-1 、图 4-2)。

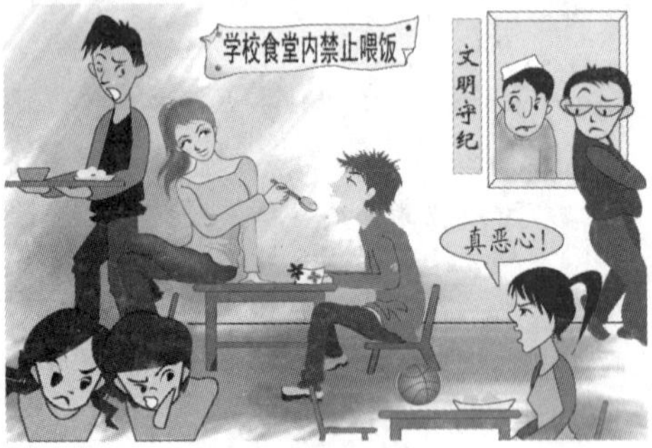
学校食堂内禁止喂饭
文明守纪
真恶心!

图 4-1

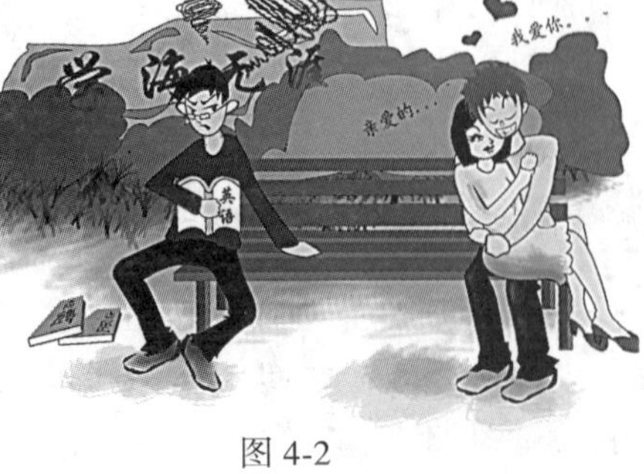
学海无涯
我爱你...

图 4-2

(三) 团体训练

通过团体心理培训,使学生学会自我心理调适,有效消除心理困惑,及时调整负性情绪,提高心理素质,维护心理健康;使学生养成良好的学习习惯,掌握科学、有效的学习方法,提高学习能力,自觉地开发智力潜能,培养创新精神和实践能力;使学生树立积极的交往态度,掌握人际沟通的方法,学会协调人际关系,增强适应社会生活的能力,提高学生承受和应对挫折的能力。

(四) 个别心理辅导

通过心理筛查发现学生存在的心理问题,进而运用心理咨询的技术对个案进行分析,帮助学生走出心理困惑。

心理健康作为一个全球性的问题,日益受到各级专家和学者的关注。据世界卫生组织公布,心理疾病将成为全球第二大疾病,严重影响到人们的学习、工作、人际关系及身体的健康。心理疾病是可防可治的,只要全社会都来关注心理健康问题,有效地宣传心理健康知识,通过心理咨询机构帮助和个体有意识的自我心理健康维护,心理问题及心理疾病将会得到有效的预防。

小结

目标检测

一、单项选择题

1. 请选出下面哪个不是世界卫生组织提出的“三良好”标准（　　）。
   A. 良好的处事能力　B. 良好的人际关系
   C. 良好的身体素质　D. 良好的个人性格
2. 明尼苏达多项个性调查的临床量表为(　　)个。
   A. 8　B. 16
   C. 10　D. 12
3. SDS 量表的中文名称是（　　）。
   A. 焦虑自评量表　B. 抑郁自评量表
   C. 个性调查量表　D. 社会调查量表
4. 我国学者马建青提出的心理健康标准共(　　)条。
   A. 8　B. 6
   C. 10　D. 7
5. 瑞文渐进测验是由(　　)设计的。
   A. 美国　B. 德国

C. 英国　　D. 中国

二、多项选择题

1. 请选出下面哪些是世界卫生组织提出的“5 快”生理标准（　　）。
A. 吃得快　　B. 便得快
C. 睡得快　　D. 说得快
E. 走得快

2. 区分正常与异常的心理学原则有（　　）。
A. 主客观世界的统一性
B. 心理活动的内在一致性
C. 人格的相对稳定性
D. 社会协调性
E. 家庭完整性

3. 关于 16PF 的描述正确的是（　　）。
A. 英国学者编制的
B. 是人格及能力测验
C. 190 个问题
D. 团体实施的量表
E. 个别施测

4. 心理咨询的要素是（　　）。
A. 心理咨询师　　B. 求助者
C. 帮助的方式　　D. 谈话
E. 解决的问题

5. 心理咨询的方式有（　　）。
A. 谈话　　B. 门诊咨询
C. 电话咨询　　D. 会诊咨询
E. 阻抗

三、是非题

1. 人的生理状况和心理状况是截然分开的，没有相互作用。（　　）
2. 韦氏测验量表（Wechsler intelligence scale）是由德国心理学家韦克斯勒编的一组智力量表。（　　）
3. 学习焦虑是指学生由于不能达到预期目标或不能克服障碍，自尊心和自信心受挫，有失败感或内疚感而形成的一种紧张不安，带有恐惧情绪的状态。（　　）
4. 智力正常是人的正常生活最基本的心理条件，是心理健康的首要标准。（　　）
5. 从咨询对象的数量来分，可分为个别咨询和团体咨询。（　　）

四、填空题

1. ______是一个人能动性的集中体现，是个体重要的精神支柱。
2. 自信心实质上是一种______和______的综合分析能力，这种能力可以在生活实践中逐步提高。
3. ______的问世是自陈法人格测验发展史上的一个重要的里程碑，对人格测验的研究过程产生了巨大影响。
4. 学习疲劳可以分为______和______两种。
5. 智力是人的______、______、______、______和实践活动能力等的综合。

五、名词解释

1. 心理生理障碍　2. 心理咨询　3. 合作性原则
4. 尊重性原则　5. 启发性原则　6. 教育性原则
7. 灵活性原则　8. 预防性原则　9. 学习疲劳
10. 学习焦虑

六、简答题

1. 人格异常的主要类型和特点是什么？
2. 区分正常与异常的心理学原则是什么？
3. 简述进行心理健康教育的原则。

七、论述题

1. 结合自己的实际情况，阐述你在学校生活中遇到哪些心理适应问题？
2. 论述作为一名学生，你认为学校应该如何开展心理健康教育？

笔记栏

第5章 社区健康教育

> **学习目标**
>
> 1. 说出社区与社区健康教育的基本概念
> 2. 理解社区健康教育实施策略
> 3. 说出城市社区健康教育的基本内容
> 4. 说出农村社区健康教育的基本内容

社区是相对独立的地域性社会，是社会的“细胞”单位，是宏观社会的缩影。加强社区行动，开发社区资源，动员人人参与，是健康教育和健康促进发展的重要策略。社区健康教育是健康教育工作的一个重要领域，开展社区健康教育，为社区健康目标服务，是我国卫生保健事业的一个重要组成部分。随着对人类健康与社会发展的双向作用的认识不断深化，社区健康教育已向社区健康促进发展。

第1节 社区健康教育概述

一、社区与社区健康

(一) 社区的概念及特征

社区指由一定数量，具有共同意愿、相同习俗和规范的社会群体结合而成的生活共同体。社区是人们从事生产和日常生活的基本环境，具有管理、制约和凝聚作用，社区健康是社区发展的重要目标之一。

一般农村社区单位是县、镇、管区、村，城市社区单位是市、区、街道、居民委员会。根据我国的国情和各地的经验，农村以行政村，城市以街道居民委员会为社区健康教育基本干预单位。

社区具有以下特征：

(1) 社区有一定数量的人群，一定的地域和生活服务设施，是人们从事生产和日常生活的基本环境，人群的社会生活多在所属的社区范围内进行。

(2) 社区具有管理和制约作用。人们在特定的社会范围和生活方式中生活，社区内的行政管理体系、管理制度、文化习俗、社区群体意识和行为规范从不同方面制约和干预社区人群的生活和行为。

> WHO认为，一个有代表性的社区，其人数大约在10万~30万之间，社区面积为5~50平方千米。在我国一般按行政区域来划分，城市社区一般指街道、居委会；农村社区一般指乡镇、村。
>
> 接链

(3) 社区具有凝聚作用，促进社区成员间协作和支持。通过社区组织和社会动员，引导社区群众积极参加社区各项活动，可以实现个人、家庭、社会团体间的自助和互助，推进社区的发展和进步。

(4) 社区是社会的缩影，众多社会现象和社会问题通过社区而反映出来。这些问题要通过具体有效的社区行动才能得以解决。因此，社区是社会主义精神文明和物质文明建设的重要领域。

(二) 社区健康

1. 社区健康的概念 社区健康指社区居民这一特定群体的健康状况。随着对人类健康与社会发展相互作用的认识不断深化，社区健康已成为社区发展的一个重要目标和社区综合实力的重要标志。社区常见健康问题包括社区中常见的疾患、心理与行为问题、生活问题、家庭健康问题和社区卫生问题等，认识这些问题对社区健康教育有重大意义。

2. 影响社区健康的主要因素 社区健康影响因素主要为四大类。

(1) 生物学因素：包括由病原微生物引起的传染病和感染性疾病，某些遗传或非遗传的内在缺陷、变异、老化而导致人体发育畸形、代谢障碍、内分泌失调和免疫功能异常等。在社

笔记栏

区人群中，特定的人群特征如年龄、民族、婚姻、对某些疾病的易感性、遗传危险性等，是影响该社区健康水平的生物学因素。

> 常见的社区健康问题有30~50种左右，包括腹痛、胸痛、咽喉痛、流感、伤风、扁桃腺炎、鼻炎、发热、急性中耳炎、急性气管炎、肺炎、慢性阻塞性肺病、哮喘、高血压、冠心病、充血性心力衰竭、糖尿病、骨质疏松症、脑卒中、恶性肿瘤、撕裂伤、擦伤、扭伤、腰痛、肥胖症、急性膀胱炎、阴道炎、焦虑、抑郁、接触性皮炎等。
>
> 链接

(2) 环境因素：包括自然环境与社会环境，所有人类健康问题都与环境有关。污染、人口和贫困，是当今世界面临的严重威胁人类健康的三大社会问题。社区的地理位置、生态环境、住房条件、基础卫生设施、邻居的和睦程度等都不同程度地影响着社区健康。社会环境涉及政治制度、经济水平、文化教育、人口状况、科技发展等诸多因素。良好的社会环境是人民健康的根本保证。

(3) 卫生服务因素：卫生服务的范围、内容与质量直接关系到人的生、老、病、死及由此产生的一系列健康问题。

(4) 行为与生活方式因素：包括危害健康行为与不良生活方式。生活方式指在一定环境条件下所形成的生活意识和生活行为习惯。不良生活方式和有害健康的行为已成为当今危害人们健康，导致疾病及死亡的主因。

危害健康行为通常分为四类。

(1) 日常危害健康行为：主要有吸烟、酗酒、吸毒、性乱等。

(2) 致病性行为模式，即导致特异性疾病发生的行为模式。主要有以下几种：A型行为，又称"冠心病易发性行为"，其核心行为表现为不耐烦、敌意及时间紧迫感，其冠心病发病率、复发率和致死率均比常人高2~4倍；C型行为，又称"肿瘤易发性行为"，核心行为表现为情绪好压抑，性格好自我控制，表面上处处忍让，内心却是强压怒火，爱生闷气，其宫颈癌、胃癌、食道癌、结肠癌、肝癌、恶性黑色素瘤等的发病率都比正常人高3倍左右。

(3) 不良生活习惯：主要包括饮食过度，高脂、高糖、低纤维饮食，偏食、挑食和过多吃零食，嗜好含致癌物质的食品，不良进食习惯等以及生活无规律，缺乏锻炼或过度行为等。

(4) 不良疾病行为：疾病行为指个体从感知自身有病到疾病康复所表现出来的行为。常见的表现有与"求医行为"相对的瞒病行为、恐惧行为、自暴自弃行为等；与"遵医行为"相对的"角色行为超前"，即把疲劳或生理不适错当为疾病，"角色行为缺如"，即已肯定有病但有意拖延不进入患者角色和"角色心理冲突"，如求医与工作不能两全，以及悲观绝望等心理状态和求神拜佛等迷信行为。

二、社区健康教育

社区健康教育指以社区为单位，以社区人群为教育对象，以促进社区居民健康为目标，有组织、有计划的健康教育活动。其目的是发动和引导社区人民树立健康意识，关心自身、家庭和社区的健康问题，积极参与社区健康教育与健康促进规划的制订和实施，养成良好的卫生行为和生活方式，以提高自我保健能力和群体健康水平。

(一) 社区健康教育的对象

其对象是辖区内常住居民和社区所辖企事业单位、学校、商业及其他服务行业的职业人群。社区健康教育的重点人群是妇女、儿童、青少年、老年人、残疾人和服务行业人员。

(二) 社区健康教育的特征

开展社区健康教育的特殊性在于：一是范围大、单位多；二是对象广，有各种人群；三是可利用资源多，包括人力、物力、财力、场所以及行政支持，并具有社区凝聚作用。由于这些特点，也就使社区健康教育既有复杂性和相当的难度，亦为健康教育工作者提供了发挥的空间。

(三) 社区健康教育的要素

健康教育是一项庞大的社会系统工程，维护和促进健康不仅仅是卫生部门和医务人员的事，而是政府和全社会共同的责任。从上述社区健康教育的特点和影响社区健康的各种因素中，我们发现了开展社区健康教育的复杂性和艰巨性。下面根据社区健康教育的特点，

笔记栏

介绍开展社区健康教育的几个基本要素。

1. 社区组织与动员 健康的核心是把社会的健康目标转化为社会的行动。社区健康教育是从整体上对社区群众的健康相关行为和生活方式进行干预，其范围和内容极其广泛，涉及个人、家庭、群体身心健康，贯穿于社区医疗保健服务的各个方面。因此，它是一项多部门合作的综合体现。搞好社区健康教育的关键是取得社区决策者的重视和支持，争取社区卫生机构、社会团体及各单位的协作，动员社区每个家庭和群众的积极参与。

2. 实现行政干预 行政干预指通过政府机构的组织领导、制定政策、法规、发布文件、经济支持、部门协调、考核评估等行政管理手段来支持和推动健康教育工作。以政府行为促使健康教育与健康促进计划的落实。社区健康是社区经济与社会发展不可分割的部分，应列入社区各级政府的议事日程。由政府组织建立社区健康教育与健康促进决策机构，联合社区有关单位与群众团体组建社区健康教育委员会或协作组，统筹社区健康教育与健康促进工作的开展。

3. 动员社会力量，建立健全网络 社区健康教育组织网络分两类：一是以健康教育专业机构为骨干，以社区医疗保健机构为主体的社区健康教育纵向网络；二是动员社区各单位协同参加，由社区领导牵头，教育、卫生、新闻、财政、环保、社区群众团体等共同组成的社区健康教育横向网络。网络实行双轨管理：一靠各级卫生行政部门的领导组织和业务指导；二靠各级政府部门的协调和干预。两条渠道，对口管理。建立健康教育目标岗位责任制，纳入有关工作的考核内容。社区健康教育所是双轨的结合点，负责全区健康教育工作的总体规划、指导、监督与评价。

4. 发挥家庭作用，实施健康教育 家庭是构成社会的细胞，是社区生活中最为普遍和最基本的群体。家庭环境和家庭成员之间的相互影响，与每一成员的健康息息相关。因此，家庭既是社区健康教育的基本对象，也是社区组织与动员的重要力量。家庭妇女，特别是农村家庭妇女，在家庭健康教育中起着主导作用。培训家庭保健员，开展评选卫生文明家庭等活动，是家庭动员的较好形式。

笔记栏

总之，广泛动员群众，人人参与是社区健康教育的基础，是健康教育成败的关键。社区人人参与，一方面指社区领导和群众代表共同参与社区健康教育规划的设计、执行与评价的全过程，包括确定社区主要健康问题和危险因素，评估社区资源，研究活动策略及具体活动的实施与评价；另一方面指社区的成员把参加健康教育活动作为维护自身和社区健康的行动，形成人人关心社区健康，个个参与健康教育的风气。

《全国健康教育与健康促进工作规划纲要(2005—2010年)》

纲要提出：

——建立和完善适应社会发展的健康教育与健康促进工作体系。

——做好重大疾病和突发公共卫生事件的健康教育与健康促进。

——广泛开展农村健康教育与健康促进，积极推进“全国亿万农民健康促进行动”。

——深入开展城市社区的健康教育与健康促进。

——开展以场所为基础的健康教育与健康促进。

——重点人群健康教育与健康促进。

——控制烟草危害与成瘾行为。

接链

(四) 社区健康教育的任务

社区健康教育是在卫生行政部门和社区政府的领导和健康教育专门机构的业务指导下，在街道办事处、乡镇党政等有关部门的组织协调下，来开展社区健康教育工作。具体任务与步骤如下。

1. 社会动员 社会动员是通过动员社会各阶层广泛参与，实现既定的社区健康教育目标的过程，包括对领导层、群众、宗教团体、专业技术人员、家庭及个人参与的动员。

(1) 领导层的动员：要主动争取和有效促进领导层转变观念，将健康教育纳入重要议事日程，从政策上对健康需求和有利于健康的活动给予重视支持，并制定各项促进健康的政策，认识到健康教育是公民素质的重要内容，建立健康的生活方式和生活环境是一个家庭、一个社区、一个城市或农村乃至整个社会文明程度的体现。因此,健康教育是政府的事,是全社会的事,而不仅仅是卫生部门或专业人员的事,要动员社区的各部门、单位、中小学校以及人人参与健康教育活动。健康教育是百姓的迫切需要,健康的人、富起来的人需要,患者、生活水平低的人更需要。健康教育是促进全民健康,防病治病的一条重要策略,并非仅仅是工具。21世纪将是自我保健的世纪,只有通过全民健康教育,才能最大限度地提高人民群众的自我保健能力和健康水平。

具体措施包括:①使领导认识健康教育的重要性。经常向社区领导宣传,提供有关健康教育的理论、政策、动态等信息,汇报本社区卫生状况、主要问题和有关工作进展情况等;争取机会邀请领导主持或出席有关讲座、会议、调研、考察及社会宣传等大型健康教育活动,使领导不断加深对健康教育的理解和支持。②以工作实绩使领导信服。以事实说话,通过扎实的、卓有成效的工作实绩说服领导,使领导真正感受到健康教育工作对社区卫生和整个社区工作的重要作用。因此,要注意在做好工作的同时,做好有关资料的积累、记录、保存、统计分析与总结。③寻找健康教育与社区工作的契合点。把社区健康教育的内容与社区政府的有关工作有机地结合起来,融入其中,从而列入政府的整体规划,使健康教育找到有力的支撑点,不仅有效地利用了各种资源,也获得事半功倍的效果,例如,在建立健康教育示范小区时,与社区创建安全文明小区结合起来,通过开展健康教育,也推动了该区的文明建设;充分利用创建卫生城、镇、初级卫生保健、社区卫生服务等各项政府中心工作的契机,取得领导重视,加大健康教育的力度,发展健康教育事业。使之在搞好健康教育工作的同时,也有力地促进了当地工作的发展,使领导进一步深切感受到健康教育对整个社区、社会的重要性,从而真正发挥在健康教育中的主导作用。

(2)社团组织的动员:各类社团组织都有着各自不同的活动内容,要主动与各团体组织取得联系,将健康教育纳入其中,充分利用这些团体组织的渠道开展健康教育,例如,与妇联组织合作,开展妇幼保健的健康教育;与共青团组织合作,开展青少年的青春期及心理卫生健康教育;在少数民族地区,还可发挥宗教领袖的崇高威望,通过他们进行健康教育。

(3)专业人员的动员:基层卫生工作者生活和工作在居民中间,其言行在很大程度上对居民群众起着示范作用。应将健康教育培训纳入对乡村医生、社区医生岗位培训中,并将健康教育落实在他们的岗位任务中。

(4)社区群众的动员:要使政府和各单位明确对群众健康承担的责任,使群众懂得健康的金钥匙掌握在自己手中的道理,发挥主观能动性,改善社区卫生环境,提高社区健康水平,使广大民众把参加健康教育活动成为自觉行动。

2. 组织管理 组织管理工作是社区健康教育组织的首要任务。具体有以下几方面内容:

(1)建立和完善健康教育组织网络。建立健全社区内居(村)委会、学校、工厂、商店等服务行业、影剧院等单位的健康教育网络建设。

(2)布置、协调网络内各单位的健康教育工作,组织网络内单位积极参加社区健康教育活动,及时解决工作中出现的问题。

(3)制定社区健康教育工作职责和工作制度,建立健康教育工作档案。

(4)会同有关部门制定有益于社区群众健康的公共卫生政策和规章制度、行为规范。制定社区健康教育规划(计划)以及实施与评价方案。

(5)建立社区健康教育基地,主要有向社区开放的健康教育橱窗、专栏、板报、阅报栏和健康教育活动站等。

(6)为健康教育筹集必要的工作经费。

(7)对社区健康教育工作进行全面指导、检查评比、总结与评价。

3. 培训指导 在接受上级健康教育组织培训指导的同时,社区健康教育组织还必须对社区的各网络单位进行培训与指导。具体职责与任务包括以下几方面:

(1)对网络的专兼职人员和骨干进行健康教育基本知识、工作方法与技巧的培训。要制订培训计划,进行培训工作的组织与评价。

(2)指导社区内各健康教育网络单位根据卫生中心工作和各类人群、各个行业的需

笔记栏

求、季节等特点，正确选择健康教育内容及方式，最有效地开展健康教育工作。

(3) 注意培养健康教育工作典型，不断总结经验，及时推广。

4. 调查研究 开展社区健康教育工作，首先应进行调查研究，以掌握健康教育的有关资料与情况，为制定工作规划、对策提供科学依据，做到有的放矢，这是健康教育的基本方法之一。社区健康教育调查研究包括：社区健康教育的基本情况，社区健康的影响因素及突出的卫生问题，有关人群的基础情况，社区人群对健康教育的需求以及健康教育工作的效果等。

5. 组织实施社区健康教育活动 配合卫生中心工作开展经常性的健康教育活动是社区健康教育组织的基本任务。例如，围绕创建卫生城市(镇)、初级卫生保健、社区卫生服务以及卫生防病工作重点，有计划、有组织地开展经常性的健康教育活动，使卫生法规、卫生保健知识深入人心。实践证明，只有把健康教育工作纳入到政府及卫生部门的中心工作中去，才能充分调动群众的积极性，有效地开展健康教育。

应急性健康教育活动：当发生自然灾害、事故灾害及疾病暴发流行时，要配合防病工作及预防伤害开展健康教育，普及防病及安全防护知识，进行行为干预，提高群众的自我保护能力。

各类重点人群的健康教育活动：对妇女、青少年、老年人、残疾人以及食品、公共场所等各类从业人员进行系统的健康教育，普及相关知识，促进身心健康，维护公众健康。

纪念日、活动日及季节特点的健康教育活动：利用重大卫生纪念日、活动日(周、月)及当地重要卫生活动，疾病流行季节等时节，在社区或街头人群集中处开展大型健康教育活动，以制造舆论和声势，传播卫生保健知识，激发广大群众的参与热情。

6. 培育健康教育示范小区 由于我国地域广阔、人口众多，而开展健康教育的人、财、物匮乏，因此，培养典型，以点带面，重点与普及相结合，是在我国开展健康教育行之有效的工作方法。

笔记栏

健康教育示范小区的条件：社区领导高度重视社区健康教育，把健康教育纳入社区工作重要日程，实现目标管理；有完善的社区健康教育领导协调组织，有专人负责健康教育工作；有社区卫生政策、健康教育工作制度、健全的各种档案，以及有一定的工作经费；社区内的医院、学校、工厂、商店、居(村)委会等单位的健康教育组织网络健全；有一支热心健康教育工作、掌握健康教育基本知识与技能的健康教育骨干队伍；有固定的社区健康教育阵地，开展经常性的健康教育活动，并取得成效；在基线调查的基础上，找出社区主要健康问题及其影响因素，制定健康教育计划，组织实施并做出评价；解决影响社区群众健康的主要环境和社会卫生问题，创建文明卫生的社区环境；社区居民健康知识知晓率、健康行为形成率明显提高，初步形成健康的生活方式，传染病、慢性病发病率下降。

选择示范小区要注意具有代表性。试点的目的是为了以“点”带“面”，全面推动工作，因此，应该具有一定区域或范围的代表性，其经验能够被推广和运用。同时，要特别重视健康教育项目计划的设计和评价，这是示范小区的基本工作要求和区别于其他社区健康教育工作的特点之一。

第2节 社区健康教育的实施

社区健康教育的实施是在社区的组织协调下，运用健康教育的理论和方法解决和改善社区群众健康问题的实践过程。其基本策略是组织和协调社区群众，开发和利用社区资源，通过制定和实施社区健康教育规划，帮助社区群众普及卫生知识，树立健康意识，建立健康行为和生活方式，改善社区卫生状况，提高社区群众健康水平。

西部青年艾滋病知晓率73.3%

2007年01月03日 中国青少年研究中心和科技部中国科技促进发展研究中心日前公布的“中国西部青年发展报告”显示，西部青年对艾滋病的认知相对较好，艾滋病知晓率为73.3%，高于西部社会58.1%的整体水平，但低于全国青年96.2%的水平。

接链

一、社区健康教育实施策略

实施社区健康教育必须得到社区领导的重视，工作网络健全、广泛利用社区资源，群众广泛参与和科学制定规划，是开展社区健康教育的必要条件。

（一）社区领导重视

开展社区健康教育是一项系统工程，是实践“三个代表”重要思想和立党为公、执政为民的重要体现。各级政府必须加强领导，有关部门积极配合，形成合力、齐抓共管，才能抓出成效。城市街道办事处和农村乡镇政府是当地健康教育的领导和协调机构，对健康教育工作的重视和支持程度是当地健康教育工作能否顺利开展和获得成效的关键。社区健康教育必须形成一个“政府行为、卫生部门实施、相关部门配合、群众广泛参与”的局面。社区领导应该把社区卫生工作，包括健康教育工作列入重要议事日程，纳入经济建设和社会发展的全年规划。

社区领导对健康教育工作的重视程度主要体现在以下几个方面：

（1）责任明确，有主管领导分管健康教育工作。

（2）建立社区健康教育职能机构，配备专兼职健康教育人员。

（3）调动社区内卫生、宣传、群众团体等各方面力量共同参与健康教育，形成社会联盟和支持体系。

（4）制定有益于社区健康的卫生政策、规章制度并监督执行。

（5）领导健康教育规划的制定、实施和评价。

（6）提供必要的资金保证。

（二）工作网络健全

社区健康教育的对象不仅包括社区居民，而且涉及社区内的医院、工厂、商店、机关、与卫生有关的行业（如饮食服务、食品工业）等各行各业的工作人员。随着我国改革开放的不断深入，带来物质文明的同时，也出现了一些不健康东西，如性病又死灰复燃，而且增长速度令人瞠目结舌；民工潮的涌现，使传染病将具有传播速度快、范围广、病种多的特点，潜伏着暴发传染病流行的危险增大。基于上述原因，社区健康教育不是临时性的突击任务，而是一项需要根据社区实际进行的经常性工作。因此，必须建立起结构完整、功能协调有序的社区健康教育工作网络。由于各地情况不同，当前我国社区健康教育的工作网络无统一模式，但应遵循以下原则：

1. 管理原则 开展社区健康教育一靠各级政府和卫生行政部门的领导协调，二靠各级健康教育机构的业务指导，两条渠道对口管理。区（县）健康教育所（中心）在市卫生局主管部门领导和市健康教育所组织指导下，负责全区（县）社区健康教育工作的规划、指导、监督和评价。

2. 配合原则 一是以医疗保健（健康教育）机构为主体，以专兼职健康教育专业人员为骨干形成社区健康教育纵向网络；二是社区内各单位协同参加，形成社区主管领导牵头，由教育、卫生、财政、环保、群众团体及各单位领导等共同组成的社区健康教育横向网络。

3. 一网多用原则 充分利用城乡三级医疗卫生保健网，将社区健康教育有机地融入初级卫生保健体系。它的服务对象不仅仅是患者，更是健康人群，它的服务形式不仅仅是坐堂待诊，更是主动深入基层、家庭和人群，了解和掌握群体卫生服务需求，及时采取综合干预措施的卫生服务。

（三）资源保证

开展社区健康教育必须有稳定的财力、物力和人力等资源作为保证。如我国发生“SARS”流行后，各级政府投入了大量资金和人力，使“SARS”很快得到控制，这是非常成功的范例。当然，积极筹集资金，争取外援性技术、人力、材料及设施也是非常重要的，如“SARS”流行期间，世界卫生组织就起到了非常重要的作用。但更重要的是要以社区发展为动力，立足于依靠自身的力量，发掘社区内部的资源。

（四）社区群众人人参与

社区群众的参与是健康教育的基础。健康教育是帮助个人和群体自愿采纳有利于健

笔记栏

康的行为和生活方式的过程。因此,社区群众人人参与不仅是一般意义上的工作要求,而是决定工作成败的因素。

(五) 制定健康教育工作规划

开展社区健康教育工作,必须进行科学的设计,以明确目标,合理科学地安排工作程序,做到有的放矢,有计划、有步骤、有效地进行健康教育,这是达到健康教育目的的关键环节。进行社区健康教育的计划设计,应根据当地的健康影响因素、需求、资源、卫生服务的利用、社区力量、群众参与的可能性来分析考虑。既要注意防止脱离社区实际情况照搬照套,把计划设计得过于"洋化",也不能凭经验行事,不讲求科学性。

(六) 多种策略综合应用

在开展社区健康教育中,要特别树立多部门协作的大卫生观,采用多层次干预和多种干预方法选择并用的综合性策略和方法。即在一项健康教育中,要尽可能多的部门和单位参与;要在促使目标人群知识、信念、行为改变的同时,促使相关的环境和卫生服务状况的改变;要根据目标人群、工作内容等特点,采用行之有效的教育干预方法,充分发挥健康教育的作用,使其取得最佳的效果。

二、社区健康教育实施的基本环节

实施社区健康教育,要设计好社区健康教育计划并认真执行。在执行计划过程中不断反馈和评价。

(一) 设计健康教育计划

社区健康教育的计划设计,包括对社区健康教育整体规划或某个具体项目的设计。计划设计是一个组织机构根据实际情况,通过科学的预测和决策,提出在未来一定时期内所要达到的目标及实现这一目标的方法、途径等所有活动的过程。包括计划、实施、评价的全过程。这是所有健康教育活动中都不可缺少的三个重要组成部分,是相互制约、相互联系、密切结合的整体。

笔记栏

1. 社区健康教育项目计划设计 计划在整个健康教育活动中起着决定其工作目标、内容、方法和步骤及其发展方向的作用。项目指在特定时间阶段内为达到某特定目标所开展的一系列活动的总称。社区健康教育项目计划,是在全面部署社区健康教育整体规划的基础上,针对社区重点人群中需优先解决的健康问题,科学地制定社区健康教育项目计划,是社区健康教育工作的重要内容。

2. 计划要解答的问题 在社区健康教育工作中,虽然社区的形态不同,每项健康教育项目的规模大小、对象、内容和目标不同,但对计划设计的要求是大体一致的。概括地讲,项目计划工作就是在健康教育活动开展之前通过调查研究预先决定以下几个问题:

(1) 做什么?(内容、目标)

(2) 为什么做?(目的)

(3) 何时做?(活动日程)

(4) 在哪里做?(地点、范围)

(5) 何人做?(执行人员)

(6) 如何做?(方法、步骤、技术、所需设施、资料)

3. 计划设计的程序 参照国外成功模式,结合我国健康教育实际,社区健康教育项目计划的程序可归纳为六个步骤:

(1) 社区需要评估。

(2) 确定优先项目。

(3) 制定目标和指标。

(4) 确定教育(干预)策略。

(5) 安排项目活动日程。

(6) 制定监测与评价方案。

> 2007年11月全国疾病预防控制工作会议颁布《各级疾病预防控制中心基本职能》,旨在解决2003年抗击SARS过程中,暴露出我国疾病预防控制体系存在定位不准、职责不清、功能不强、防治脱节、缺乏合力,难以有效履行疾病预防控制职责等问题和薄弱环节。
>
> 接链

(二) 执行健康教育计划

社区健康教育计划的执行,就是按照计划设计的要求,组织实施社区干预等各项活动,以有序而有效的工作来保证计划预期的目标得以实现。为了确保健康教育活动按计划要求落到实处,我们应重点做好两方面的工作。

1. 建立计划执行组织 领导组织的成员应该了解或熟悉计划的目的、意义、主要项目或内容以及工作日程。领导组织人员负责审批计划设计方案,组织项目计划的实施,审批经费预算,提供政策支持,协助解决计划执行中的重大疑难问题。参加计划执行的人员应保持稳定,主要执行人员自始至终要参与计划的实施。

2. 实施质量控制 质量控制主要是对实施过程进行监测和评估。

(1) 质量控制的内容:包括对计划工作的进度、计划活动内容、计划活动情况进行监测;对目标人群的知、信、行及有关行为危险因素变化情况进行监测;对活动经费使用情况进行监测。

(2) 质量控制的方法:包括记录与报告方法、现场考察与参与方法、审计方法、调查方法等。

(三) 社区健康教育项目计划的评价

健康教育项目计划的评价是全面监测计划执行情况,控制计划实施质量,确保计划实施成功的关键性措施,也是评估项目计划是否成功,是否达到预期效果的重要手段。特别强调的是,评价不是在计划实施结束后才进行,而是贯穿于计划实施的全过程。包括监测、评估计划执行中的各项活动是否按计划要求进行;计划实施是否取得预期效果;及时发现计划执行中的问题,有针对性地对计划以及干预方法、策略等进行修订,使之更符合客观实际,保证计划执行的质量和目标的实现。

1. 评价的主要内容

(1) 教育干预是否适合于教育对象,并为他们所接受。

(2) 教育干预是否按照计划方案的方法、时间、频率进行,干预的质量如何。

(3) 教育材料是否按计划方案要求发放至目标人群,教育覆盖率是否达到要求。

(4) 目标人群是否按计划要求参与健康教育活动,存在的主要问题及原因。

(5) 信息反馈系统是否健全,各项监测记录是否全面、完整、系统、符合质量要求。

(6) 计划实施过程有无重大环境变化和干扰因素,对计划执行的影响如何。

2. 评价的指标

(1) 项目干预活动的类型、干预次数、每次持续的时间等,如发放健康教育材料的种类、批次、数量。

(2) 健康教育材料拥有情况。

健康教育材料拥有率=

$$\frac{\text{拥有某种健康教育材料的人数}}{\text{目标人群总人数}}\times 100\%$$

(3) 健康教育干预活动覆盖情况。

干预活动覆盖率=

$$\frac{\text{接受某项干预活动的人数}}{\text{目标人群总人数}}\times 100\%$$

(4) 目标人群参与情况。

干预活动暴露率=

$$\frac{\text{实际参加某项干预活动的人数}}{\text{应参加该项干预活动的人数}}\times 100\%$$

3. 评价的方法

(1) 观察法:直接观察各项健康教育活动,并进行评价。

(2) 会议交流法:按阶段召开计划管理人员、执行人员会议,交流、讨论各方面的信息,对计划执行情况进行阶段性评价。

(3) 调查法:可采用批质量保证抽样法对目标人群的有关情况进行定量调查,也可进行快速评估法对计划实施情况作定性调查、评估。

(4) 追踪调查法:以跟踪工作日志的形式对各项活动进行调查,主要跟踪记录活动的日期、内容、目的要求、活动地点、持续时间、活动组织者、目标人群参与情况等。

第3节 城市社区健康教育

城市社区健康教育指以街道办事处所辖地域为单位的健康教育工作。本节重点讨论城市社区的结构与特点、城市社区健康教育的基本内容以及实施策略与方法。

一、城市社区的结构与特点

城市社区通常由两部分构成。一部分是功能社区,主要由企、事业单位和机关、学校构成;另一部分是生活社区,即由居民家庭构成,包括机关单位和工矿企业的家属生活区和一

笔记栏

般居民生活区。城市社区的根本特点是在于它的集中性和聚集性,对居民健康有一定的影响,可概括为以下几个方面:

(一) 人口密集

随着都市化进程的加快,使城市社区人口高度集中,给社区居民的健康带来了不利影响,如人们的呼吸造成空气中氧气减少,二氧化碳升高;活动频繁造成灰尘飞扬等。

(二) 污染较重

城市的发展往往与工业的发展紧密相关。工业的发展给人们的物质生活和精神生活提供了优越的条件,但同时也人为地造成了城市社区的环境污染。城市大气的污染物包括灰尘、碳氢化物、氮和硫的氧化物、一氧化碳以及重金属铅、汞等。近年来医学发现证实,很多疾病的发生与环境污染有直接关系。因此,在城市居民中宣传普及环境保护知识,动员群众积极参与各种环境污染的治理并发挥监督作用,是对城市居民进行健康教育的重要内容。

(三) 人工环境

任何城市都是人工建造的。纵横交错的柏油马路和栉比林立的楼房覆盖了大片土地,绿色植被相对减少。城市社区的这些人工环境,对生态平衡具有重要影响。健康教育工作者的责任就是要告诉群众懂得人工环境对生态平衡、对人体健康的不利影响。了解改变城市环境,保持生态平衡的重要意义和方法,为自己创造一个优美、舒适,清洁的工作环境和生活环境。

(四) 心理、社会紧张

城市社区生活节奏快、工作压力大,要面对现代技术发达所产生的心理、社会紧张刺激。城市社区居民不能消极地接受来自社会环境的各种紧张刺激,应当积极采取相应的防治措施来消除其不利影响,这是对城市居民进行健康教育所面临的一项重要任务。

(五) 营养过剩

笔记栏

现代医学告诉我们,合理的营养是人类生活和健康的基本条件。但城市社区居民每天从消费食品中摄取的糖、脂肪、蛋白质三大营养素的数量较高,是冠心病、高血压、糖尿病以及肥胖症等疾病发病率较高的重要原因之一。因此,要通过健康教育,对人们的膳食营养、起居住行等日常生活进行科学指导,使其符合卫生保健要求,以增进健康和预防疾病。

(六) 文化教育程度较高

城市社区文化设施较齐全,城市社区居民有较高的文化知识水平,这是开展健康教育工作的有利条件。

二、城市社区健康教育的基本内容

城市是一个地区的政治、经济、文化中心,城市社区居民的健康意识和行为状况反映一个城市的文化水平与文明程度。根据城市社区居民不断发展的健康需求,城市社区健康教育的基本内容包括三个方面。

(一) 转变健康观念

1. 健康意识教育 健康意识主要指个人和群体对健康的认识态度和价值观念。健康意识教育的内容主要包括现代健康的概念;健康对人类生存和发展的重要性;政府、社区、家庭和个人对维护健康承担的责任;政府、社区、家庭和个人有能力维护个体和社会的健康等。健康教育是帮助个人和群体树立科学的健康观念,自愿接受有益于健康的行为和生活方式。因此,健康意识教育应作为社区健康教育的重要内容予以重视。

2. 卫生公德、卫生法律、法规教育 改革开放以来,我国颁布了《中华人民共和国食品卫生法》、《中华人民共和国环境保护法》、《中华人民共和国传染病防治法》和《公共场所卫生管理条例》等一系列法律、法规,各级政府也颁布了大量地方性卫生法规。大力普及卫生法律、法规,宣扬卫生公德,有利于提高社区居民的卫生法制意识和卫生道德观念,进行这方面的教育有助于社区卫生管理、环境管理和精神文明建设。

(二) 健康知识培育

1. 身体保健知识 重要器官如心、肺、肝、胃、肾的位置及生理功能与保健,口腔与眼睛的保健等。

2. 疾病防治知识教育

（1）高血压病、冠心病、脑血管病、癌症、糖尿病等慢性非传染性疾病的预防、症状和体征、治疗、护理、康复等知识中预防知识是教育的重点。主要内容是提倡不吸烟、不饮酒、合理膳食、适量运动、定期健康检查、积极参加健康咨询、遵从医嘱、坚持早期治疗等健康行为和生活方式。

（2）各种急性传染病的症状、预防、隔离、消毒、疫情报告等知识。其中艾滋病和其他性传播疾病、结核病、病毒性肝炎等传染性疾病是目前严重危害群众健康的传染病，应加强对其传染源、传播途径和防治方法的宣传教育。

（3）感冒等各种常见病的预防、早期治疗等知识。

（4）家庭急救与护理。包括冠心病、脑血管病急性发作，触电、溺水、煤气中毒急救，心脏按摩和人工呼吸操作方法，烧伤、烫伤、跌打损伤等意外事故的简单处理。

3. 生活卫生知识教育

（1）饮食与营养卫生：包括膳食的合理搭配，食物的科学烹调，饮食定时定量，碘盐的保管与食用，餐具的消毒，食物的储存，酗酒、偏食、暴饮暴食对健康的影响，食物中毒的预防知识等。

（2）家庭用药和医学常识：常用药的保管和服用方法，体温计、血压计的使用方法等。

（3）害虫防治：了解苍蝇、老鼠、蚊子、臭虫、蟑螂等有害动物的生活习性，对健康的危害，药物和其他防治方法。

（4）日常生活卫生常识：按时作息，有规律地工作、学习、娱乐、劳动、运动；室内采光、通风、温湿度对健康的影响；厨房、厕所卫生等。

4. 心理卫生知识教育 心理状态与健康和疾病的关系；如何调节情绪，保持心态平衡；如何防止和消除紧张情绪；如何正确处理夫妻之间、婆媳之间、父母与子女之间、同事之间的关系；如何保持家庭和睦良好的人际关系；如何教育子女等。

5. 安全教育 交通事故、煤气中毒、溺水、自杀、劳动损伤等意外伤害是死亡和伤残的常见原因。对社区居民进行安全教育，使居民提高自我防护意识，注意安全防护，自觉使用安全设施，降低和防止意外事故的发生。

6. 中老年保健知识教育 包括中老年人的生理特点和心理特点；中老年人的饮食、运动、学习、工作、娱乐、休息等方面的保健知识；中老年人常见疾病防治知识等。中年知识分子在大中城市居民中占有一定比例，他们是国家和民族的宝贵财富，他们事业心强，但往往忽略自我保健，应加强对他们的健康指导。

7. 生殖健康教育 包括生殖卫生、计划生育、优生优育优教知识；妇女经期、孕期、产期、哺乳期的生理特点和健康知识；妇科常见病防治知识等。

婴幼儿的喂养、护理方法；母乳喂养的好处；婴幼儿的常见病、多发病防治知识；儿童卫生习惯的早期训练和培养。

8. 环境保护知识教育 环境对健康的影响很大。生活垃圾的处理，噪声、空气污染对人体健康的危害及预防方法，提倡绿化美化环境，保护环境人人有责等。

> 某些因素，严格来讲不属于行为因素，但又与行为存在一定的关系，我们称之为行为相关因素，如肥胖与高血压和冠心病的发生有关。肥胖本身不是一种行为，但与个人饮食行为有关。
>
> 链接

9. 卫生服务指南 包括了解并自觉利用社区卫生服务和医疗卫生防疫机构提供的卫生服务，主动参与健康普查、健康咨询、健康教育、健康促进活动；主动接受预防接种；有病及时就医及就医常识；遵从医嘱，坚持治疗等。

（三）健康行为教育

1. 个体行为 饭前便后洗手；每天早晚刷牙；定期洗澡、理发、剪指甲；服装整洁；勤晒被褥；讲卫生讲公德，不乱扔乱倒、不随地吐痰等；不吸烟；不酗酒；每天进行锻炼；按时让孩子参加计划免疫。

2. 群体行为 室内整洁，无蚊、蝇、老鼠、蟑螂等;室内无异味、空气新鲜;办公室内有禁止吸烟标志或劝阻吸烟的宣传品,不设烟具;厨房灶具干净、碗筷干净、生熟食品分开;厨房通风良好;厕所无臭、无蝇、便池无尿碱;厕所地面、门窗、墙壁、灯具、洗手盆池整洁;阳台封闭规范;遵守交通规则,避免意外事故;积极组织有益于身心健康的文娱体育活动。

三、城市社区健康教育的策略与方法

常用的健康教育方法

1. 卫生墙报、橱窗 利用街道、单位黑板报、宣传栏、橱窗宣传卫生知识,特点是经济实用,简便易行,图文并茂,群众喜闻乐见,便于经常更换。编写时内容要精炼,文字要通俗,字迹要清晰,板面要活泼,标题要鲜明。在社区内设置卫生报栏也是一种受群众欢迎的方式。无论是墙报还是报栏,都要注意内容的选择和及时更换。

2. 小型卫生科普展览 是利用展示陈列的形式,把卫生知识通过通俗化、形象化、艺术化的手段表现出来。

3. 卫生科普晚会 由街道办事处或居委会组织居民和驻街单位用文艺形式宣传卫生知识。

4. 举办卫生科普一条街活动 根据本社区卫生工作重点,如创建卫生城市、计划免疫、控烟等,组织社区内有关单位和居委会在社区繁华地段,利用橱窗、板报、咨询、秧歌队、发放卫生科普资料等形式,开展健康教育活动。

5. 开展卫生科普知识竞赛 知识竞赛是一种参与人数多,普及面广,社会影响大,传播内容深入、规范,能够充分调动参与者积极性的教育形式。

6. 举办卫生科普讲座 针对社区群众关心、与群众健康密切相关的健康问题,如心脑血管病的防治,糖尿病的防治,心理卫生知识等通过讲座的形式进行普及。

7. 开办健康教育学校 学校多由街道办事处主任或副主任任校长,卫生主管干部任班主任,聘请辖区内卫生人员任教师。学校根据健康教育部门的要求和本社区实际,制定教学计划,内容可选自有关健康教育课本,也可由教师自行准备。

笔记栏

8. 召开座谈会 这是一种带有讨论问题性质的小型会议,一般由 10~20 人参加,就某一专题进行讨论。

9. 开展全民健身活动 清晨或傍晚,组织人们走上街头或社区广场,扭秧歌、打太极拳,开展群众性文体活动,丰富社区文化,引导广大群众积极投入体育健身运动。

10. 发放卫生科普资料 向社区居民发放传单、小册子、小折页等卫生科普资料,是社区健康教育的一种常用方法。

第4节 农村社区健康教育

我国是一个农业大国,全国农村居民约 9 亿人,约占人口总数的 3/4。农村居民的健康状况,对全国人民的健康水平起着决定性影响。实践证明,不论发达国家还是发展中国家,不论是今天还是未来,社区健康教育将显示其优越性。在我国,尤其是广大农村,社区健康教育才刚刚起步,迫切需要探索适合我国国情的农村社区健康教育模式。

一、农村社区的结构与特点

我国农村社区结构较为单纯,主要指县(旗)以下乡镇、村。其基本组成单位是村落,没有城市社区人口的高度集中;远离城市的大气污染和现代技术发达所产生的心理社会紧张刺激。许多农村地区中,目前仍保持着"日出而作,日暮而息"的传统生活模式。

城市社区与农村社区在医药卫生与文化教育等方面也存在着显著的差别。因此,在实施健康教育的过程中必须适应农村社区的特点。

随着改革开放和经济的快速发展,在我国城、乡之间的差异正在缩小,健康教育工作者必须充分注意这一点。

二、农村社区健康教育的基本内容

社区健康教育的选题至关重要,以往我们习惯于针对某一疾病本身的问题作为健康教育研究,忽略了其他因素对疾病的影响,诸如环境因素、风俗习惯等,健康教育活动涉及人群面窄,因而社区内其他成员不能有效地参与,势单力薄,效果甚微或不能持久。实践证明,只有把健康教育活动与社区发展目标结合起来,社区健康教育才具有生命力。目前,农村比较突出的卫生问题,例如,肝炎、痢疾等传染病发病率较高,其中小儿腹泻发病率高达180%左右。居民饭前便后不洗手,一家人共用一条毛巾,不刷牙、不洗澡等不良习惯普遍存在,农村卫生环境较差,饮用安全卫生水普及率仅有 28%,饮水以浅层井水为主(70.4%),水源大多距厕所、畜舍较近(小于30m),极易造成污染。通过农村社区健康教育活动的开展,强化社区内固有的良好的卫生行为和习惯,促进农村改水、改厕、环境卫生状况的改善与提高,进而带动全社区健康教育工作广泛开展。

案例 5-1 西口居委会社区健康教育

西口居委会社区共有居民 1.2 万人,3020户。健康教育领导小组由 7 人组成,专职人员 3人,并有医院社区服务科主治医生 1 人,护士 3人。对 5 个街道居民进行预防保健、门诊医疗、健康教育综合服务。请问其健康教育服务的内容应包括什么?

(一)农村常见疾病防治的宣传教育

农村不仅有城乡共有的常见病、多发病,还有农村常见的寄生虫病、地方病、人畜共患疾病,以及农业劳动中易发生的疾病,如农田中暑、农药中毒等。宣传普及农村常见疾病防治知识是农村社区健康教育的重要内容。

1. 针对传染病发生和流行的环节 健康教育应包括以下内容:计划免疫、法定传染病的疫情报告、各种传染病的隔离知识、消毒知识、杀虫灭鼠知识、药物防治及家庭护理知识等。

2. 常见疾病的防治知识 包括高血压、心脑血管疾病、癌症、呼吸系统疾病等常见病的致病因素、预防知识、早期症状、及时就医与合理用药以及家庭护理常识等。

3. 地方病防治知识 地方病是由自然地理环境或生活条件因素所致,以地域性发病为特点的一类疾病,通常包括碘缺乏病、地方性氟中毒、克山病和大骨节病等。宣传地方病的防治知识,采取有效防治措施,并定期做好普查。

4. 农业劳动相关的疾病防治知识 包括常用农药的种类、保管方法,预防农药中毒的措施、急性农药中毒的临床表现及群众自救、互救知识;农田中暑、稻田性皮炎、农民肺等病因、危害、预防措施、早期症状及发病后的治疗和家庭护理等知识。

5. 防止意外伤害 随着农村生产生活机械化程度不断提高,意外伤害事故呈上升趋势。健康教育应着重提高农村居民尤其是农村青年的安全防护意识,普及有关农村常见意外伤害的原因、预防及救护方面的知识。

(二)计划生育与优生优育

计划生育与优生优育是提高农村人口素质的重要环节,旧的生育观念已不适应新形势和新发展的要求。要大力宣传《新婚姻法》、《计划生育条例》,教育广大农村青年树立科学的生育观念,广泛宣传近亲结婚对提高人口素质的危害。

(三)改变不良卫生习惯

随着农村经济的发展,农村居民的生活方式有很大的变化。但这种变化是不平衡的。结合当地实际,大力普及卫生知识,指导农民科学地安排衣、食、住、行,合理地摄取营养,坚持开展有益于身体健康的文体活动。倡导文明、科学、健康的生活方式。

个体健康行为有 12 项:经常洗澡;勤剪指甲;头发清洁,勤理发;一人一巾;每天洗漱;一人一刷,每天刷牙;不喝生水;生吃瓜果要洗净;不吸烟,不酗酒;不随地吐痰;不随地大小便;饭前便后勤洗手。

(四)农村环境卫生与环境保护

农村环境卫生和保护生态环境已成为社会普遍关注的问题。在文明村镇的建设中,要加强对卫生要求和卫生保护的技术指导,结合改水改厕工作,重点抓好村宅卫生建设、饮水卫生、粪便垃圾处理、消灭四害、保护环境、控

笔记栏

制环境污染等方面的健康教育。

(五) 健康观念与卫生法制教育

破除迷信思想,用科学道理来解释"生、老、病、死"的发展规律。宣传新的健康观和大卫生观念,树立自我保健意识和人人为社区健康负责的观念。宣传新时期党的方针政策,开展卫生普法工作,《母婴保健法》、《食品卫生法》、《环境保护法》等,提高农民的法制观念和守法的自觉性。

"卫生科普入户"活动:是各地农村在健康教育工作中广泛采用的形式,组织者将健康教育材料,如小册子、卫生报纸、传单、张贴画等发到每一农户中,促进农村卫生状况进步,逐步实现由个人、家庭、邻里到社区的转变。

健康八项注意:包括四大基石、四个最好。四大基石:合理膳食,适量运动,戒烟限酒,心理平衡。

四个最好:最好的医生是自己,最好的药物是时间,最好的心情是宁静,最好的运动是步行。

链 接

三、农村社区健康教育的方法

在农村社区健康教育工作中,要因地制宜,采取多种具有农村特色的健康教育方法与手段。

1. 有线广播 利用农村有线广播网或村内大喇叭,进行社区动员,宣传卫生知识。

2. 利用民间传播渠道 编写三字经、顺口溜;讲故事;编演地方戏曲、民歌;绘年画、壁画等方法。

3. 利用农村技校、文化站 设置卫生宣传栏、卫生报刊栏;举办卫生科普讲座;播放卫生录像片;提供人们阅览的卫生读物等方法。

4. 利用集市进行卫生科普宣传 农村的集市活动是进行健康教育的极好机会和场所。可通过广播、图片展、现场咨询、小型文艺演出等形式进行健康教育活动,也可组织商业部门向群众宣传与商品、药品有关的卫生知识。

5. 利用传统节日开展教育活动 农村比较重视传统节日,如春节、元宵节、重阳节,以及少数民族地区的传统习俗等。在这些节日期间,可适当地把宣传普及卫生科学知识融入喜庆活动之中,也能收到良好效果。

6. 利用教育、卫生、科技三下乡活动,开展健康教育 结合送医送药,将卫生保健知识和卫生科普资料送到农民手中。

笔记栏

案例 5-1 分析

1. 社区健康教育需求评估 该社区居民的主要健康问题是:健康观念需转变、健康知识需提高、健康行为需校正。

2. 社区健康教育计划

【教育目标】 以社区为单位,以社区人群为对象,促进社区居民的健康,有组织有计划地开展健康教育活动,树立健康意识。

【学习目标】

(1) 了解社区的特点。

(2) 了解常见的社区健康问题、社区健康教育计划及实施方案。

(3) 熟悉基本的健康知识。

【教育内容】

(1) 宣传健康观念,进行健康意识教育和卫生法规教育。

(2) 宣传健康知识,懂得卫生保健知识、疾病防治知识、生活卫生知识、心理卫生知识,还有安全、生殖健康、环境保护、中老年保健等知识。

(3) 宣传健康行为,如个体健康行为、群体健康行为。

【教育方法】

(1) 开展健康教育讲座,科普知识讲座。

(2) 发放健康教育知识小册子,并指导阅读相关内容。

(3) 开展健康咨询,建立健康档案,定期健康检查,建立社区健康促进协会。

(4) 实施干预规划。

【效果评价】

(1) 对教育内容1、2和3熟悉,宣传到位。

(2) 政府、社区、家庭和个人主动承担健康教育责任。

(3) 社区居民卫生法规意识和卫生道德观念增强。

(4) 能明确常见社区健康问题。

(5) 主动参与健康普查、咨询、健康促进活动,主动接受预防接种。

(6) 有良好的个人和群体健康行为。

随着我国社会经济发展、文化进步和人民生活水平的提高，人们的健康观念和卫生意识正发生着巨大变化。社区健康教育要适应这一变化，为"建设健康社区"打基础。本章重点讲述社区健康教育的概念、实施策略，并根据城乡社区不同特点，提出了健康教育的内容和方法。医学生有责任掌握上述内容，使自己成为社区健康教育的参与者和执行者。

小　结

目标检测

一、单项选择题

1. 社区健康教育的对象是　　　　　　　　（　　）。
   A. 社区人群　　　B. 体弱及老年人
   C. 妇女儿童　　　D. 其他人员
2. 危害健康行为通常是　　　　　　　　（　　）。
   A. 吸烟、酗酒、吸毒、性乱等
   B. 喝浓茶
   C. 不讲卫生
   D. 过多吃药
3. 社区的主要特征是　　　　　　　　（　　）。
   A. 具有管理和特约作用
   B. 具有综合作用
   C. 具有独立作用
   D. 城市社区与农村社区相同作用
4. 常见的社区健康问题有　　　　　　　　（　　）。
   A. 20～30种　　　B. 30～50种
   C. 40～50种　　　D. 30～60种
5. 社区健康教育实施的基本环节是　　　　（　　）。
   A. 设计健康教育计划　B. 多种策略综合应用
   C. 实施质量控制　　D. 其他环节
6. 城市社区特点是　　　　　　　　（　　）。
   A. 人口密集　　　B. 环境优美
   C. 生活比较舒适　D. 卫生条件好
7. 健康行为教育中个人行为是　　　　　　（　　）。
   A. 室内整洁，无蚊、蝇、老鼠、蟑螂等
   B. 饭前便后洗手，每天早晚刷牙
   C. 遵守交通规则
   D. 厨房灶具干净、碗筷干净、生熟食品分开
8. 农村社区健康教育的方法是　　　　　　（　　）。
   A. 利用集市进行卫生科普宣传
   B. 以户为单位进行宣传教育
   C. 利用田间地头进行教育
   D. 针对老年人进行教育
9. 社区健康教育的基本要素是　　　　　　（　　）。
   A. 领导层的组织动员　B. 社区群众的动员
   C. 实现行政干预　　D. 培训指导
10. 社区健康教育工作网络应遵循的原则是（　　）。
   A. 帮助原则　　　B. 一网多用原则
   C. 资源保证原则　D. 服务原则

二、多项选择题

1. 影响社区健康的主要因素是　　　　　　（　　）。
   A. 生物学因素　　B. 环境因素
   C. 卫生服务因素　D. 行为与生活方式因素
2. 社区健康教育的重点人群是　　　　　　（　　）。
   A. 妇女　　　　　B. 儿童青少年
   C. 老年人
   D. 残疾人和服务行业从业人员
3. 社区领导对健康教育工作的重视程度主要体现在（　　）。
   A. 责任明确，有主管领导分管健康教育工作
   B. 建立社区健康职能机构，配备专兼职健康人员
   C. 调动社区内卫生、宣传、群众团体等各方面力量共同参与健康教育，形成社会联盟和支持体系
   D. 领导健康教育规划的制定、实施和评价
   E. 提供必要的资金保证
4. 质量控制的内容主要包括　　　　　　（　　）。
   A. 对计划工作的进度、计划活动内容、计划活动情况进行监测
   B. 对目标人群的知、信、行及有关行为危险因素变化情况进行监测
   C. 对记录报告方法进行监测
   D. 对活动经费使用情况进行监测
5. 常用的健康教育方法有　　　　　　（　　）。
   A. 卫生墙报、橱窗
   B. 小型卫生科普展览
   C. 举办卫生科普一条街活动
   D. 举办卫生科普讲座
   E. 开展全民健身活动等

三、填空题

1. 社区是______社会，是社会的______单位。
2. 在我国农村以______、城市以______为社区健康教育基本干预单位。
3. 社区健康指______。
4. 影响社区健康的主要因素分为______、______、______、______。
5. 城市社区通常由两部分构成，一部分是______，另一部分是______。

四、判断题

1. 社区健康教育已向社区健康促进发展。（　　）
2. 社区是社会的缩影。（　　）
3. 社区健康指城市居民这一特定群体的健康状况。（　　）
4. 健康教育是帮助个人和群体自愿采纳有利于健康的行为和生活方式的过程。（　　）

笔记栏

5. 健康行为教育包括个体行为和群体行为。（　　）

五、名词解释

1. 健康意识　2. 社区健康　3. 生活方式

4. 疾病行为　5. 社区

六、简答题

1. 简述社区健康教育的基本要素是什么？

2. 社区健康教育的任务是什么？

3. 目前农村比较突出的卫生问题有哪些？

七、请写一份在社区预防流感的健康教育计划。

第6章 家庭健康教育

学习目标

1. 说出家庭及家庭健康教育的概念
2. 简述家庭健康教育的基本内容
3. 叙述家庭健康教育的主要方法

家庭是社会的基本细胞，也是每个人生活的避风港。自从家庭诞生以来，人们生活在不同的家庭之中，休养生息，繁衍后代，享受着天伦之乐。甜蜜的家庭从社会学、生理学、心理学上讲都是家庭健康的重要法宝。家庭健康教育从“爱”字开始。美国作家爱默生曾经说过：“家庭是这样一个地方，在一日之中，人们的胃口得到三餐的满足，而人们的心灵却得到千百次的满足。”家庭功能的完好，对个体会产生良好的影响，在家庭范围内开展的健康教育活动，是健康教育工作内容之一，也是社区健康教育工作的重要组成部分。

第1节 概　　述

家庭健康是社会健康的基础，世界卫生组织曾经提出：“健康自家庭开始”。健康教育工作者的重要任务之一，就是要使健康教育家庭化，只有每个家庭都充分认识到健康教育的重要性和必要性，并积极参与健康教育，自觉接受健康教育，健康教育工作才算真正落到了实处。

一、家庭的概念

家庭对健康的影响涉及家庭成员的生理、心理和行为的各个方面，是个人健康和疾病发生发展的最重要的背景因素，家庭成员的疾病和健康状况与家庭的生活方式、生活环境、人际关系密切相关。家庭健康教育的内容十分广泛，几乎涉及卫生保健及日常家庭生活的每一个方面。

家庭内在结构

家庭内在结构指家庭的组成及成员之间的互动关系，包括密切相关、相互影响的四个方面：角色关系、价值系统、交流方式、权利结构。

(1) 角色关系：角色指个体在一定社会位置中所期盼的行为，具体说是一种职能，一种对每个处在这个位置的人所期待的、符合规范的行为模式。家庭个体成员都是一个角色集。家庭存在的角色问题常有角色紧张、角色冲突等。

(2) 价值系统：指家庭成员在共同文化背景下，形成的意识或潜意识对事物所持有的思想、态度和信念。价值系统，是家庭判断是非的标准，也影响家庭对健康问题或其他压力源所采取的应对方式。

(3) 交流方式：交流是家庭成员间相互交换意见、情感、思想的过程，是维持家庭系统稳定的必要手段。

(4) 权利结构：权利指家庭成员影响、控制、改变其他成员的现存和潜在的能力，包括影响、支配、决策三个方面。家庭权利结构影响家庭在经济、社会交往、孩子抚养等方面的决策。

链接

传统意义的家庭（family）指在同一处居住的，靠婚姻血缘或收养关系联系在一起的，两个或更多的人所组成的基本社会单位。但随着社会的发展也产生了一些具有家庭功能的团体，如同性恋家庭、同居、群居等，并不符合上述定义，为了弥补缺陷，有人提出家庭是通过生物学关系、情感关系或法律关系连接在一起的一个群体。

婚姻是家庭的起点和基础，夫妻关系是家庭中最主要的关系，是家庭的核心，是维系家庭的纽带；父母子女的关系是家庭中的第二种关系，父母子女组成了家庭最稳定的“三角”；家庭中还可以包括父母、子女以外的其他直系和旁系亲属。组成家庭的成员间以共同生活和密切的经济交往为特征。

笔记栏

与其他社会团体相比，家庭常表现出自己

的特点：①家庭由于其成员在遗传、发展、情感联系等方面的共同性，常表现出类似的特征。②家庭关系基本上是一种终身关系，它不能因整个家庭或某个成员的功能低下或已巨变而终止某个成员的身份。③家庭关系在性质上主要是一种情感联系，它比其他社会团体更重视关系、爱护等感情。

二、家庭的类型

家庭的类型，大体可分为三种，即核心家庭、扩展家庭和其他类型家庭。

（一）核心家庭

核心家庭指由父母及其子女组成的家庭，也包括无子女夫妇和养子女组成的家庭。核心家庭的特点是人数、结构简单、关系单纯，属于通常意义上比较稳定的家庭形式。

（二）扩展家庭

扩展家庭指有两对或两对以上的夫妇及其未婚子女组成的家庭，是由核心家庭及夫妇单、双方的父母亲属共同构成的。扩展家庭又可分为主干家庭和联合家庭。

（1）主干家庭由一对已婚子女同其父母、未婚子女或未婚兄弟姐妹构成的家庭，包括父和（或）母和一对已婚子女及其孩子所组成的家庭，以及一对夫妻的家庭同其未婚兄弟姐妹组成的家庭。

（2）联合家庭又称复式家庭，由至少两对或两对以上的已婚夫妇及其未婚子女组成的家庭，包括由父母同几对已婚子女及孙子女构成的家庭，两对以上已婚兄弟姐妹组成的家庭。

（三）其他家庭

其他家庭包括单身家庭、单亲家庭、重组家庭、同居家庭、群居体及同性恋家庭等，这一些家庭虽然不具备传统的家庭结构，但也执行着类似的功能，表现出家庭的主要特征。在家庭健康教育中要考虑到不同家庭类型的特点及对健康的影响因素。

三、家庭的功能

笔记栏

家庭的功能指家庭对人类的功用和效能，或者是家庭对人类生存和社会发展所起的作用。家庭的功能包括以下几方面：

1. 情感功能 情感是形成和维持家庭的重要基础。家庭成员的个性心理形成和发展、归属感的建立、爱的培植和表现、安全感等都离不开家庭。家庭成员通过相互理解和交流内心感受，形成感情基础；通过相互关心和支持，彼此交换喜悦和忧愁，可消融生活所带来的苦恼和挫折；通过共同的娱乐活动，可调节心身、恢复体力，使人心情舒畅、精神振奋。

2. 生育功能 家庭是生育子女、繁衍后代的基本单位。通过家庭的这一功能，人类种族和社会才能延续和生存。同时满足了对性的需要，有调节和控制性行为的功能。

3. 社会化功能 社会化指个体通过社会交往和学习社会角色而产生改变和发展的过程。家庭是孩子最初社会化的场所，是家庭把孩子从单纯的生物体变成一个社会的人。孩子从亲近的人中学会语言、承担社会角色、社会道德标准。家庭向孩子灌输道德观和自我约束的观念。孩子在家庭影响下形成有关健康的概念、态度、行为，如母亲通常教孩子养成卫生行为、自我照顾的技巧。

4. 经济功能 家庭是一个自给自足的自然经济单元，也是社会最基本的消费单位，家庭为其成员提供和分配物质资源，以满足其对金钱、食物、衣服、住所、教育和卫生保健等的需要。

5. 抚养和赡养功能 抚养指父母对未成年子女的供养，以及夫妻之间的相互供养和帮助，体现了上一代人对下一代人及同辈人应尽的家庭责任和义务。赡养是指子女对家庭中长辈的供养和照顾，体现了下一代人对上一代人应尽的家庭责任和义务。

6. 卫生保健功能 指保护家庭成员健康的功能，特别是为年幼、年老、体弱、有病或残疾的个体成员提供医疗、照顾和支持。内容包括：有关健康与疾病的信仰、知识、态度；家庭成员健康状态及易感疾病的认识；家庭饮食习惯；睡眠、休息习惯；用药情况；家庭自我照顾能力；家庭环境卫生状况；基本的医疗预防措施；利用卫生资源等。

四、家庭的生活周期

家庭也像个体一样，有其发生、发展和结

束的过程。家庭遵循社会与自然的规律所经历的产生、发展与消亡的过程，称为家庭生活周期。个体发展一般经历以下时期：胎儿、新生儿、婴幼儿、学龄前儿童、少年、青年、中年、老年和死亡。以核心家庭为代表，从最初家庭的建立，到最后家庭的终结，将家庭生活周期分为八个阶段，每个阶段的家庭都有其特定的角色和责任，需要家庭妥善处理，否则，可能成为家庭发展中的危机，影响家庭成员的健康。根据家庭功能将家庭生活周期分为：新婚期、第一个孩子出生、有学龄前儿童、有学龄儿童、有青少年、孩子离家创业、父母独处（空巢期）和退休八个阶段（表6-1）。在一些特殊情况下，家庭并不一定经历生活周期的所有阶段。可在任何一个周期开始或结束，如离婚、再婚、早逝等情况。

作为护士，应了解家庭的发展阶段，鉴别正常和异常的家庭发展状态，预测和识别在特定阶段可能出现或已出现的问题，及时提供健康教育或健康咨询，预防家庭危机的产生。

表6-1　家庭生活周期及其健康教育重点

阶段	定义	家庭问题	健康教育重点
新婚	男女结合	1. 性生活协调 2. 生育计划问题 3. 交流与沟通问题 4. 适应新的社会关系	1. 婚前健康检查 2. 计划生育指导 3. 性生活指导 4. 心理咨询
第一个孩子出生	最大孩子介于0~2.5岁	1. 父母角色的适应 2. 经济压力问题 3. 生活节奏 4. 照顾幼儿的压力	1. 母乳喂养 2. 新生儿喂养 3. 预防接种 4. 婴幼儿营养与发育
有学龄前儿童的家庭	最大孩子介于2.5~6岁	1. 儿童的身心发育问题 2. 孩子上幼儿园的问题	1. 合理营养 2. 监测和促进生长发育 3. 疾病防治 4. 形成良好的习惯 5. 防止意外事故
有学龄儿童	最大孩子介于6~13岁	1. 儿童身心发展的问题 2. 离家上学的问题 3. 适应学校环境的问题	1. 学龄期儿童保健 2. 引导正确应对学习 3. 合理“社会化”
有青少年	最大孩子介于13~30岁	1. 学习问题 2. 性问题 3. 异性交往和恋爱	1. 正常应对学习、工作的压力 2. 防止意外事故 3. 健康生活指导 4. 青春教育和性教育
孩子离家创业	最大孩子离家至最小孩子离家	1. 父母开始有孤独感 2. 更年期问题 3. 疾病开始增多 4. 更年期保健	1. 心理咨询 2. 消除孤独感 3. 定期体检 4. 重新适应婚姻关系，照顾高龄父母
父母独处（空巢期）	所有孩子离家至家长退休	1. 重新适应俩人生活 2. 计划退休后的生活	1. 定期体检 2. 改变不健康生活方式 3. 疾病问题
退休	退休至死亡	1. 适应退休生活 2. 经济收入下降 3. 生活依赖性增强 4. 面临老年病、衰老、丧偶、死亡	1. 慢性病防治 2. 孤独心理照顾 3. 提高生活自理能力 4. 生活依赖性增强 5. 提高社会生活能力 6. 丧偶期照顾、临终关怀

笔记栏

了解个体和家庭在家庭生活周期不同时刻容易发生的危害健康问题,在家庭健康教育中具有重要和积极的意义,可根据家庭生活周期预测容易发生的家庭健康问题,提出和实行家庭干预措施,尽量避免和减轻危害健康的问题发生,提高家庭的整体健康水平和生活质量。

第2节 家庭健康教育基本内容

家庭健康教育(family health education)就是以家庭健康为目标,对家庭成员进行有计划、有组织、有系统的教育活动,促使家庭成员自觉地采取有利于健康的行为和生活方式,消除和降低影响健康的危险因素,以预防疾病,促进健康,提高生活质量。在开展家庭健康教育活动时,着重可从家庭居住环境卫生、生活方式、心理健康、体育锻炼、防病知识、家庭重点成员健康教育等方面加以考虑。

一、家庭居住环境卫生

家庭环境是人的一生中居住时间最长的空间,良好的家庭生活环境对保证人的健康具有重要意义,对家庭成员的健康有着重要的影响。怎样创造一个美好的家庭环境,是家庭健康教育的重要内容。

随着我国社会经济的不断发展,无论农村和城市,居民的住宅条件都有了很大的改善,部分农村和城市居民的住房条件,已达到了相当高的水平。但就健康对家庭环境的要求而言,住宅条件常常还存在着一些不利于健康的问题。有的因素从建造房屋之始或装修过程中就已经存在,有的则存在于日常对家庭环境的管理中。

在我国农村和城市,就健康对家庭环境的要求而言,针对农村与城市不同的情况和每个家庭的具体问题,家庭环境健康教育的具体内容包括以下几个方面:

(一) 住宅建设

住宅居室是家庭的存在场所,是人们生活的主要环境,整洁、安静、舒适的家庭环境,有利于保护和增进健康。据调查,我国人民日常生活的时间分配约94%是在室内,其中在住宅中的时间约占66%。随着社会发展和现代科技的进步以及信息科技和互联网络技术的发展,住宅的功能正向生活活动、学习工作、文体娱乐及家庭办公等多功能方面发展。住宅的条件与质量直接影响到居民的健康水平。

笔记栏

住宅建设的健康教育内容有:居民住宅的选址要求,住宅周围的环境布局,农村庭院的布局,住宅建造应注意的具体问题,住宅的给水与排水布置,农村居民建房还要考虑厕所与禽畜厩的布置,住宅的通风、采暖卫生要求以及室内的采光与照明要求,绿化美化要求等。

不管是楼房,还是庭院的平房,良好家庭住宅都应该设有起居室(客厅)、卧室、厨房、餐厅、卫生间等不同的房间布置,并做到功能齐全,布局合理,以满足全家人生活和其他需要。

(二) 住宅装修

住宅装修城市问题较多,主要是室内装饰材料的选择。某些装饰材料可能在短期或长期对人体健康造成危害。近年来,住宅装修导致环境污染,造成过敏、变态反应性疾病、肿瘤、新生儿畸形等的报道屡见不鲜,应引起足够的重视。要注意居室的采光照明、通风,家庭的室内布置,居室色调与健康的关系,床位和家具的合理摆放,家庭厨房的布置,老年居室的布置,儿童居室及写字桌的正确布置,灯具的选择等。

(三) 居室环境卫生

保持居室的卫生与整洁,包括居室空气消毒、调整和测试居室微小气候、扫地除尘、居室空气流通防止空调病、保持厨房和卫生间的卫生整洁。冬季取暖应注意减少煤烟污染、预防煤气中毒等。居室养花与室内空气的关系,电器布置和使用与电磁污染的关系等也是健康教育的内容。例如:预防厨房污染、卧室污染、噪声污染、化妆品污染、吸烟污染等。

庭院是居室的外环境,要注意庭院绿化与空气净化和气温、湿度的关系;另外,城市应注意清扫楼道等室外公共卫生区域、注意垃圾和污染物的处理等。

二、家庭生活方式

(一) 家庭生活方式的概念

家庭生活方式(life style of family)主要指人们日常家庭活动中,涉及经济、精神文化、社会交往等方面较稳定的行为模式,包括人的衣、食、住、行、娱乐等。

随着社会和经济的发展,人类生活条件不断改善,人们对行为和生活方式的选择范围越来越宽,自由度越来越大,这是人类进步的结果。但由此而使危害健康行为产生的可能性也不断增大。目前,最主要的危害健康的行为是吸烟和过量饮酒、膳食结构不合理、运动不足、吸毒和性滥交等。家庭生活中,各种生活方式会对每个人都产生影响,家庭健康教育应格外重视生活方式教育,因为人们的日常生活活动,大多数是在家庭中进行的。另外,一个人比较稳定的生活方式的形成,往往需要较长的时间,通过家庭成员之间的相互教育、相互影响和相互监督,尤其是家长对子女的言传身教,比之于其他形式的健康教育,更有利于建立良好的生活方式。为了提高整个民族的健康水平,在家庭健康教育中培养健康的生活方式具有非常重要的实际意义。

(二) 良好生活方式的健康教育

1. 饮食与营养的健康教育 人体所需的能量和各种营养物质都来源于饮食。食物的品种、数量、质量、卫生状况以及人们的不同膳食方式都与健康的关系十分密切,其中包括人体对营养的需要,营养、膳食的合理搭配,食物的合理烹调,不同年龄合理膳食的安排,定时定量饮食,讲究饮食卫生,注重合理营养,做到平衡膳食,满足不同家庭成员的营养需求,科学编制食谱,克服不良饮食习惯对营养素摄取的影响,以及暴饮暴食、偏食、酗酒、营养不足或营养过剩对健康的影响等,都是家庭健康教育的重要内容。

2. 家庭及个人行为习惯 家庭的起居和日常行为习惯直接影响着家庭成员的健康,如睡眠习惯、饮食习惯、户外活动习惯等。这些行为与家庭成员、邻里间相互影响及社区环境有关。无论是良好习惯的建立或不良习惯的改变,家庭健康教育都是最有效的,尤其是儿童,形成有利健康的生活习惯对生长发育和学习都有重要影响。

家庭及个人生活习惯教育的具体内容,应根据家庭的生活周期中,不同家庭及成员的不同行为习惯而定。对儿童要注重良好日常生活卫生习惯的培养,如饭前便后洗手,行、走、坐、卧的良好姿势,爱清洁、勤理发、勤洗澡、勤剪指甲,良好的用眼习惯、解便习惯,不偏食,起床后与睡觉前的刷牙洗漱习惯等。注意戒除不良习惯,如用脏手揉眼睛、拿东西吃,不按时睡觉、睡懒觉,做作业姿势不正,长时间看电视、玩电子游戏机等。防止青少年吸烟及防范吸毒等,也应成为生活行为方式教育的重点之一。

同样,许多成年人的不良习惯,往往又可以利用儿童的监督来纠正,如用手指蘸唾液数钞票、翻书,随地吐痰,吸烟,酗酒、赌博等。

3. 休闲与健身运动 适当的休闲活动能减轻疲劳,放松紧张的情绪,有利于人们的身心健康。同样,不良的娱乐方式和不当的娱乐时间,则会有损于人们的身心健康,甚至危及安全,如不当燃放鞭炮、烟花易引起意外事故。随着时代和经济的发展,人们的空闲时间、休闲方式越来越多,运动健身的方法也多种多样,坚持每周都参加一定量运动的人越来越多,各种公益的、营利的健身场馆也越来越多,社区健康教育工作者应给予指导,使其能更好的发挥促进居民健康的作用,相关的健康教育内容也随之变化。尤其是一些离退休老人,由于不能很好掌握适合自身情况的健身方法及适宜的运动量,往往会因运动不当而导致身体不适,应引起重视。

行为改变的模式——"知、信、行"

知(知识和学习)是基础,信(信念和态度)是动力,行(包括产生促进健康行为、消除危害健康行为等行为改变过程)是目标。以预防艾滋病为例,通过多种方法和途径将艾滋病的全球蔓延趋势、严重性、传播途径和预防方法等知识传授给家庭成员。家庭成员接受知识,通过思考,首先是加强对保护自己和家人,其次是他人健康的责任感,形成信念。在强烈的信念支配下,摒除各种不良性行为,并确信只要杜绝传播艾滋病的途径,人类一定能战胜艾滋病。

接链

笔记栏

休闲方式教育的内容应包括:音乐、舞蹈对健康的益处,怎样在不同条件和心境下选择适宜的音乐,摄影的乐趣,打牌、下棋的好处及注意事项等。老年人练习书画对健康的益处,集邮和其他收藏活动的益处及注意事项,养鸟、养鱼、养花种草的益处及其注意事项,钓鱼与健康等。

健身运动是现代生活中重要的保健方法之一。健身运动的项目相当多,从各种健身操到跑步、爬山、游泳以及各种球类活动等,中国的武术、气功等都有着极其良好的保健作用。各个家庭成员可根据具体情况,选择适宜的运动项目、运动时间和运动强度进行锻炼。

4. 培养良好的生活方式 不良生活方式是一种习以为常的、对健康有害的行为习惯。如吸烟、酗酒、缺乏运动锻炼、高盐、高脂饮食、滥用药物等。WHO 指出:不良的行为生活方式是发达国家当前的主要死因,每年约死亡 820 万人,占总死亡人数的 60% 以上,在发展中国家每年约死亡 1170 万人,约占总死亡人数的 45%。预计到 2015 年,此数据在发达国家将达 75%,而发展中国家也将上升到 60% 以上。因此,在家庭保健过程中,积极改变不良生活方式,对健康有着十分重要的作用。

良好的个人和家庭生活方式是健康的根本保证。美国学者自 20 世纪 70 年代,对人的生活方式与健康的关系进行研究后,总结出 7 项与人们的期望寿命和良好健康显著相关的基本生活方式。它们是:①每日正常而规律的三餐,避免零食。②每天吃早餐。③每周2~3项适量运动。④适当的睡眠(每晚 7~8h)。⑤不吸烟。⑥保持适当的体重。⑦不饮酒或少饮酒。WHO 总干事长布伦特兰也提出健康的四大基石:戒烟限酒、合理营养、适当锻炼、心理平衡。WHO 也将良好的行为生活方式归纳为八点,即:①心胸豁达、情绪乐观。②劳逸结合、坚持锻炼。③生活规律、善用闲暇。④营养适当、防止肥胖。⑤不吸烟、不酗酒。⑥家庭和谐、适应环境。⑦与人为善、自尊自重。⑧爱好清洁、注意安全。

三、家庭心理卫生

笔记栏

心理健康指个人能够充分发挥自己的最大潜能,妥善地处理和适应人与人之间、人与社会环境之间的相互关系。我国著名教育家、心理学家舒新城先生就曾指出:精神活动(心理因素)的不正常可以影响机体活动(生理因素)而使之发生疾病;有些疾病可以用精神治疗的方法治愈,也就说明了精神活动对于生理活动的关联。

心理卫生教育家庭化是一必然趋势。在开展家庭心理卫生教育时,必须考虑到普及性,要选择比较简单易懂又与日常生活相关的心理卫生常识作为教育内容。

心理因素是影响人类健康的重要因素,良好的心理状态有益于健康。家庭生活周期规律是家庭心理卫生教育最基本的理论框架。家庭的发展经过创立期、生育期、学龄前期、学龄期、创业期、空巢期等不同阶段。每一阶段每一家庭成员都有特定的角色和责任,如果家庭成员适应不了或处理不当,便会产生相应的健康问题。根据家庭不同的发展阶段,预测和识别家庭在特定阶段可能或已经出现的问题,适时提供咨询和指导,协助家庭成员正确解决面临的问题非常重要。同时,家庭也能通过成员之间的相互温暖、关怀来满足人的爱与被爱的情感需要,消除因外部不利因素、社会挫折所带来的各种苦恼,保持家庭成员和谐的心理状态。家庭成员对所在的家庭也存在着很强的心理依赖,随着工业化的发展、生活节奏加快和人们健康的需要,家庭心理健康教育将更加重要。

家庭中的每一个成员的心理状态都会对自身和整个家庭产生相应的影响。家庭成员要保持乐观、愉快、安静、平和、稳定的情绪,增进家庭的幸福,科学解决家庭和每个成员在生活、事业等方面所遇到的问题。在这种良好的家庭气氛中,家庭成员在学习、工作过程中积累的精神紧张和体力疲劳就能在家庭中得到有效的松弛和消除,人体的心理调节与情绪控制能保持稳定状态,有利于身心健康。

在我国,心理健康教育尚处于发展的初期,将心理健康教育家庭化,在人员和知识储备方面还存在着较大的不足。在开展家庭心理健康教育时,必须考虑到普及性,要选择比较简单易懂又与日常生活相关的心理健康常识作为教育内容。

（一）营造良好的家庭生活氛围

良好的家庭生活氛围是健康家庭的体现，是促进家庭和每个成员身心健康的重要条件，良好的家庭生活氛围体现在以下几个方面：

（1）家庭成员间相互尊重、关怀，尊老爱幼，创造温暖、和谐、愉快、宁静的家庭气氛。家庭心理健康教育包括独生子女教育，正确对待与处理夫妻之间、婆媳之间、父母与子女之间关系，如何调节情绪并保持和睦的家庭气氛，如何正确面对困难与挫折，预防和消除社会心理紧张刺激，摆脱不良情绪的困扰，保持心理平衡。父母离退休后如何保持心情愉悦，在自感心理困扰时如何寻求心理咨询帮助等。在选择教育内容时，要根据各社区人群或家庭成员的不同情况，注意其适应性和针对性。

（2）家庭与社区、社会保持联系，保持良好的人际交往，能充分利用社会网络和社区资源满足家庭成员的需要。

（3）树立正确的人生观与价值观，培养良好的人格，加强品德修养和自我素质的提高，及时进行心理调节，保持乐观、愉快、安静、稳定的情绪。

（4）创造良好的家庭交流氛围，使用语言或非语言的方式促进相互了解，使家庭成员的精神紧张和体力疲劳能在家庭中得到有效的松弛和恢复。

（5）家庭成员有足够的自由空间和情感支持，都有成长发展的机会，能随着家庭周期的改变而调整角色和任务分配。

（6）家庭成员能尽到社会责任和道德义务，尊重人、爱护人、照顾人，把自己的幸福与爱人、子女和家庭的幸福凝集在一起。家庭成员之间善于调整感情，处理矛盾纷争，注意感情的培养和生活内容的更新。夫妻间相互理解、相互信任、相互支持、同甘共苦。

（二）科学对待家庭不良生活事件

家庭不良生活事件是影响心理健康的主要因素之一。为了减少或避免紧张生活事件对健康的影响，要保持乐观情绪和良好心态，以科学态度从以下几个方面对待不良生活事件：

（1）预防为主，积极根据家庭生活周期和家庭成员的生活、学习、工作、人际交往等实际，提前预测，加强防范，消除可能发生的不良事件。

（2）努力做好心理调节和情绪控制，尽力消除那些能够改变的、不愉快的生活事件，理智地接受那些非个人力量所能改变的现实，培养积极稳定的情绪，增强适应社会的能力，提高心理健康水平，做到：①有张有弛，有劳有逸，紧张适度。②适当疏导，适度表现，缓解紧张。③乐观开朗，正视现实，努力进取。

（3）提高心理健康水平，目的在于避免精神上的痛苦、不快，适时地进行心理调节，提高心理健康水平。

（4）增强自我素养，包括树立正确的人生观、培养高尚的道德情操、有自知之明、锻炼意志与自信、接受与学习各种保健知识、坚持体格锻炼、建立良好的人际关系、培养兴趣爱好、热爱工作和事业、矫治不良性格等。

四、家庭体育锻炼

生命在于运动，体育锻炼是增强体质，促进健康非常重要和有效的方式。家庭保健活动中，组织每一个成员参加适宜的体育锻炼可以促进儿童、青少年的生长发育，增强体质；也可以使老年人更有朝气，延缓衰老，防治疾病。使家庭生活更丰富多彩，增添乐趣，促进身心健康。

为使家庭体育锻炼更科学、更有效地达到增进家庭健康的目的，应遵循以下原则。

1. 因人而异，合理安排 体育锻炼不可盲目进行，要根据锻炼目的、年龄、性别、健康状况选择适宜的运动项目，安排一定的运动强度和时间，由社区医生、护士为每个人制定“运动处方”是近年来出现的科学锻炼方式。运动处方内容包括运动目的、运动项目、强度、时间、频率及注意事项等。制定运动处方要根据个人情况，按运动处方进行锻炼既安全又有效。

2. 循序渐进，持之以恒 健身运动对身体各个系统、器官的生理功能所产生的良好作用和影响，是一个由量变到质变的复杂过程，必须循序渐进。动作应由易到难，由简到繁，节奏则由慢到快，运动量应由小到大，强度应由弱到强，逐渐提高和增强机体各器官系统的功能。只有持之以恒，长年坚持，才能达到强

笔记栏

身健体的目的。

3. 科学安排，劳逸结合 体育锻炼中如果运动量过大或持久连续活动，机体容易疲劳，甚至引起运动创伤，家庭锻炼不是竞技训练，因此应根据个人的体质状况科学地决定锻炼和休整，以不感到疲劳，无失眠、心慌，身体无明显不适等为依据。

4. 准备活动和整理活动 家庭体育锻炼虽不同于专业训练，但也应做好运动前的准备活动和结束时的整理运动，尤其是儿童、妇女和中老年人。准备活动可使肌肉关节灵活性增强，使机体从相对安静状态逐步过渡到活动状态，以适应运动需要，防止运动创伤。整理活动使各器官逐渐恢复到平静状态，如果突然停止剧烈活动有可能发生意外。

5. 安全第一，讲究卫生 家庭体育锻炼，一定要牢记安全第一的原则，运动前进行体格检查，了解身体状况。要掌握完成运动项目的要求，运动中的自我保护措施，防止意外伤害等卫生知识。儿童、老年人体育锻炼应选择场地平坦、空气新鲜的地方，注意季节、天气变化对身体和锻炼的影响，身体不适或患病时应停止锻炼或减少运动量。

五、防病知识教育

提高家庭自我保健能力，就是提高家庭成员预防疾病、急救处理及家庭护理能力。家庭的支持对各种疾病尤其是慢性病和残疾的治疗康复有很大的影响。Anderson 等人发现，糖尿病控制不良与低家庭凝聚度和高冲突度有关，家庭的合作和监督是糖尿患者控制饮食的关键因素。家庭成员的就医行为往往会受到其他家庭成员的影响。所以，疾病的诊断、治疗、康复护理、预防及急救处理等也是家庭健康教育的内容。

成年家庭成员，都应掌握一定的疾病防治知识。许多疾病，特别是慢性病，如冠心病、糖尿病、瘫痪及癌症患者，许多护理调养工作，往往需要家庭成员承担。家庭成员应掌握一些基本的家庭护理和用药知识，如测体温、脉搏、呼吸、量血压及怎样做冷热敷、预防褥疮，衣服、被褥消毒方法等。用药常识包括药品批号、有效期、失效药物特征、药物的剂型、用药量、不良反应、家庭中常备药的收藏保管与使用方法以及滥用药物的危害，还有烟、酒、茶对药物的影响等。

危害人类眼睛的"八大劲敌"

显示器射线、烟草、乙醇、干燥、污染的空气、强烈光线、过期化妆品、长期睡眠不足。

另外，婴幼儿的喂养、护理方法，母乳喂养的好处，婴幼儿的常见病、多发病防治知识，妇科常见病防治知识，急救与护理知识包括烧伤、烫伤、触电、溺水、跌伤等意外事故的简易急救方法和处理原则，人工呼吸操作方法等，也是家庭健康教育的内容。

除此以外，家庭防病知识教育要随着社会疾病谱的改变而变化。

（一）慢性非传染性疾病、意外伤害的防治教育

慢性非传染性疾病，如高血压、冠心病、脑血管病、癌症、糖尿病等，已成为我国城市居民主要的致死、致残原因，严重威胁人们的健康与生命。

1. 普及慢性病防治知识 主要包括引起慢性病的主要病因和危险因素，早期症状及表现，早期发现和早期治疗的意义，家庭用药及护理知识，心脑血管病发生意外的家庭急救措施等。增强从医行为，提高对社区卫生服务资源的利用，定期体检，积极参加健康咨询和疾病普查普治，遵医嘱坚持药物或非药物治疗等，当好慢性病三级预防的积极参与者和接受者。

2. 防止意外伤害 交通事故、劳动损伤、溺水、自杀等意外伤害，这是当前造成青年人死亡和病残的最常见原因。教育家庭成员在日常生活和工作中，要提高自我防护意识，加强青少年的安全意识和安全防范措施教育，防止意外伤害事故的发生。

（二）传染病、地方病和农业劳动相关疾病防治知识的教育

1. 提高警惕，防范新老传染病 由于国际间交往的快速发展，城市人口过分拥挤，处理和加工食品的方式变化，社区人群中思想观念和生活方式的多元化以及滥用抗生素而出

现的耐药性等诸多因素，造成新的传染病出现和老的传染病死灰复燃和发病增加。如性病、乙型肝炎、非典型性肺炎、结核病等，这些病已构成对居民健康的极大威胁，应加强对其传染源、传播途径及防治方法的宣传教育。防治传染病的知识内容有：计划免疫、法定传染病的疫情报告、隔离与消毒知识、杀虫与灭鼠知识、传染患者治疗与家庭护理知识、传染病的社会预防和卫生公德教育等。

2. 地方病防治知识 通常包括碘缺乏病、地方性氟中毒、克山病和大骨节病等。地方病是目前仍严重危害我国农村居民，特别是贫困地区人民健康的重要疾病，普及地方病的防治知识是落实综合性防治措施的重要内容。

3. 农业劳动相关的疾病防治知识 包括常用农药的种类、保管方法，预防农药中毒的措施，急性农药中毒的临床表现及群众自救、互救知识，农田中暑、稻田性皮炎、农民肺等的病因、危害、预防措施、早期症状及病后的家庭治疗和家庭护理等知识。

(三) 家庭急救与护理知识的教育

家庭保健服务的功能，在于及时处理小病小伤，进行现场简易急救，缓解症状，解除病痛，预防疾病等。每个家庭应该有一名家庭保健员，专门管理和使用家用药箱，记载和管理每个家庭成员的健康档案。

家庭急救知识应包括烧伤、烫伤、触电、溺水、跌伤等意外事故的简易急救方法和处理原则、人工呼吸操作方法以及血压计、体温表的使用方法等。

六、家庭重点成员健康教育

家庭健康教育协助家庭全体成员获得身心健康，由于家庭健康教育是直接与家庭一起工作，是以全家人的健康为目的，所有的护理措施都要与家庭成员共同计划执行，配合资源的利用，依序解决家庭的健康问题，使全家获得身心健康。依照家庭的生活周期，不同时期有不同的家庭重点成员，以之为阶段中心，开展工作。

(一) 儿童

中国家庭的核心是孩子，也是核心家庭的中心。儿童的健康关系家庭的稳定和谐。在核心家庭中，儿童的出生、成长伴随家庭的成长与成熟，有很长的时间，儿童是家庭健康教育的重点成员之一。

农村和城市都有相当数量的散居儿童，其主要活动场所是家庭，关系密切者是家庭成员，集体儿童每日早晚与家庭成员也有较多的接触。因此，进行儿童家庭健康教育，首先要坚持优生优育的原则，就是要普及儿童保健的知识。主要包括围生期、新生儿期、婴儿期、幼儿期、学龄前期等方面的预防保健知识。

1. 围生期 孕妇应以优生为前提。避免病毒感染，避免烟酒危害，避免药物的影响，保持轻松愉快的心情。为此，家庭成员应做好相应的各项工作。

2. 新生儿期 家庭应以优育为目的。为新生儿创造良好环境，室内恒温、保暖，经常为其洗澡换衣，注意脐带护理，力争母乳喂养。

3. 婴儿期 家长应负责婴儿按计划免疫程序完成预防接种，应适时用正确方法断奶，及时添加辅食，还应让婴儿参加适当的锻炼活动。

4. 幼儿期 家长应以身作则，用言传身教对幼儿进行早期教育，还应合理安排喂养与膳食。

5. 学龄前期 应重视孩子个人卫生习惯和饮食习惯的培养，注意孩子心理健康和智力发育。

(二) 妇女

健康教育实践证明，家庭主妇是家庭健康教育活动的主角。一方面自己的生活需要调整，另一方面全家人的健康需要呵护。女孩到了青春期，家长有责任引导她们正确对待所发生的生理变化，帮助她们保持心理健康。家长应指导她们保持月经期卫生，并进行适当的性知识、性道德教育；妇女婚后因生育而处于特殊生理期时，特别需要家庭的特殊保健服务。实行计划生育也需要家庭的支持和帮助，妇女进入更年期引起的生理、心理变化较大，更需要家庭的理解、安慰和照顾。

(三) 中、老年人

中老年知识分子在大中城市居民中占有

笔记栏

一定比例，是国家和民族的宝贵财富，他们事业心强，但往往忽略自我保健，应加强对他们的健康指导和保护。包括中老年人的生理特点和心理特点，中老年人的饮食、运动、学习、工作、娱乐、休息等方面的保健知识，中老年人常见疾病防治知识等。通过他们可以对其他家庭成员和社区群众产生较大影响。

老年人的家庭健康教育应从合理膳食和建立良好的生活习惯入手。家庭成员应为老人安排低盐、低脂膳食，粗粮细做，在合理营养、平衡膳食的前提下，不断翻新食物花样。家庭成员应劝老人不吸烟、少饮酒、积极参加体育锻炼，从事力所能及的家务活动和社会活动。养成良好的生活习惯和固定的生活规律。家庭成员在生活上要给老年人以照顾，在精神上给予慰藉。

第3节 家庭健康教育主要方法

目前，我国家庭健康教育尚处于启蒙阶段，健康教育家庭化时代的到来尚需要健康教育工作者付出长期而艰辛的努力。家庭是个体走向社会的桥梁，家庭成员往往具有相似的生活习惯和行为方式，家庭成员间的健康信念也互相影响。事实上，在父母对子女的日常教育中，已包含了许多健康教育的内容，如洗脸、刷牙等一般习惯的养成，在许多家庭中都潜移默化地进行着。而全面、系统的家庭健康教育活动，则需要社区健康教育工作者去组织实施。

一、家庭主要成员培训

要推动健康教育家庭化的形成，首先要培训家庭主要成员，使受过培训的家庭成员，能够承担起对家庭其他成员进行健康教育的责任，能在长期的家庭日常生活中给其他家庭成员以教育、指导和监督。

举办家庭健康教育主要成员培训班，应由社区行政部门和社区卫生部门共同承担，由社区行政部门负责组织召集工作，由卫生部门承担授课任务。也可采取社区行政部门与卫生部门共同组成健康教育委员会或领导小组，承担培训任务。

笔记栏

健康教育实践证明，家庭主妇是家庭保健活动的主角，是妇幼保健工作的直接对象，也是社会活动的积极参与者。通过妇联、计划生育管理网络，把家庭妇女组织起来，进行必要的卫生知识培训和行为指导，她们可以成为家庭中的保健员。医护人员利用到家庭出诊的时机，根据病情，及时向家属交待护理、治疗方法及药物服用、饮食、起居活动、疗养等方面的知识，对患者及家属进行家庭健康教育。

二、组织家庭健康教育小组

1. 家庭健康教育小组的组织实施 家庭健康教育可以组织家庭健康教育小组。具体做法是：把临近几个家庭组织起来，成立一个既有组织而又比较自由的健康教育小组。这种小组一般以3~5户为宜，使一个家庭能容纳整个小组的成员，这样就便于集中学习。在小组中有一户示范户带动大家，则学习效果会更佳。

家庭健康教育小组的活动时间应相对固定，或每周一次，或两周一次，具体时间可由小组成员共同决定，一般每次学习时间在两小时左右为宜。学习地点不一定固定在哪一家，每次的学习可在每户间轮流，这样可以促进各家的环境卫生面貌。因为各家都会互相比较、暗自竞争。每个社区都可根据自己的具体情况，制定一些相应的办法，只要它有利于促进健康教育家庭化的形成。

授课人也可在健康教育小组的家庭成员中轮流承担，这样，能促进每一个成员在学中讲，在讲中学，以提高学习效果。另外，要求别人做到的，自己须以身作则先做到，也能促进不良行为的改变和良好行为的形成。

2. 家庭健康教育的传播方式 开展家庭健康教育，究竟应通过什么渠道，采用什么手段，才能使教育内容得到充分的体现，并达到预期的效果呢？这与科学地运用和选择教育的传播方式是有密切关系的。常用的家庭健康教育的传播方式有如下几种：

（1）对个人传播：包括个别谈话、咨询等。

（2）对集体传播：包括集会演说、讲座、座谈会、经验交流会、上课、参观访问、大组或小组讨论等。

（3）对大众传播：包括报纸、杂志、书籍、广播、电视、电影、戏剧、演唱、说书、唱片、录音、录像、幻灯、传单、标语、墙报、黑板报、宣传栏、宣传画、摄影、图片、模型、标本、展览等。例如："卫生科普入户"是我国城乡普遍采用的一种家庭健康教育形式。当前，我国公开发行上百种卫生科普报刊，适用于家庭健康教育的科普读物也日渐增多。社区健康教育工作者应当选购、订阅，然后再从这些书报中精选一些内容，编印成传单或小册子等形式，提供给每个家庭。经济比较发达的地区，也可将这些书报推荐给每个家庭，使其能经常性学习自己所需要的东西。

3. 家庭健康教育传播方式选择的原则 要注意"三性"：针对性、接受性、有效性。

（1）针对性：指宣传教育要因地制宜，因人制宜，对症下药。避免不看对象，泛泛而谈，不着边际，无的放矢。

（2）接受性：指宣传教育所采用方式是否受到群众欢迎，宣传内容是否通俗易懂，群众能不能领会接受。

（3）有效性：指根据健康教育的目的，既要在群众中普及健康卫生知识，传播有关党的健康卫生方针政策，而且要使群众在充分认识健康教育意义的基础上，自觉行动，积极配合，达到健康教育家庭化，促使每个家庭成员不良行为的改变和良好行为的形成，真正取得宣传教育的实效。

三、通过竞赛树立典范

家庭健康教育是在社区卫生服务中心管理下进行的。要使家庭健康教育得以普及，社区卫生服务中心通过竞赛树立典范，利用榜样的力量培训家庭健康教育示范户，也是一种较好的方法。大多数人都有一种崇善、崇美的向上心态，在人们不知道怎样去做的时候，有了示范户，只要能让人感受到其好处时，人们往往会愿意效仿的。

培养家庭健康教育示范户，可以在家庭健康教育考核评比等活动中，挑选出一些健康素质较高的家庭，作为家庭健康教育示范户；可以在培训家庭主要成员时，挑选出一些整体素质较高的人员，再在这些人的家庭中开展知识及行为的综合性健康教育活动。首先要在改变家庭环境面貌上下功夫，使周围人能感受到示范家庭环境逐步变美，从而产生模仿学习的心理愿望，示范的作用就会逐步扩展，蔚然成风。

激励与竞赛是健康教育工作的有效方法。社区可以组织一些竞赛性活动，如以家庭为单位的健康知识竞赛、组织家庭健康教育考核评比活动。对于各种活动的优胜者给予适当的物质与精神奖励，还可以将家庭健康教育作为创星级文明户的内容之一，使家庭健康教育得以普及。

总之，家庭健康教育是全方位、多层次、动态变化的，不是一次性就够了，无法一劳永逸，它需要家庭全体成员用整个身心去关心它、呵护它、爱惜它，一天也不能放松。

案例6-1　家庭重点成员健康教育个案

李×，女性，66岁，教师。诊断：糖尿病2期。以口渴、多饮、乏力4年余为主诉曾住院治疗。追溯原因8年前因与领导不睦，精神抑郁而渐感口渴、多饮、乏力。先后两次到当地医院就诊，查空腹血糖8.7mmol/L，诊断为"糖尿病"，予消渴丸5粒，3次/日，迪化糖锭250mg，3次/日治疗，症状逐渐减轻，血糖下降。之后一直规律服用上述药物，病情控制较为平稳，出院回家服药与饮食控制。近1个月前患者自感口渴、多饮、乏力症状明显加重，出现下肢麻木疼痛感。请家庭护师到家中复诊，提出诊疗和家庭健康教育意见。

护理体检：T 37.1℃，P 86次/分，Bp130/84mmHg（17.29/11.17kPa），身高160cm，体重65kg，精神状态良好。

护理诊断：老年糖尿病2期

（1）有感染的危险，知识缺乏。

（2）下肢麻木疼痛，潜在并发症。

（3）低血糖，有受伤的危险，组织完整性受损。

（4）改变不良生活方式与饮食结构。

1. 健康教育需求评估　重点成员有学习能力，愿意接受家庭健康教育，希望了解糖尿病的预防、治疗知识。

2. 家庭健康教育计划

【健康教育目标】　使患者了解和增进糖尿病健康知识，提高自我保健的意识，掌握自我保健的技能，改变不良生活方式，积极配合参与糖尿病的康复治

笔记栏

疗。提高生活质量。

【健康教育学习目标】

(1) 了解糖尿病的有关知识。

(2) 懂得避免糖尿病因素的常识。

(3) 知道适合自己的降糖药物和剂量,提高药物依从性。

(4) 学会血糖自我监测,保证空腹和餐后血糖基本维持在正常水平。

【健康教育内容】

1. 心理指导 糖尿病是终身性疾病,其病程呈慢性,患者常因反复血糖偏高而导致紧张恐惧心理,在基本知识教育中,客观地向患者介绍疾病有关发展过程及预后知识,使患者认识到糖尿病是目前尚不能根治的慢性疾病,但又是可预防和控制的疾病,提高患者坚持治疗战胜疾病的信心。

2. 饮食指导 目的是让患者理解合适的饮食有利于减轻体重,控制血糖和防止低血糖,改善脂代谢紊乱和高血压,主要向患者介绍饮食治疗的目的意义及具体措施,并督促落实。教会患者根据自己的体重、身高、性别、运动量等个体情况计算饮食量,保证合理的营养,严格控制甜食。三餐热量分配可根据饮食习惯选择 1/5、2/5、2/5 或 1/3、1/3、1/3 ,但要基本固定,要根据血糖制定糖尿病饮食。

3. 运动指导 运动有利于减轻体重,提高胰岛素敏感性,改善糖尿病患者胰岛素抵抗,促进葡萄糖的利用,降低血糖。运动还可以减轻患者压力和紧张情绪。依照患者身体情况选择活动种类,如医疗步行、慢跑、骑自行车、打太极拳、球类运动等。最好采取有氧运动,必须坚持循序渐进、持之以恒的原则。运动最好选择在餐后 1h 左右进行,医疗步行是最佳的运动方法,根据身体情况可采用中速步行每分钟 100~120 步。如出现心率在 100~120 次/分,有劳累感应减速停止。出去运动时要随身携带糖果,以免低血糖时备用。

4. 用药指导 对用药物治疗的患者,向其讲解药物的剂量、用法及用药后可能出现的不良反应,并介绍降糖药饭前饭后服用的不同类型,用药要准确,特别在联合用药时更应小心谨慎。胰岛素治疗在饭前半小时注射,必须按时进餐,抽取胰岛素剂量必须准确。不管是口服降糖药还是注射胰岛素,均应定期监测血糖,根据血糖情况,由医生调整药物剂量,同时防止患者乱用土方、秘方以免影响治疗。

5. 预防并发症的指导 糖尿病患者保持身体清洁,避免损伤,嘱患者经常用清水擦洗身体,特别注意保持口腔、会阴、足部的清洁,皮肤出现瘙痒时尽量少抓以免抓破。穿宽松柔软的透气好的衣服、合脚舒适的鞋袜,不要过紧。使用热水袋时水温不宜超过 50℃,以免烫伤,如发现皮肤破损及时处理预防感染。糖尿病患者容易发生低血糖,但由于临床症状不典型,容易误诊造成严重后果,首先要告诉患者低血糖发生的症状,如何防止和处理低血糖反应,如出现心慌、出汗、恶心呕吐以及有明显的饥饿感等情况,应立即喝糖水和进食。由于各种原因停用降糖药物或饮食过量诱发酮症酸中毒,出现疲倦、食欲不振,甚至昏迷,应立即送附近医院进行血、血糖、电解质监测。

笔记栏

【健康教育方法】

1. 随机性教育 在治疗、护理、访视家庭中有针对性指导,如发药时讲解药物的作用、不良反应、用法、注意事项。

2. 谈话式教育 通过个别谈心,耐心解答患者的提问,针对个别病例逐项指导。

3. 文字教育 通过健康教育手册等图文并茂的资料指导患者了解掌握有关疾病的知识,同时给予必要的解释说明。

4. 电化教学 分发介绍糖尿病相关知识的录像带、光碟等,让患者及其家属观看、学习与糖尿病有关的饮食、起居、活动、娱乐、休息、学习等方面的保健知识。

【健康效果评价】

(1) 患者通过健康教育后,对糖尿病的基本知识、防治方法、严格遵医嘱进行食疗和用药等方面的认识有显著提高。

(2) 通过健康教育,患者参加运动的积极性提高,主动参与医疗步行、慢跑、打太极拳、医疗体操等各项康复运动。

(3) 学会血糖的自我监测方法。

(4) 有效控制血糖。患者健康教育后的空腹血糖、餐后 2h 血糖与健康教育前的空腹血糖、餐后 2h 血糖比较,均有明显改善。

(5) 能说出糖尿病的原因、防治措施及并发症的预防和护理方法。

(6) 会写评估记录。

【健康教育人员记录、总结】

年　　月　　日

(1) 该老年糖尿病患者,家庭健康教育前对糖尿病的康复治疗方法、并发症的预防不够理解。通过向患者教育与指导有关糖尿病的基本知识、康复治疗方法,增强了患者自我保健意识和技能,调动了患者参与各项康复治疗的积极性,发挥患者主观能动性和自觉性,自控水平明显提高。在康复治疗过程中能认真执行饮食、运动、药物治疗方案。

(2) 家庭糖尿病健康教育中注意事项:先要对患者进行评估,根据患者的不同特点和状况,制定个体的教育方案、教育计划。其次健康教育内容应反映科学性、实用性、可行性、深入浅出、反复讲解,直到掌握为止。要加强对患者和其家庭主要成员新知识、新技术的学习,以便更好地为家庭糖尿病患者服务。

家庭健康教育是全方位、多层次、动态变化的。家庭对健康的影响涉及家庭成员整个生命过程的生理、心理和行为的各个方面。是个人健康和疾病发生发展的最重要的背景因素，家庭成员的疾病和健康状况与家庭的生活方式、生活环境、人际关系密切相关。所以，家庭健康教育的对象是所有的家庭成员。家庭健康教育的内容涉及饮食营养、家庭环境卫生、生活方式、卫生习惯的建立、营造和谐的家庭氛围、疾病防治、家庭护理及对儿童的教育培养、对老人的心理调适与照顾等方面。家庭健康教育除在家庭的日常生活中进行潜移默化的教育外，主要通过家庭主要成员培训、组织家庭健康教育小组和树立家庭健康教育示范户等方法，开展全面系统的家庭健康教育活动。

小结

目标检测

一、单项选择题

1. 由父母及其子女组成的家庭，也包括无子女夫妇和养子女组成的家庭，叫做（　　）。
   A. 核心家庭　B. 扩展家庭
   C. 其他类型家庭　D. 主干家庭
2. 至少两对或两对以上的已婚夫妇及其未婚子女组成的家庭，包括由父母同几对已婚子女及孙子女构成的家庭、两对以上已婚兄弟姐妹组成的家庭。叫做（　　）。
   A. 核心家庭　B. 扩展家庭
   C. 其他类型家庭　D. 复式家庭
3. 家庭环境健康教育的具体内容包括以下哪几个方面（　　）。
   A. 住宅建设　B. 住宅装修
   C. 居室环境卫生　D. 以上全是
4. 新生儿期家庭应以优育为目的。对新生儿应首先（　　）。
   A. 创造良好环境，室内恒温、保暖
   B. 经常为其洗澡换衣
   C. 注意脐带护理
   D. 母乳喂养

二、多项选择题

1. 家庭的功能除了生育功能以外，还包括以下哪几方面（　　）。
   A. 情感功能　B. 社会化功能
   C. 经济功能　D. 抚养和赡养功能
   E. 卫生保健功能
2. 家庭重点成员健康教育包括哪几方面（　　）。
   A. 儿童　B. 妇女
   C. 中、老年人　D. 意外伤害教育
   E. 残疾人
3. 良好生活方式的健康教育，以下叙述错误的是（　　）。
   A. 饮食与营养
   B. 家庭及个人行为习惯
   C. 休闲与健身运动
   D. 随心所欲、放纵自己
   E. 以上都不是

三、是非题

1. 家庭健康教育是全方位、多层次、动态变化的，不是一次性就够了，无法一劳永逸。（　　）
2. 心理因素是影响人类健康的重要因素，良好的心理状态有益于健康。（　　）
3. 家庭中的每一个成员的心理状态都会对自身和整个家庭产生相应的影响。（　　）
4. 良好的家庭生活氛围是健康家庭的体现，是促进家庭和每个成员身心健康的重要条件。（　　）
5. 家庭防病知识教育不能随着社会疾病谱的改变而变化。（　　）

四、填空题

1. 中国家庭的核心是______，也是核心家庭的______。
2. 儿童保健的知识主要包括围生期、____________、______、______、学龄前期等方面的预防保健知识。
3. 学龄前期应重视孩子个人卫生习惯和饮食习惯的培养，注意孩子______和______。
4. 单身家庭、______、______、______、群居体及同性恋家庭等属于其他家庭类型。
5. ______是现代生活中重要的保健方法之一。

五、名词解释

1. 家庭　2. 家庭生活周期　3. 家庭健康教育
4. 家庭生活方式　5. 不良生活方式

六、简答题

1. 家庭的功能包括哪几方面？
2. 家庭的特点有哪些？
3. 家庭的类型有几种？
4. 家庭体育锻炼应遵循哪些原则？
5. 家庭健康教育传播方式选择的原则是什么？

七、论述题

1. 家庭健康教育有哪些基本内容？
2. 家庭健康教育主要方法有哪些？

笔记栏

第7章 医院健康教育

学习目标

1. 解释医院健康教育、患者健康教育及出院教育的概念
2. 叙述医院健康教育的意义和内容
3. 说出医院健康教育的途径
4. 能开展内科、外科、妇产科及儿科疾病患者的健康教育

随着我国卫生保健革命的深入及医学模式的转变，医院的卫生服务开始从单纯的医疗型向医疗、预防、保健结合型转变，医院也成为社区推行健康教育和健康促进的重要场所。医院健康教育是社会发展和医学进步的产物，是预防医学的重要组成部分，它旨在通过疾病防治知识的教育及宣传国家的卫生工作方针与政策，调动人群自觉防治疾病的积极性，提高人们的自我保健能力，保护和促进人群健康。

第1节 概 述

一、医院健康教育概念

医院健康教育这一概念形成于20世纪50年代，是由美国医疗保险人员最早提出的，其初衷是减少慢性患者的医疗费用。60年代，美国医院协会与公共卫生协会相继明确提出"健康教育是高标准保健服务不可缺少的组成部分，患者教育是患者服务的组成部分"，从而推动了医院健康教育的发展。

我国医院健康教育自20世纪80年代起步，此后便迅速发展，至80年代已进入健康促进的时代。将医院健康教育纳入国家卫生城市考核标准，以政府行为和行政干预来推动医院健康教育的发展，是我国医院健康促进的一个实例。1997年，中国健康教育协会医院健康教育学术委员会在海口市宣告成立，标志着我国医院健康教育全国协作网络的形成。

笔记栏

医院健康教育（hospital health education）泛指各类医疗保健机构和人员在临床实践过程中伴随医疗实践活动而实施的健康教育。

二、医院健康教育的意义

医院健康教育贯穿于医院的医疗、预防、护理、康复及管理工作的全过程。由于患者及其家属对疾病有关知识的渴求，对医务人员的高度信赖，以及医务人员拥有的专业知识与技术特长，使得医院开展健康教育具有任何部门和场合所不具备的优势，并具有特殊的意义和作用。

（一）医院健康教育是现代医学发展的必然趋势

随着人类疾病谱与死亡谱的变化，医学模式逐渐由生物医学模式转为生物-心理-社会医学模式，从而导致医疗服务出现以下新的发展趋向：

1. 从单纯的治疗服务扩大到防治结合的综合服务 目前医院的任务是做到防治结合，逐步增强预防性服务工作，目的是使人们做到无病早防、有病早治，从而保护和促进身体健康。

2. 从单纯的生理服务扩大到生理-心理-社会的全面服务 新的医学模式要求医务人员既要掌握医疗技术，又要具备一些心理学和社会学的知识。医务人员既要用自己的专业知识与技术解除患者的躯体痛苦，又要用自己的语言与行为去解除患者的内心疑虑，同时要注重开展训练与教育，加强必要的社会指导。

3. 从单纯的院内服务扩大到院外服务 医院不仅要做好院内服务，还要求扩大到院外服务。例如，建立家庭病床；对患者进行访视；到社区进行疾病普查普治及保健知识宣传等。

现代医疗服务发展趋势表明，医院的服务内容与服务对象不断扩大。医院既要抢救治

疗患者，又要负责向人们传播保健知识和技术，帮助群众建立自觉自愿的良好生活方式，以建设和维护一个有益于身心健康的社会环境。可见，健康教育成为医院工作的重要内容，医院将成为社区健康教育的中心。

（二）健康教育是医疗服务的组成部分和有效的治疗手段

医院健康教育贯穿于三级预防工作中，是医疗服务的组成部分，是提高患者和社区群众健康意识和自我保健能力，改善从医行为和提高医疗服务质量的重要手段。

第一，健康教育可提高患者对医护人员的信任感和依从性。信任是医患关系的重要内容，也是患者形成健康信念，产生从医行为的必要前提。美国的调查资料表明，在慢性非传染性疾病的防治过程中，患者对医嘱的非依从现象高达75%甚至更高。我国近年来对高血压病的多项研究结果也证实，患者的从医行为与血压控制程度有密切关系。1986年，上海市调查了324名高血压患者，他们对非药物治疗的依从率为60%，且其依从行为与卫生知识水平成正相关。可见，医护人员应通过与患者及其家属充分沟通，使他们对医护人员建立信任，从而主动配合治疗，促进健康。

> 从医行为（compliance），又称遵医行为，指依从医嘱，为防治疾病而采取的行动，例如，定期复查、遵医嘱服药、饮食疗法等。
>
> 链接

第二，健康教育可以帮助医护人员实现对患者的心理治疗。目前发病率较高的心身疾病，如消化性溃疡、神经性皮炎、紧张性头痛等的直接病因是不良的心理反应，在治疗这类疾病时常常以心理治疗为主，同时辅以药物或其他疗法。心理治疗就是个体在情绪和认识上的调整过程，是个性上的重新塑造以及对客观环境变化的适应。只有通过健康教育，才能消除患者的异常心理反应，帮助他们树立战胜疾病的信心。

第三，健康教育本身就是一种治疗方法。许多疾病的发生发展与不良生活方式密切相关，如吸烟、酗酒、缺乏锻炼、高脂高盐饮食等都是高血压等心脑血管疾病的主要危险因素。降低这些疾病的患病率和病死率，除药物治疗外，还必须坚持饮食控制、适当体育锻炼等疗法。医护人员通过健康教育，可以帮助患者实现这些非药物治疗方法。可见，健康教育是指导患者及其家属学习和掌握有关知识和技能，提高自我保健能力的有效易行的非药物治疗手段。

（三）健康教育是密切医患关系，促进医院精神文明建设的重要纽带

良好的医患关系使患者对医务人员产生信赖感，能给患者带来安全感和病愈的信心；良好的医患关系也是医务人员全面掌握患者的病情和心理变化，进行合理治疗的必要前提。医院借助各个医护环节和多种途径，向患者和群众传播卫生知识，既可以体现医护人员对患者及其家属的亲切关怀，又增强了患者对医护人员的信赖感，从而密切了医患关系。

医院是医治患者的地方，也是精神文明建设的重要窗口。健康教育的开展有助于医护人员强化服务意识，文明服务语言，规范服务行为，从而提高人们对医德医风的满意度，为医院工作创造良好的社会环境，促进医院精神文明建设。

（四）健康教育是改善医院管理质量和提高社会经济效益的有效途径

市场经济条件下医疗市场的建立，为医院的生存和发展带来了新的挑战。开展健康教育工作可以促进医院医德医风建设和医疗质量提高。同时，通过向社会宣传医院的新技术、新设备、新项目、新风尚，扩大了医院的影响，提高了医院的声誉，增强了医院的竞争力，从而有效地提高了医疗保健服务的社会效益和经济效益。具体体现在以下几个方面：

（1）健康教育可提高患者和群众的卫生知识水平和自我保健能力，改变人们不良的行为生活方式，减少疾病危险因素，降低疾病的发生率和复发率。

（2）健康教育使患者密切配合治疗和护理，可提高治疗效果，缩短病程，加速病床周转率。

（3）通过健康教育宣传新技术、新项目，可提高医院和医护人员的知名度和信誉。

笔记栏

（4）健康教育可纠正人们追求高层次、高技术医疗服务的观点，并促使人们采用经济有效的检查和治疗方法，从而控制医疗费用。

三、医院健康教育的基本内容

医院应紧密结合实际，从有利于医院工作和患者利益出发，卓有成效地开展健康教育工作。根据医疗服务的实际特点，医院开展健康教育应着重抓住以下几方面内容进行：

1. 公共卫生知识教育 宣传国家及地方政府的各项卫生法规；教育患者及其家属遵守医院的各项规章制度，注意保持公共卫生，讲究公共道德，不在医院大声喧哗，不随地吐痰，不乱扔废弃物，遵守卫生秩序等。

2. 各种流行病防治知识教育

（1）传染性流行病防治知识：各种传染病的传染源、传播途径、预防方法、疫情报告、隔离、消毒、护理、治疗等知识。

（2）非传染性流行病防治知识：如高血压、冠心病、脑血管病、恶性肿瘤等疾病的预防、治疗、康复知识。

3. 各科常见病防治及急症救护知识教育 宣传内科、外科、妇产科、儿科、五官科、皮肤科、精神科等常见病、多发病的防治知识；介绍各科急症如溺水、中暑、煤气中毒、食物中毒、烧伤、骨折、毒蛇咬伤、电击伤、狂犬咬伤等的急救方法、措施。

4. 就诊知识教育 向患者及其家属介绍医院性质、服务对象、各科室分布以及医疗过程中如挂号、候诊、化验、检查、交费、取药、住院等注意事项。

5. 各种化验、器械检查知识教育 向患者介绍血、尿、粪3大常规及各种血液生化检查时样本的留取方法、注意事项及正常值；向患者说明X线、心电图、B超、内镜、CT等检查的检查指征、注意事项等。

6. 器械治疗知识教育 向患者说明医院常用的器械治疗，如针灸、按摩、气功、红外线、激光等治疗方法的适应证、禁忌证及有关的注意事项等。

7. 用药知识教育 让患者了解各类药物的适应证、禁忌证、剂量、不良反应、保存等；各类中药的煎制、服用方法、适应证、禁忌证等；了解按时按量全程服药的重要性及滥用镇痛药、抗生素、激素类药物的危害等。

笔记栏

8. 心理卫生知识教育 教育患者及其家属认识心理因素对疾病的发生、发展及转归的影响；告诉患者如何保持心理平衡和消除疑虑；对患者进行一般心理疗法的宣传教育和咨询服务等。

9. 妇女卫生与计划生育教育 要重点宣传妇女“五期”保健（青春期、月经期、妊娠期、哺乳期、更年期）及保护儿童正常生长发育知识；宣传计划生育的政策、意义、各种节育方法及优生优育政策等。

另外，为减轻或消除患者在功能上的缺陷，尽可能地恢复其生活与工作能力，有必要对患者进行康复知识的宣传教育。

第2节 医院健康教育的实施与评价

一、医院健康教育的途径

医院健康教育必须配合和满足医疗护理服务，依业务活动和教育对象的需要而进行。根据不同的教育对象，医院健康教育分为医护人员教育、患者教育和社区大众教育三种基本途径。

（一）医护人员健康教育

受传统医学教育模式影响，我国大多数医护人员缺少健康教育专业知识的正规教育。虽然他们都认为有必要开展医院健康教育工作，却苦于缺少开展健康教育的技能、方法，因此对医护人员开展健康教育知识的继续教育尤为重要。

医护人员健康教育的内容应侧重于转变医护人员的卫生观念，使他们掌握健康教育计划的设计、组织实施与评价，提高他们开展健康教育的说、写、沟通等传播能力。另外，通过健康教育帮助医护人员培养良好的生活习惯，戒除不良嗜好，以身作则，当好患者的表率。医护人员健康教育形式主要有以下几种：

1. 专兼职健康教育人员的业务培训 通过脱产进修、参加研讨班或在职进修、函授等形式，系统学习健康教育基本理论与方法，提高业务能力。

2. 全体医护人员的继续教育 结合本专

业特点和工作需要，通过业务学习、专题讲座等形式，普及有关知识，培训人际沟通能力，激发他们的健康教育工作热情。如配合创建爱婴医院，对医护人员进行母乳喂养知识和技巧的培训。

3. 医护人员健康促进活动 针对医护人员中普遍存在的健康问题，如工作紧张、压力大、缺乏锻炼、男性医生吸烟率高等，有组织有计划地实施干预活动，促进他们建立健康的生活方式，保持和促进身心健康。

(二) 患者健康教育

患者健康教育是以患者为中心，针对到医院接受医疗保健服务的患者及其家属所实施的健康教育活动。教育目标是针对患者个人的健康状况和疾病特点，通过健康教育实现三级预防，促进患者身心健康。患者健康教育属于医院健康教育的重点，教育场所主要在医院内。与社区健康教育相比，患者健康教育对象存在着更大的差异，因为他们面临的疾病或健康问题不同，每个人所处的心理状态和社会环境也不同。为了满足他们的不同信息需求，医护人员必须结合医疗护理过程，为患者及其家属提供连续、系统、个人化的健康教育服务。依据实施场所不同，患者健康教育分为门诊教育和住院教育。

1. 门诊教育 指对患者在门诊诊疗过程中实施的健康教育活动。门诊患者复杂，各人的情况和要求不同，且人数多，流动性大，停留时间短暂。因此，门诊教育要抓住门诊就医过程的主要环节，针对患者带有共性的问题，简明扼要地实施教育活动。门诊教育又包括以下几个方面：

(1) 候诊教育：指患者候诊期间，针对候诊知识和当前流行病与常见病防治知识所进行的健康教育。候诊知识包括保持公共卫生、就诊手续与制度及科室位置等。医院在宣传有关知识的同时，还可起到安定患者情绪，维持候诊秩序的作用。教育方式主要有口头讲解，设置卫生墙报、黑板报、宣传标语牌，设置低音广播和闭路电视，代售卫生科普读物等。

(2) 随诊教育：指医护人员在诊疗过程中，根据病情对患者进行的简单讲解和指导。这种教育方法具有较强的针对性和灵活性，但不宜太详细，否则影响诊疗速度。

(3) 门诊咨询教育：指医护人员对门诊患者及其家属提出的有关疾病与健康问题进行解答。咨询是一种针对性很强的对话教育形式，要求咨询人员具有一定的专业水平。

(4) 门诊讲座与培训班：指以预约门诊形式定期将患有同种疾病的患者或需接受相同保健服务的人集合起来，进行有关疾病的知识讲座、行为指导或技能培训。讲座或培训之前，要广泛收集资料，做好充分准备，并保证收集的资料具有较大的科学性、趣味性和实用性。这种形式适用于妇幼保健、老年保健、慢性病患者等人群的门诊教育。

(5) 健康教育处方：以医嘱形式向患者提供的教育材料，主要是针对某种疾病的特点，对患者进行有关疾病防治知识、用药知识及生活方式等方面的指导。这种教育处方是对患者口头教育内容的补充，便于患者保存阅读，能指导患者进行自我保健和家庭保健，是一种有效的治疗手段。

2. 住院健康教育 医院健康教育指患者在住院治疗期间接受的健康教育。由于患者在院时间长，便于医护人员与患者之间相互了解，有利于有计划、有组织地安排教育活动。住院患者一般病情较重，心理状况复杂，因此教育更需要具有及时性、针对性和指导性。住院教育包括入院教育、在院教育和出院教育。

(1) 入院教育：指患者入院时由医护人员向患者及其家属进行的宣传教育。首先，由当班护士向患者及其家属介绍住院规章制度及服务内容，并进行必要的安慰。其次，主管或值班医生首次接诊患者时，向患者及其家属说明病情、检查安排、初步诊断和治疗方案。教育的目的是使患者和陪护人员尽快熟悉住院环境，稳定情绪，遵守住院制度，积极配合治疗。

(2) 在院教育：是患者在住院期间进行的健康教育工作，是住院教育的重点。在院教育主要有随机教育、患者咨询会、医患座谈会等。

1) 随机教育：指医护人员随时抓住机会向患者及其家属开展宣传教育。一是医生利用查房时间，针对患者的不同情况，进行有关治疗注意事项的宣传教育。二是护士每天与患者接触时，根据患者的具体情况，向患者进

笔记栏

行有针对性的说服和解释,在精神上安慰患者,解除其思想顾虑。同时就饮食、休养、用药等具体问题进行住院生活指导,使患者适应医院生活,遵守医嘱,安心住院,早日康复。三是护理员和卫生员利用每天整理床铺和做清洁工作时与患者接触的机会,向患者及其家属宣传保持清洁卫生和病房安静、遵守卫生秩序和住院规则等的重要意义与具体要求。

2) 患者咨询会:指患者根据自己患病情况提出各种问题,然后由主管医生归纳整理后向患者进行详细讲解。医院往往住着同种疾病患者,定期举行同种患者咨询会,针对性较强,可以收到较好的效果。

3) 医患座谈会:主要是通过患者自己介绍个人在治疗过程中的体会,现身说法,让患者教育患者。医生和患者都参加座谈会,主要由患者谈体会,然后由医生做小结。会前应选择与医务人员配合良好并取得良好疗效的典型患者在会上发言,以增强座谈会效果。

4) 其他教育方法:在院的其他教育方法有设置健康教育宣传栏、举办健康教育专题讲座、卫生科普读物入病房等。

(3) 出院教育:指在患者出院前,医护人员以口头谈话或医嘱形式,向患者及其家属说明住院治疗效果、疾病现状和预后,进行生活方式和家庭护理的指导,提出继续用药和定期复查等注意事项。目的是使患者出院后巩固住院治疗效果,防止疾病复发和意外情况发生。同时,还可征求患者及其家属对医院和医护人员的意见,不断改进医院健康教育工作。

3. 随访健康教育 又称出院后教育,是住院教育的延伸和继续,也是医院开展社区服务的一项内容。它主要针对有复发倾向,需长期接受健康指导的慢性病患者。主管医生通过书信往来、定期或不定期家访、电话咨询等方式,针对病情发展,修订治疗方案,给患者以长期、动态的健康咨询和指导。

(三) 社区大众健康教育

开展社区健康教育,是医院的一项重要任务,也是医院树立良好社会形象的有效途径。内容可针对一般疾病的防治、计划生育、预防接种、妇幼保健、疾病普查等知识,也可向群众介绍医院的特色、设施、服务范围、好人好事等。

笔记栏

社区健康教育可采用卫生科普展览、健康咨询、利用卫生宣传日(如世界无烟日、爱牙日等)上街宣传等方式,也可利用广播、电视、报刊杂志等传播媒介进行。

通过社区健康教育,可以提高公众的健康意识和自我保健能力,从而提高社区居民的群体健康水平。

> 医院健康教育成功与否,很大程度上依赖于所运用的健康教育手段,即健康传播活动。健康教育工作中选择适当的传播方法,往往可起到事半功倍的效果。根据医院健康教育的目标人群、场所及传递的健康信息的不同,医院开展健康教育常分别运用人际传播、大众传播、心理咨询等方法。
>
> 接链

二、医院健康教育的组织与实施

(一) 医院健康教育的组织

健康教育是医院业务工作的一部分,从组织上落实是做好健康教育的根本保证。医院只有建立了各级相应的健康教育组织,才有可能开展好健康教育工作。

1. 院级健康教育领导小组 医院健康教育涉及全院各科室,成立院级健康教育领导小组,就能使健康教育工作形成一种制度,从而规范地、经常性地开展。领导小组应由医院的业务院长兼任组长,同时吸收院级党、政、工、团和各业务科室有关人员参加。健康教育领导小组的主要任务是主持领导全院性的健康教育工作计划的制定,经常性督促检查健康教育工作,定期进行总结;主持健康教育工作的联席会议与协调会议,协调全院党、政、工、团组织及各业务科室与健康教育专业职能部门的工作联系;预算并批拨健康教育工作经费,添置必需的器材、设备等。

2. 医院健康教育专业机构 医院要做好健康教育工作,必须建立健康教育专业机构。在条件较好、规模较大的医院,可设立健康教育科;条件尚不具备的一般综合性医院或专科医院可在预防保健科内成立健康教育小组,由一定的专业人员负责健康教育工作。医院健康教育专业机构全面负责全院的健康教育工作。其具体任务是制定健康教育工作计划；督促检查执行情况；对健康教育工作进行业务指导；收集、编写健康教育材料；协助院领导具体执行宣传器材的购置、制作与使用；协调各有关部门的关系；开展调查研究与组织经验交流；对各种数字与资料的收集、整理、统计、分析等。

3. 科室健康教育小组　由于医院各科室的职能范围不同，开展健康教育的内容与形式也不一样。各业务科室应有几名不脱产的医护人员组成健康教育小组，并指定一名负责人，来统筹安排该科室的健康教育工作。科室健康教育小组的任务是执行全院的健康教育计划，组织落实本科室的健康教育工作；组织本科室人员参加门诊、病房、及院外的社会性健康教育工作；收集、整理、统计与分析本科室有关健康教育的各种数字资料并及时上报；收集健康教育对象的反映，评价健康教育效果，提出改进意见；收集和整理有关健康教育的文字与形象资料，完善教育工作。

（二）医院健康教育的实施

做好健康教育的计划设计、实施与评价，是医院健康教育走向科学化、系统化的标志。患者健康教育是医护人员与患者及其家属之间相互沟通、相互作用的学习过程，整个实施程序是科学的思维与工作方法。医护人员在实施健康教育时必须遵循思想性、科学性、趣味性、保护性的原则。以下就患者健康教育为例，说明健康教育的实施步骤。

> 在临床实践中，患者教育程序与护理程序一样，二者步骤相同，相互关联。患者教育中的教育需求评估正是护理评估的一部分，患者教育的目标则是护理计划的子目标。
>
> 链接

1. 评估患者需求　就是通过调查分析，了解患者及其家属需要学习什么知识或者获得何种技能的过程，这是实施健康教育的必要前提。评估内容包括以下几项：

（1）患者关于自身所患疾病的知识水平：如患者是否了解自己的病情、诊断结果、治疗方法？自己应尽何责任？患者有无不良卫生习惯而影响治疗？

（2）患者的学习动机：指患者关于疾病的主观需求，即患者想知道些什么？想做些什么？这样一来，医护人员才会制定出有实际意义的教育目标，教育时才能得到患者的积极参与和合作。

（3）患者的学习能力：包括患者的文化程度、阅读能力、体力及运动能力等。医护人员往往根据患者的知识、能力向其提供最适宜的教育。例如，一个糖尿病患者无任何医药知识，不知道自己的病情及糖尿病的并发症与后遗症，也不知道节制饮食、调节生活规律等，这些知识都成为他的需求，急需进行教育。但患者文化程度不高，学习能力和时间有限，不可能对他进行全面教育。这时就应考虑何种需求是患者最迫切的需要，并对其疾病的防治最为有效；何种教育方式患者最易接受等。例如，该糖尿病患者是个肥胖患者，如果尚未发生各种病变，那么最重要的是及时对他进行饮食指导。

（4）环境因素：包括患者的家庭及社区环境中的促成及强化因素，例如，患者家庭成员有何技能帮助治疗，家庭及社区有无实施有助于疾病治疗的干预措施等。

评估方法可采用直接评估和间接评估。直接评估就是从与患者的话中获得信息，间接评估是通过观察患者的非语言表现、阅读病历、分析病史及其健康影响因素来获得信息。

2. 确定健康教育目标　通过分析患者的需求，医院健康教育人员可以明确健康教育目的。教育目的不能抽象化，应确定为尽可能具体的、实际的教育目标，以便于实施和评估。以糖尿病患者为例，该患者对所患疾病一无所知，有关他的病情、治疗方法、可能的并发症等都成为他的需求，而他所能做到的就是控制饮食，且控制饮食对其疾病的治疗和控制效果最理想。因此可将教育目标定为“指导患者能计算食物中所含热量”。

3. 拟定健康教育计划　医院健康教育人员在实施健康教育前，必须拟定健康教育计划，教育计划应包括以下基本内容。

（1）教育时间与场合：患者走进医院到离开医院的时间都是健康教育的时机，其中包括诊疗前的咨询，治疗过程中医护人员对病情、

笔记栏

治疗与有关注意事项的说明，对患者问题的解答及患者所需知识与技能的传授等。个别患者教育为不使患者感到不安，应避免在大庭广众之下进行，治疗室是医护人员对患者教育的好地方。如果患者需要追踪访视或在家治疗，那么家庭也是患者健康教育的好场所。对于住院治疗的患者，病房教育效果更佳。

（2）教育内容：患者所患疾病的病因、病情、诊断结果、治疗过程、预后及患者应负责任和应掌握的技术等都属于教育内容。但由于受到时间、患者学习能力及环境因素等的影响，不可能进行全面教育。选择教育内容时，最主要考虑两个因素，即患者的需求和学习能力。一般对患者教育内容选择的要求是基本、简单和有用，并多次重复，以加深患者的印象或促使患者熟练某项技能。

概括地讲，患者教育应以健康为中心，围绕知、信、行三个环节，选择包括疾病防治与一般卫生知识、心理卫生知识和健康相关行为干预三方面内容。

20世纪80年代以来，国外医院已普遍设立减肥训练、康复训练、膳食指导、戒烟、戒酒、戒毒等内容的健康教育项目，以办培训班、咨询门诊、自助小组等形式，由医生、护士、营养师、健康教育人员等多学科专业人员对教育对象进行行为矫正和行为指导。我国在这方面的工作也已开始起步。

链接

（3）教育人员：患者教育是一个完整的教育系统，虽然整个教育计划可有其主管医师来制订，但在教育中各个环节的医务人员应互相配合、各司其职。这些医务人员包括医生、护理人员、检验人员、药剂人员、专职健康教育人员及行政后勤人员等。由于医生对疾病的诊治处理具有权威性，对患者的影响很大，人们一般认为医生是主要的教育者。而实际上医生在门诊很少有时间进行健康教育，对于简单的内容，其他医务人员的教育作用更大。例如，当需要对患者传授知识、更新观念或加强生活指导时，可由护士来执行；对需要节制饮食的患者，可由营养师来教育等。而很多时候则需要各类人员共同配合。

笔记栏

（4）教育方法：选择适当的教育方法，能增强患者的学习效果。教育方法很多，如前面所述的人际交流、大众传播、心理咨询等，最好是几种方法灵活地配合使用。

4. 教育计划的实施 医务人员必须根据教育计划实施健康教育活动。为了保证教育计划的正确执行，提高患者的学习效果，具体实施时应注意以下几点：①注意信息的双向沟通，要让患者有机会提问，并给以满意的答复。②适当重复重点内容，并以不同形式不断加以强化。③使用适当的教育辅助材料，以增强教育的直观性与趣味性，提高患者学习兴趣。④适当组织患者及其患者家属集体学习，利用群体动力，提高健康教育效果。

5. 教育效果评价 评价是健康教育的重要一环，计划-执行-评价是一种连续过程，目的是及时修正原有计划，改进正在进行的工作。在患者教育过程中，要不断评估进展情况，一旦发现问题，可及时修订计划，调整教育内容和方法；在教育进行到一定阶段的时候，应以行为观察、口头或书面问卷、填写评价表等形式评价教育目标是否达到，预期的行为改变是否发生。

第3节 常见病患者健康教育

随着医学模式的转变，以及人民生活水平的提高，以患者为中心的整体护理将逐步取代以疾病为中心的功能制护理，对患者进行健康教育已成为护理工作的一项重要内容。通过开展健康教育，可使患者了解与疾病有关的健康知识，减轻心理负担，主动积极地配合治疗和护理，减少并发症，促进康复。

一、内科疾病患者健康教育

（一）呼吸系统患者健康教育

1. 住院期间

（1）指导患者掌握有效的呼吸技巧：①横膈式呼吸：护士将双手放在患者腹部的肋弓下缘，嘱患者吸气。吸气时，患者应放松双肩，通过鼻吸入气体，并将腹部向外凸出顶住护士的双手，屏气1~2s，以保持肺泡张开；呼气时，护士双手在患者肋弓下方轻轻施加压力，同时让患者用口慢慢呼出气体。开始时，患者同护士一起练习，然后患者自己进行训练，直到熟练掌握。②缩唇呼吸：患者用鼻吸气，用口呼气。呼气时，口唇收拢，做吹口哨样动作，数到第7后做“扑”声，呼吸按节律进行，吸与呼时间之比为1∶2或1∶3，尽量将气呼出，以改善通气。

（2）指导患者咳嗽、排痰的有效方法：①向患者讲解排痰的意义，指导有效咳嗽、排痰技巧。②排痰前可协助患者翻身，教会家属拍背的方法，由下向上，由外向内。③指导患者家属使用超声雾化吸入，以稀释痰液，预防痰液干燥。④指导患者家属经常帮患者变换体位，至少每2小时翻身1次等。⑤必要时可行体位引流，嘱患者体位引流前至少1h内不吃东西，以防误吸。

（3）教会患者应对呼吸困难的措施：①指导患者采取端坐位或半卧位，以利于呼吸，保持供氧通畅。②教会患者或家属吸氧的方法，掌握吸氧时间、浓度、氧流量。观察氧中毒表现、缺氧改善情况，发绀、呼吸困难等有否减轻。

2. 出院教育

（1）讲解吸烟对健康的影响，嘱患者或家属戒烟。

（2）指导患者避免上衣过紧，影响胸廓活动。

（3）解释可能加重肺部疾病的各种因素，如被动吸烟、精神紧张、花粉、室内通风不良等。

（4）饮食指导：指导患者少量多餐，选择清淡、易消化的高蛋白、高维生素饮食，指导家属根据患者的饮食习惯，选择患者喜爱的食谱，避免产气多的食物或饮料。在心脏能耐受的范围内鼓励多饮水或选择喜欢的饮料。协助口腔护理，鼓励多漱口。口唇干燥时涂护唇油，以增进食欲。

（5）出院带药：对服用与说明书使用不同或说明书上未说明的药物的患者，应做特殊指导，必要时写书面资料交给患者或家属，指导患者药物的适应证、剂量、次数及可能出现的不良反应，监督患者正确用药。

（6）指导患者门诊随访知识：指导患者按预定时间就诊，告诉患者急诊电话、门诊电话、专家门诊电话等。

（二）循环系统患者健康教育

1. 住院期间

（1）饮食指导：①限制钠盐及水摄入：告诉患者，过多的水分及钠盐潴留体内，可加重心脏负担。心功能不全者食盐量：Ⅰ°心力衰竭<5g/d，Ⅱ°心力衰竭<2.5g/d，Ⅲ°心力衰竭<1g/d或无盐，若用盐量不好掌握，可指导患者或家属烹调时暂不放盐。低盐饮食时，应告诉患者禁用或少用各种腌制品、面包、饼干、豆腐干、乳、汽水、啤酒、酱油、味精、鸡蛋及含钠食物等食品，长期低盐饮食有可能造成食欲减退、恶心、衰弱无力等，可间歇使用盐的替代品如低钠盐。②适当限制水分摄入，最好1～2L/d以内。③减少脂肪尤其胆固醇的摄入，调整饮食结构，少量多餐，避免过饱，进高蛋白、高维生素、易消化食物。肥胖者应限制饮食、减轻体重，禁食刺激性食物，戒除烟、酒、咖啡、浓茶等，避免进大量高脂肪、高热量饮食，避免暴饮暴食。

（2）用药指导：①服用强心剂时，应严格遵守医嘱，不可随意增减剂量或停药，如果患者在用药过程中出现恶心、黄视、绿视、心律失常等现象，应考虑洋地黄过量，立即通知医生。当脉搏低于60次/分时应停药并报告。②服用利尿剂时，应注意钾盐的补充。用药剂量不大时从食物中获取即可，含钾较多的食物有豆类食品、多种瘦肉、韭菜、香蕉、红枣等。用药剂量较大、尿量增多或出现倦睡、肌肉无力、腹胀、恶心等低血钾症状时，应口服补钾。③服用乙酰水杨酸类药物时，嘱患者饭后服，以减轻对胃黏膜的刺激。④心绞痛患者应常备硝酸甘油，发作时立即舌下含化，减缓疼痛。⑤使用硝普钠时，应告之患者或家属硝普钠的保存应避光，取得患者理解和合作，如果出现头晕、出汗、恶心应及时告知医生或护士。⑥将医生所开药物的书面资料提供给患者，不应让患者盲目相信说明书。提供服药时间表包括：具体时间、饭前、饭后，睡觉前等，以便患者有规律地定时服药。

（3）活动/休息指导：避免劳累，活动量要适宜，以不引起心慌、气短、呼吸困难等为原则。鼓励室外活动如散步、体操、气功、太极拳等；指导卧床患者经常做深呼吸、下肢自主或被动运动；指导家属协助患者进行肢体锻炼，防止静脉血栓形成。根据心功能分级决定患者的活动量限制，指导患者坚持动静结合，以避免长期卧床或静止不动引起血栓性静脉炎

笔记栏

等，同时可增加心肌侧支循环、代偿的功能。

2. 出院指导

(1) 根据病情调整饮食结构，坚持医生或护士建议的合理饮食。

(2) 指导患者限制活动量：①逐渐增加最大活动量，以不引起不适症状为原则。②避免重体力劳动、精神过度紧张的工作、过长的工作时间、剧烈劳动或竞赛性的运动。③在任何情况下，心绞痛发作时应立即停止活动，马上休息。④经常参加适量的体力劳动及进行适当的体育锻炼，有助于侧支循环的建立。⑤教会家属正确测量血压、体温。⑥教会患者或家属识别与自身有关的缺血性心脏疾病的危险因素如酒、烟等不良饮食习惯等。⑦教会患者采用放松技术，如深呼吸，全身肌肉放松等。⑧指导患者随身携带"保健盒"，学会正确服用药物。⑨指导患者或家属用适合家庭使用的氧疗方法及注意事项。⑩出院带药指导，给患者提供有关药物的书面材料，嘱患者或家属妥善保管住院期间的相关资料，以备查。指导患者正确用药和门诊随访知识。嘱患者按预约的时间就诊，告诉患者门诊电话、急诊电话、专家门诊时间。

（三）消化系统患者健康教育

1. 住院期间

(1) 饮食指导：①胃肠疾病患者要注意饮食卫生，进易消化富营养的温软食物，忌食过冷、过热或粗糙、辛辣刺激性食物，少食多餐。②胰腺炎急性期一般禁食水1～3d，症状缓解后可从低脂、低糖流质开始逐渐恢复正常饮食。③消化道出血患者要暂禁食，出血停止48～72h可进流质饮食。④有肝性脑病时给低脂饮食（20～40g/d），腹水者给予低盐饮食（2～3g/d）。⑤肝硬化恢复期患者，要给以高蛋白、高热量、高维生素和低脂少渣饮食，食物应新鲜，柔软易消化，无刺激性，禁饮酒。

(2) 患者的心理指导：①向患者或家属讲解本系统疾病的相关知识，帮助患者尽快进入角色，面对现实，主动配合治疗。②慢性病患者因长期受疾病的折磨，容易产生忧郁烦躁、抵触情绪，指导患者进行自我调节，参加有兴趣的集体活动，转移其消极心境。学会运用幽默感，开阔自己的心胸，或向知心朋友倾吐自己的心声。鼓励患者与患同种疾病的患者交流，消除悲观情绪，保持最佳心境。

笔记栏

2. 出院指导

(1) 强调饮食规律和节制饮酒的重要意义，宣传饮水、饮食卫生对预防本系统疾病保证健康的重要作用。

(2) 保持口腔清洁，指导患者早晚刷牙及进食后漱口，防止口臭，预防感染，增强食欲。

(3) 指导患者掌握发病的规律性，保持良好的记录习惯，认真记录出现的症状和用药反应等，为诊断、治疗提供依据。

(4) 指导患者营造一个安静、舒适、良好的休息环境，保证充足的休息和睡眠。

(5) 指导患者尽可能从事力所能及的工作、适当的户外活动和家务劳动，达到最大限度的自理，使其成为一个有用的"健康人"。

(6) 指导患者门诊随访知识，患者按预定时间（2周）到门诊复诊，如出现紧急情况，随时到医院急诊室就诊。嘱患者复诊时带好住院期间的资料及出院后各种检查记录。

（四）泌尿系统患者健康教育

1. 住院期间

(1) 肾性高血压患者：①指导家属定期测量和记录血压，嘱家属减少探视。②保持病室环境安境，避免患者情绪波动。③指导接受降压治疗的患者按时服药，并根据病情限制水、钠摄入量。④重度高血压有下列情况如头痛、喷射性呕吐、视力障碍等高血压危象表现应及时报告。指导观察肢体运动和面肌运动的改变，以及性格、智力、记忆力等神经精神系统症状的变化，防止脑血管意外的发生。

(2) 教会患者应对肾性水肿的方法：①指导患者观察水肿进展或消退的表现，每日测体重、腹围，观察眶周水肿、腹胀等。②向患者解释如何保持适当体位：眼睑部水肿枕头应稍高，严重水肿者应经常更换体位，有胸膜腔积液者宜半卧位，有阴囊水肿时宜用托带将阴部托起，保持被褥、衣裤平整、柔软。③遵医嘱限制静脉和口服液体量：必要时，使用静脉输液，准确控制入水量；限制喝白开水，建议患者进餐时或在两餐之间增加有营养的液体；建议患者流质服药，勿用白开水。④调整饮食结构，给予高热量、高蛋白、高维生素、低盐饮食。

⑤教会患者准确记录每日尿量、体重（轻度水肿者可隔日或每周测2次）。⑥嘱浮肿明显者无盐饮食，浮肿减轻后低盐饮食。⑦指导使用利尿剂患者重视是否有精神委靡、疲乏、迟钝、腹胀、肠鸣音减弱等低血钾的表现，如有应及时报告医生或护士。⑧患者采用放松技术如深呼吸等，缓解紧张焦虑的情绪。⑨向患者或家属讲解肾炎、肾病综合征、肾功能不全的有关知识，使患者了解自身疾病，积极配合医护工作，增强自我护理意识。

2. 出院指导

（1）指导患者或家属在家时的护理措施，控制出入量平衡，监测血压。

（2）指导患者：①注意休息，避免过度劳累。②防寒保暖，因寒冷可使肾血流量减少易致肾功能不全。③避免感冒，防止呼吸道感染，必要时监测体重变化。④女性患者近期不宜妊娠，以防疾病复发。

（3）教育患者坚持合理饮食高热量、高维生素、低盐、低脂饮食，提供少量多餐的可口饮食，选择喜爱食品等。

（4）向患者强调，如出现头痛、倦怠、神志恍惚、呕吐、食欲下降、尿量减少等尿毒症的表现应及时就医。

（5）提供患者出院带药的书面材料，详细解释服药的剂量、时间、不良反应等。嘱患者或家属妥善保管住院资料，随访时应备齐所有资料。

（五）内分泌系统患者健康教育

1. 住院期间

（1）向患者详细讲解本系统疾病的病因、发病机制、治疗、并发症及其注意事项，使其能够解释及应对。

（2）糖尿病的最基础治疗是控制饮食，解释严格遵守饮食控制的重要性，使其合作达到治疗目的：①嘱患者戒烟酒。②定时定量，按糖尿病食谱进餐，劝其不要贪嘴，使患者能自觉控制饮食。③胰岛素治疗的患者，饭前必须用胰岛素，注射胰岛素后15~30min内必须进食，否则易出现低血糖反应。④饮食上选用素菜、豆腐渣、鸡蛋，少吃一部分主食，禁吃甜食、土豆、白薯等多淀粉食物。

（3）每日适当的活动锻炼非常重要，锻炼可以降低血糖水平，降低发生心血管并发症的危险因素。

（4）患者独立进行血糖和尿糖水平的监测。

（5）保持皮肤清洁，保持口腔卫生，轻症患者定期洗澡。重症患者定期用温水擦洗，以免发生疖肿。阴部瘙痒者可用温水擦洗。

2. 出院指导 注意饮食与休息，继续进行尿糖测定，坚持正确使用胰岛素，定期门诊复查。

二、外科疾病患者健康教育

（一）普通外科患者健康教育

1. 住院期间

（1）饮食指导：①给易消化、高维生素、高蛋白、无刺激性食物。②胃部术后，胃肠功能恢复后前3~5d，少进牛奶等高蛋白食物。③对于出现倾倒综合征的患者，应注意控制进食节奏，进食后平卧20~30min。

（2）活动休息指导：让患者熟悉和适应环境，减少干扰，睡前不饮咖啡、浓茶，促进睡眠，睡前如厕排便。

（3）术前指导：①吸烟可增加呼吸道分泌物，不利于手术麻醉，应嘱患者戒烟。②病室内氧气实行管道化，不要使用明火，以免发生意外。③让患者了解治疗过程中可能出现的情况及预防措施，减轻患者心理负担。④术前做肠道准备，减少术中污染。⑤术前用药可减少麻醉药用量及不良反应，减少呼吸道分泌物。

（4）术后指导：①术后6h内平卧位头偏向一侧，是为了减轻因麻醉而致的头痛和误吸。②术后取半卧位有利于改善呼吸，减轻疼痛，便于分泌物和残余液的引流及炎症局限。③引流管不要扭曲，活动时，引流袋位置不要高于引流部位，避免逆行感染。④患者掌握有效咳痰方法，有利于痰液排出，促进肺功能恢复。⑤患者早期下床活动，促进胃肠功能的恢复，提高机体抵抗力。⑥有造瘘口者，出院时让患者学会扩肛和护理造瘘口，防止造瘘口狭窄，保持大便通畅。⑦让患者了解常用药的用法、剂量及作用。⑧胃管一方面可观察胃内容物颜色、性质和量，为治疗提供依据；另一方面减轻胃肠壁张力，有利于伤口愈合。

笔记栏

2. **出院指导** 教患者出院后少量多餐，食易消化食物；进行适量运动；必要时门诊复查。

(二) 肝胆系统患者健康教育

1. **住院期间**

(1) 饮食指导：让患者食用高热量、高蛋白、高维生素、低脂肪、易消化食物，勿食用辛辣、酸等刺激性食物，禁止饮酒。

(2) 术前指导：①向患者讲解手术过程，减轻患者对手术的恐惧感。②让患者了解术前应用维生素 K_1、氨基酸等保肝药物，有利术后机体康复。③解释术前检查、化验目的及注意事项。④解释术前禁食、备皮、灌肠、留置尿管、胃管的意义。⑤术前用药可减少麻醉药用量及不良反应，减少呼吸道分泌物。⑥术后2h 翻身1次，避免因局部长期受压发生褥疮。⑦介绍十二指肠纤维镜取石的方法及注意事项。⑧讲明术后疼痛可能出现的时间及处理办法。⑨掌握有效排痰的方法，及时咳痰，保持呼吸道通畅，预防肺部感染。

(3) 术后指导：①术后应早期下床活动，增强体质，减少并发症发生。②术后不易过多应用镇痛剂，以免抑制肠蠕动，引起腹胀。③讲解术后留置T型管的作用及脱落后的严重后果。教给患者T型管保护措施。妥善管理T型管，保护引流管周围皮肤。长期T型管引流者，注意观察消化功能，食用易消化食物，少食多餐。

2. **出院指导** ①出院后继续休息，加强营养，促进机体康复。②遵医嘱继续服药。③适当进行锻炼，提高机体抵抗力，勿从事重体力劳动。④若有不适，及时来院就诊或定期复查，并及时用电话或其他通讯工具向医院咨询有关问题。⑤需经T型管胆道镜取石者，定期来院取石。

(三) 泌尿外科患者健康教育

1. **住院期间**

(1) 饮食指导：①膀胱肿瘤、肾肿瘤患者食用高蛋白、高维生素、高热量、易消化食物。②泌尿系结石患者应多饮水，每日2500～3000ml。③库欣综合征患者食用低脂饮食，控制脂肪摄入，降低血脂，减少脂肪堆积。④嗜铬细胞瘤患者可根据患者饮食习惯合理进食，避免由于饥饿感诱发高血压。⑤急性肾功能衰竭患者少尿期限制钠盐摄入，高钾血症时控制含钾食物摄入，如橘子、果汁等。

(2) 卫生指导：①经常洗澡，更换衣裤，修剪指甲，保持个人卫生，避免抓破皮肤。②尿道下裂患者每日用肥皂水清洗会阴部一次，保持会阴部皮肤清洁。③库欣综合征患者注意保持皮肤清洁卫生，避免由于糖代谢障碍及抗感染能力低下，皮肤出现疖、痈等感染病灶。④尿失禁患者勤换湿裤，勤洗会阴部，保持干燥，保持预防会阴部湿疹。⑤尿潴留患者病情允许时，可协助站立排尿，导尿可有效解除尿潴留，应保持尿管通畅。

(3) 手术指导：包括术前和术后指导。

1) 术前指导：①让患者了解手术过程及术后配合的有关事项。②让患者了解检查、化验目的、方法及有关注意事项。③根据不同病情向患者解释术后留置尿管的时间及注意事项。

2) 术后指导：①让患者术后多饮水，并使其了解多饮水的目的及意义。②向患者介绍膀胱冲洗的目的、方法，术后排气后可进流质饮食。③掌握有效排痰方法，预防肺部并发症。④讲明术后疼痛处理的有关事项。⑤术后半卧位有利于呼吸及腹腔引流，亦可减轻伤口疼痛。

2. **出院指导**

(1) 出院后合理安排生活，保证充足的休息和营养，促进机体康复。

(2) 遵医嘱继续服药。

(3) 适当进行锻炼，提高机体抵抗力。

(4) 向膀胱癌患者说明治疗后有复发倾向，应定期复查。

(5) 泌尿系结石患者适当调节饮食，多食富含维生素食物，养成多饮水的习惯。稀释尿液，减少沉淀，利于结石排出，预防泌尿系感染。尿道下裂患者尿道成形术后，应遵医嘱定时来医院行尿道扩张，防止尿道狭窄。

(6) 用电话或其他通讯工具向医院咨询有关问题。

(四) 胸部外科患者健康教育

1. **住院期间**

(1) 饮食指导：①给高维生素、高蛋白、营

笔记栏

养丰富、易消化、无刺激性食物。②食管梗阻者,根据病情给半流质、流质饮食或完全胃肠外营养支持。③心功能不全者,限制水和食盐摄入量,减轻心肺负担。

(2) 术前指导:①帮助患者戒烟,因吸烟会增加呼吸道分泌物,不利于手术麻醉及术后肺功能的恢复。②让患者了解特殊检查的目的及注意事项,以取得患者的配合。③教患者爱护使用传呼器。④讲解治疗过程中可能出现的情况及预防措施,减轻患者及家属心理负担。⑤教会患者掌握有效的呼吸方式,让患者了解有效的呼吸方式是预防术后肺不张、肺部感染的方法。⑥指导患者掌握有效咳嗽方法,以促进痰液排出及肺功能恢复。⑦术前禁食禁水,减少麻醉时食物反流,导致误吸的可能。⑧术前用药可减少麻醉药用量及不良反应,减少呼吸道分泌物。⑨讲解给氧目的,让患者了解吸氧可改善机体状况,降低无氧代谢,提高机体抵抗力。

(3) 术后指导:①术后进监护室,限制家属探视,以利于连续观察病情变化,避免交叉感染。②术后取平卧位头偏向一侧,以利于口腔中分泌物自口角流出,减少误吸,避免麻醉引起舌后坠,呼吸道阻塞,保持呼吸道通畅,改善呼吸。③术后取半卧位,有利于改善呼吸,减少心脏负担,便于分泌物和残余液的引流及炎症局限。④引流管不要扭曲,活动时引流袋位置不要高于引流部位,避免逆行感染。⑤使用呼吸机时患者口腔内插管,告诉患者不要随意拔管,配合呼吸机治疗。⑥术后逐渐增加活动量,提高机体耐受力。⑦讲解常用药的用法、剂量、不良反应。

2. 出院指导 ①指导患者继续用药。②适当锻炼,增强机体抵抗力。③嘱患者用电话或其他工具向医院咨询有关问题。

案例 7-1 外科健康教育计划

(一) 入院教育

1. 教育目标 尽快适应病区环境,建立良好的从医行为。

2. 教育内容 ①病区环境。②科室有关人员。③就餐规定。④个人物品摆放。⑤探视、陪护制度。⑥病区安全。⑦休息时间。⑧等级护理要求。⑨请、销假制度。⑩其他。

3. 教育方法 ①讲解或指导患者或家属阅读入院须知。②指出病区环境设施具体位置。③讲解建立从医行为的必要性。

4. 效果评价 ①复述入院须知的有关规定。②表示愿意遵守医院的规章制度。

(二) 术前教育

1. 教育目标 患者提高手术适应能力,减轻术前焦虑。

2. 需求评估 ①患者学习的愿望及能力。②患者对手术的心理反应及承受能力。③患者知识的缺乏程度。

3. 教育内容

(1) 知识讲解:①帮助患者了解手术、麻醉相关知识。②术前准备项目、意义及配合要点。③视觉模拟疼痛评估方法及无损伤止痛知识。

(2) 行为训练:①呼吸功能训练。②有效咳痰。③体语训练。④床上排泄。⑤肢体功能训练。⑥体位训练。⑦康复操。⑧戒烟训练。

4. 教育方法 ①讲解或指导阅读专科教育手册。②演示行为训练方法。③推荐有关学习材料。④播放专题影视录像片。⑤患者现身说法。⑥专题讲座。

5. 效果评价 ①能正确复述术前准备相关知识的要点。②正确演示行为训练技巧。③情绪稳定,焦虑减轻或消除。

(三) 术后教育

1. 教育目标 患者提高术后配合能力,减少并发症。

2. 需求评估 ①患者对术前行为训练内容掌握程度。②患者对手术的心理应激反应。③患者术后配合能力与水平。

3. 教育内容 ①告诉患者所处环境。②吸氧的注意事项。③各种生命管道的意义。④表述疼痛的方法。⑤各种卧位的意义。⑥饮食。⑦康复训练。⑧自理能力训练。⑨正确的从医行为。

4. 教育方法 ①讲解术后配合相关知识。②演示行为训练方法。③推荐有关学习材料。④患者现身说法。

5. 效果评价 ①明确各种护理措施的意义。②主动参与预防并发症的护理。

笔记栏

三、妇产科疾病患者健康教育

(一) 妇科患者健康教育

1. 住院期间指导

(1) 饮食指导:①加强营养,给高蛋白、高维生素、易消化、无刺激性的食物。②及时处理化疗时呕吐患者的呕吐物。③会阴修补术后,让患者控制饮食,并服用缓泻剂,以保持大便通畅,减轻腹压。

(2) 卫生指导:①让患者保持口腔卫生,增进食欲。②讲解经期卫生知识,避免逆行感染。③加强性知识及计划生育指导。

> **乳房疾病自我检查方法**
>
> 躺平,手指平放在乳房一侧,挨次摸整个乳房,正常乳房是软的,无肿块、结节或触痛,特别注意乳房的外上角伸向腋窝方向的部位不能遗漏,腋窝也要检查,看有无肿大的淋巴结。检查时不抓捏乳房。如发现问题,即时到医院就诊。
>
> 链接

(3) 手术患者指导:

1) 术前指导:①讲解腹腔镜检查的目的及注意事项。②让患者掌握会阴坐浴的方法。③禁食禁水,防止麻醉时食物反流导致窒息或吸入性肺炎。④术前用药可稳定情绪,减少麻醉药用量及不良反应,减少呼吸道分泌物。⑤术前留置导尿,可避免术中损伤膀胱及术后胀大的膀胱挤压手术部位而出血和疼痛。⑥术前阴道准备,可改变阴道酸碱度,减少术中盆腔污染。⑦术前肠道准备,可使术中直肠空虚,防止术中损伤直肠污染手术。

2) 术后指导:①让患者术后平卧 6h,避免麻醉引起脑脊液压力降低所致头痛。②术后取半坐卧位,有利于改善呼吸,减轻疼痛和腹腔引流。③术后留置导尿者,让患者多饮水,保持尿管通畅,减少泌尿系感染。

2. 出院指导 对于出院后须继续服药者,说明用药剂量、方法及不良反应。术后禁止性生活和盆浴,以免逆行感染。

(二) 产科孕妇健康教育

1. 住院期间

(1) 饮食指导:饮食多样化,少量多餐,给高蛋白、高维生素、高热量易消化食物。孕妇多食含钙、磷、铁、碘的食物,以满足胎儿生长发育的需要;哺乳期限制辛辣刺激性食品,多喝汤,促进乳汁分泌;妊高症或妊娠合并心脏病患者,宜低盐或无盐饮食。

> **孕妇用药对胎儿的影响**
>
> 胎儿处于发育成长过程,生理情况有异于成年人,若在围生期用药不当,胎儿可能致畸或致胎儿发育不良等影响,甚至胎死宫内,故对孕妇用药必须慎重。有许多药物对胎儿的影响至今仍未完全肯定,一般认为用药剂量大、时间长及注射用药对胎儿造成不良影响的机会增多,应重视孕期临床药物学的研究,慎重衡量,正确选择与合理用药。
>
> 链接

(2) 正常分娩指导:向孕妇讲解分娩知识,消除紧张恐惧心理。第一产程让孕妇适当休息和活动,不要过度劳累和紧张,照常进食,不要憋尿,以免影响产程进展;第二产程教孕妇深吸一口气后持续向下屏气用力,配合助产士接产。阴道分娩后,让孕妇 24h 内卧床休息以恢复体力,随后活动量逐渐增加,不宜劳累。

(3) 手术分娩指导:

1) 术前指导:①剖宫产术前禁食、禁水,防止麻醉时食物反流导致误吸。②术前用药可稳定情绪,减少麻醉药用量及不良反应,减少呼吸道分泌物。③术前留置导尿,可避免术中损伤膀胱及术后挤压子宫而引起出血和疼痛。

2) 术后指导:①向孕妇讲解术后 6h 内去枕平卧位,主要是为了避免麻醉引起脑脊液压力降低而导致头痛。②术后取半卧位,有利于改善呼吸,减轻头痛及有利于恶露排出。

2. 出院指导 ①产后适当活动,1 个月内不干重活,6 周内避免劳累和蹲站过久,防止子宫脱垂。②产后 6 周内禁止性生活和盆浴,哺乳期最好用避孕套或放置节育器避孕,不宜口服避孕药。③产后 42 天门诊复查。

四、儿科疾病患者健康教育

1. 住院期间

(1) 饮食指导:①指导患儿养成良好的卫生习惯,勤洗澡,勤换衣,勤剪指甲,饭前便后

笔记栏

要洗手。②给患儿高蛋白、高维生素、营养丰富、易消化、无刺激性的食物。③肾病患儿按医生规定的低盐饮食，让家属或患儿了解饮食在疾病治疗过程中的意义，以取得配合。④对于腹泻的婴儿，指导家属延长喂奶间隔时间，并缩短喂奶时间，或喂稀释奶、脱脂奶，使胃肠道适当休息，并教导家属不要乱扔患儿的排泄物及污染物，在喂奶前，换尿布后洗净双手。⑤提倡母乳喂养，合理添加辅食，指导断奶。⑥教会家属正确的喂养方法，防止喂养不当引起的窒息、呛咳。咳嗽时停止喂奶，有呼吸困难时，应抬高头部或抱着喂奶，人工喂养用小孔奶头喂奶。

（2）卫生指导：①保持口腔卫生。②对于水肿、腹泻或大小便失禁的患儿，指导家属加强皮肤护理，预防皮肤破溃。③对于抵抗力低下的患儿，减少探视。④对于高热患儿，可松解衣服和包被，物理降温，多饮水，及时更换干燥、舒适的衣服，防止感冒受凉，给予清淡、易消化饮食。⑤讲解院内感染知识，增强防范意识，如患儿之间不要相互借餐具及日常用品等，以防交叉感染。

（3）用药指导：①药物的选择应在医生指导下进行，严禁私自改变剂量和品种。静脉输液时，不要擅自调节滴速，过快可导致急性肺水肿，心功能不全者可致心力衰竭，过慢发挥不了药物应有的作用。②若患儿拒绝吃药时，绝对不可以打针威胁，或强行捏住鼻子灌药，以免造成吸入气管的危险。③患儿服药时，一定要看其吞下去后方可离开。④家庭中的药物应放置在小儿不易拿到的地方，以免误服。

（4）心理指导：对具有心理障碍的患儿，分析原因，重点矫正，以鼓励为主，切忌打骂、讥讽，应取得患儿理解和配合。

2. 出院指导 ①合理安排生活起居，天气变化时及时增减衣服，适当进行户外活动，加强体能锻炼。②指导患者门诊随访知识，按约定时间到门诊复诊，如出现紧急或异常情况，随时到医院急诊室就诊。有出院带药的患儿，嘱家属严格按照医嘱服用，不能自行减药或停药。家属要切记有关疾病的注意事项。③嘱家属复诊时带好住院期间的资料及出院后的各种检查记录。

案例 7-2　早产儿吸氧不当丧失视力

郜某怀孕28周零5天，因保胎未果，在医院生下一对龙凤胎，女儿普通给氧后痊愈，一切正常。儿子连续中心给氧（使用氧气面罩，氧气浓度较高）5天，转普通给氧3天，应急给氧7天，后发现儿子的眼球不转动，未及时找眼科医生会诊，错过了最佳治疗期，最终导致了患儿失明……

分析要点：我国每年有2000万新生儿出生，其中早产低体重儿占6%（约120万人），出现视网膜病变（指视网膜受到不同程度的损害者，并非全部失明）的又占早产儿的20%（约24万人）。

早产婴儿失明实际是早产婴儿视网膜病变最严重的一种，其原因一是早产，二是体重轻，第三就是接受了氧气治疗。由于早产婴儿的血管没有发育成熟，接受氧气治疗或因血液中氧气有问题，使早产儿的视网膜血管发生病变，这些病变导致了视网膜脱离，就会造成失明。

早产儿视网膜病变是可以治愈的。早产儿视网膜病变若在孩子出生4~6周时发现，是治疗此病的最佳时机，治疗后孩子的眼睛与常人无异。但可供治疗的时间只有两周，若错过了，就很难治愈了。

五、常见传染病患者健康教育

1. 住院期间

（1）消毒隔离：严格按消毒原则进行工作，避免交叉感染，防止传染病扩散。

（2）心理指导：做好患者心理咨询与指导是传染病健康教育的重要任务之一。传染病患者常因仓促入院，骤离家庭，进入陌生环境，又因对隔离缺乏理解，产生孤独、紧张、恐惧心理可促使病情加重，或因病情迁延恢复较慢而情绪波动，甚至悲观失望而影响诊疗工作顺利进行。因此，对入院患者应热情接待，介绍病区环境与传染病有关制度，关心、同情、发现和解除患者的各种心理应激，特别是对病情较重、失去自信心的患者要加强警惕，防止意外发生。

（3）活动与休息：传染病的急性期症状重，代谢增加，身体许多重要脏器均可有不同程度的病理损害，为了减少机体消耗，减轻病损器官的负担，防止并发症的发生，患者应绝

笔记栏

对卧床休息。随着症状减轻，病情好转，方可逐步起床活动。

(4) 环境指导：传染病室应保持空气新鲜，定时通风换气，注意保暖，减少噪声，室内光线充足，但避免强光刺激，必要时可用窗帘遮蔽。室温保持在18～20℃，相对湿度保持在50%～60%为宜。为患者创造一个安静、整洁、舒适的环境，有利于患者康复。

(5) 饮食指导：传染病患者大多有高热、新陈代谢增加，且因食欲减退，进食少，饮食调配显得十分重要，可采用高热量、富营养、易消化的流质或半流质饮食。对于高热、机体代谢增加的患者，充足的水分可以维持水、电解质平衡和促进体内毒素的排泄。应鼓励患者多饮水（包括淡茶水、淡糖盐水），成年人每天需饮水3000ml以上，小儿一般每日每千克体重需80～100ml。

2. 出院健康教育 ①做好传染病的预防。②加强饮食和日常卫生管理。③定期门诊复查。

医院健康教育泛指各类医疗保健机构和人员在临床实践过程中伴随医疗实践活动而实施的健康教育。根据不同的教育对象，医院健康教育分为医护人员教育、患者教育和社区大众教育三种基本途径。患者健康教育是以患者为中心，针对到医院接受医疗保健服务的患者及其家属所实施的健康教育活动。依据实施场所不同，患者健康教育分为门诊教育和住院教育。患者健康教育的实施主要通过评估患者需求、确定健康教育目标、拟订健康教育计划、健康教育计划的实施和评价健康教育效果五个步骤来完成。

小 结

目标检测

一、单项选择题

1. 下列哪项不属于医院开展健康教育具备的优势（　　）。
   A. 医务人员拥有的专业知识和技术特长
   B. 患者及其家属对医务人员的高度信赖
   C. 医务人员缺少健康教育专业知识的正规教育
   D. 患者及其家属对疾病有关知识的渴求

笔记栏

2. 随访健康教育主要是（　　）的延伸和继续。
   A. 候诊教育　　B. 随诊教育
   C. 入院教育　　D. 住院教育
3. 下列哪项属于医院健康教育的重点（　　）。
   A. 专兼职健康教育人员的业务培训
   B. 医护人员健康促进活动
   C. 患者健康教育
   D. 社区健康教育
4. 患者健康教育选择教育内容时，最主要考虑的因素是（　　）。
   A. 学习环境　　B. 疾病的预后
   C. 学习时间　　D. 学习能力
5. Ⅱ°心力衰竭食盐量为（　　）。
   A. 8g/天　　B. 5g/天
   C. 2.5g/天　　D. 1g/天
6. 指导产妇禁止性生活时间为产后（　　）。
   A. 4周　　B. 6周
   C. 8周　　D. 10周
7. 对于腹泻婴幼儿，指导家属（　　）。
   A. 缩短喂奶间隔时间　　B. 延长喂奶时间
   C. 喂高浓度奶　　D. 喂脱脂奶
8. 胰腺炎急性期禁食水（　　）。
   A. 1/2～1天　　B. 1～3天
   C. 3～4天　　D. 4～5天

二、多项选择题

1. 下列哪项属于门诊教育（　　）。
   A. 候诊教育　　B. 随诊教育
   C. 随机教育　　D. 健康教育处方
   E. 随访教育
2. 下列哪种疾病患者需要开展随访教育（　　）。
   A. 高血压　　B. 麻疹
   C. 糖尿病　　D. 恶性肿瘤
   E. 脑中风
3. 对患者教育内容选择时的要求是（　　）。
   A. 全面　　B. 简单
   C. 有用　　D. 重复
   E. 合理
4. 医院健康教育人员包括（　　）。
   A. 医生　　B. 行政后勤人员
   C. 护理人员　　D. 患者
   E. 患者家属
5. 现代医疗服务发展的趋势为（　　）。
   A. 从单纯的治疗服务扩大到防治结合的综合服务
   B. 从单纯的生理服务扩大到生理、心理、社会的全面服务
   C. 从治疗服务转向预防服务
   D. 从社会服务转向到技术服务
   E. 从单纯的院内服务扩大到院外服务

三、是非题

1. 健康教育可以帮助医护人员实现对患者的心理治疗。（　　）

2. 急性肾功能衰竭患者少尿期应限制钠盐摄入。 ( )
3. 传染病急性期患者应绝对卧床休息。 ( )
4. 糖尿病的最基础治疗是控制饮食。 ( )
5. 心绞痛患者应常备硝酸甘油，发作时立即舌下含化，减缓疼痛。 ( )

四、填空题

1. 由于患者及其家属对______，对______，以及医务人员______，使得医院开展健康教育具有任何部门和场合所不具备的优势，并具有特殊的意义和作用。
2. 根据不同的教育对象，医院健康教育分为______、______、______三种基本途径。
3. 依据实施场所不同，患者健康教育分为门诊教育、住院教育和随访教育。门诊教育主要包括______、______、______、______、和______；住院教育包括______、______和______。
4. 随访教育又称______，是______的延伸和继续，也是医院开展______的一项内容。它主要针对______患者。
5. 做好健康教育的计划设计、实施与评价，是医院健康教育走向______、______的标志。

五、名词解释

1. 医院健康教育 2. 患者健康教育 3. 住院教育

六、简答题

1. 简述医院健康教育的意义。
2. 简述医院健康教育的内容。
3. 简述为了提高健康教育效果，患者健康教育计划实施时的注意事项。

七、论述题

1. 以高血压患者为例，说明患者健康教育的实施步骤。
2. 叙述循环系统患者的健康教育。

第8章 重要健康问题的健康教育

学习目标

1. 掌握吸烟、酗酒、网络成瘾对健康的危害
2. 掌握高血压病健康教育策略和防治艾滋病健康教育实施原则
3. 熟悉成瘾行为矫治、健康促进、高血压病健康促进计划及评价、艾滋病健康教育项目的实施与评价
4. 了解成瘾行为发生的原因、高血压病概述、艾滋病预防与控制策略

第1节 成瘾行为的健康教育

一、成瘾行为的概述

(一)概念

成瘾(addiction)一般指的是药物成瘾。药物指的是成瘾物质,包括天然的和合成的、合法的和非法的,不是指药房出售的用于治病的各种药物。随着人们对成瘾不断深入研究,成瘾的含义也不断发生变化。1965年,WHO建议采用药物依赖一词取代成瘾,并做如下定义:药物依赖指一种由生活机体与药物相互作用而产生的特定心理状态,有时也是生理状态。这种状态以连续地或周期性地强迫用药以体验药物的心理效应为特征,有时是为了避免断药后的痛苦。但是,成瘾一词并未退出历史舞台,大众传媒和专家们都乐于使用成瘾和成瘾者更方便,更传神。近年来,专家学者们扩大了成瘾的研究领域,认为其他的不良行为也可以成瘾,如赌博、电子游戏、网络、吃东西等,对成瘾行为有了全新的认识。

成瘾行为指在一种不是出于医疗或其他正当需要,额外的超乎寻常的嗜好形成过程中(即成瘾形成过程中),个体表现出强烈、被迫、连续或周期性地进行某种有害健康的活动,其目的是为了取得或维持某种特殊的心理快感,或为了避免停止这种活动所导致痛苦的一系列内外行为。要成瘾必须有致瘾原,即使成瘾者产生强烈快感和满足感的东西。在现实生活中不难发现,环境中到处都可以找到致瘾原。常见的致瘾原有:①麻醉药品,如鸦片、吗啡、二醋吗啡。②镇静催眠药。③中枢神经系统兴奋剂,如可卡因、苯丙胺。④大麻。⑤致幻剂,如麦角二乙胺、苯环己哌啶。⑥芳香溶剂。⑦乙醇。⑧烟草。⑨此外,如赌博、麻将、电子游戏、网络及某些文艺作品等精神性致瘾原。成瘾还有一个非常重要的条件——易成瘾者的存在,社会中不同的人对不同的致瘾原的感受性差异很大,那些特别易成瘾的人被称为成瘾者,他们的某些性格特征,造成了他们对致瘾原有成瘾的反应。此外,还有一些相关社会因素的作用,如遭受重大挫折者在寻求不到任何解脱方式时,也很容易卷入成瘾者的行列而不能自拔。

(二)成瘾行为的特征

1. 已成为成瘾者生命活动中必需的部分 成瘾行为本身并不是一般正常人生理、心理或医疗诸方面正当需要,而是为了取得或维持某种特殊的心理快感或避免停止这种活动所导致的痛苦的一系列内外行为。

2. 戒断症状 是中止成瘾行为后带来的一系列心理、生理上的异常变化,如空虚、无聊、绝望、无助、不安、嗜睡、流涎、欲死等。成瘾行为可产生身体依赖和(或)心理依赖。不同的成瘾行为其戒断症状有一定的特异性。

3. 戒断后复发 成瘾行为呈慢性经过,多次戒断、多次复发是其特征之一。

4. 慢性使用成瘾物质,可产生耐受性 长期使用成瘾物质可使身体对药物的敏感性下降,药效减低,需要继续增加剂量,才能维持原有的药效。不同成瘾药物的耐受性各不相同。

笔记栏

5. 危害个人、家庭和社会 成瘾行为损害身心健康,使个人生活方式以成瘾行为为中心,为此可以放弃工作和学习,甚至不惜犯罪,使家庭和社会受害。

(三) 成瘾行为发生的原因

造成成瘾行为的原因极其复杂,归纳起来有如下几方面:

1. 致瘾原本身的作用 致瘾原能使成瘾者产生强烈快感和满足感。成瘾药物都有中枢神经系统作用,能影响情绪、知觉或意识,可产生特有的快感或满足感。麻醉药品、精神药物、烟草、乙醇和某些挥发性有机溶剂容易产生药物依赖性。

2. 有个体生物学因素方面的作用 成瘾物质都作用于中枢神经系统,引起快感或满足感,或者是消除疼痛、焦虑等难受感,快感的引起和难受感的消除起强化作用,使用药者主动求药,以至成瘾。近年来,由于对各种成瘾物质的脑内药理学机制的不断了解,对于依赖性、戒断综合征、耐受性都有不同的学说解释,成瘾现象有其物质基础是不容置疑的。遗传因素与酗酒起作用,已经证明,对乙醇的代谢,人群中有酶组成的差异。吸毒的遗传素质以及对毒品的心理、生理效应的普遍易感性。躯体性的早熟也被作为危险因素之一。

3. 个体心理及社会环境因素的作用

(1) 社会文化因素:包括法律环境、社会对成瘾物质的规范、成瘾物质获得的难易、经济状况和邻里环境等。在当今社会中,对成瘾药物进行工业化生产,使质量提高、产量增加、成本降低,现代化的销售网络能做到产品充分供应。合法药物如烟、酒产销两旺,非法毒品如二醋吗啡、可卡因也是产销两旺。现代社会对药物的需求大增,这是因为社会节奏快,竞争激烈,社会分化严重,传统道德和价值观解体,有相当多人适应困难,他们是潜在的成瘾后备军,即高危人群,他们很可能放弃正当的奋斗目标,到药物中寻求安慰与逃避。合法药物容易得到,非法毒品也通过各种渠道向人们渗透。成瘾物质的供求与需求互相促进。因此,建立强大而高效的法律环境,严格对成瘾物质的规范相当重要。

(2) 人际间因素:人际关系指父母的吸毒、酗酒、吸烟等成瘾行为和对成瘾物质的看法、家庭的冲突以及朋友圈中成瘾物质消费情况、不明的家庭角色分配等;处于成瘾家庭的成员,同伴、同事和社会团体中有地位的人有成瘾行为以及新闻媒体中的吸烟饮酒等镜头,易于通过观察、模仿、劝诱和学习,造成价值观念混乱,从而形成难于戒除的成瘾行为。

(3) 心理行为方面的因素:包括过早出现并且持续存在的越轨行为、学业的失败、对成瘾物质消费的认可和过早介入成瘾物质等;个人的心理、情感因素,如恐惧、抑郁、强烈的感官需求、逆反心理和与躯体、性滥交有关以及充满紧张的生活经历等因素也被考虑。社会环境方面看,相当一部分人接触成瘾物质显然是从满足好奇心或寻求刺激开始的,特别是年轻人,他们往往把会抽烟喝酒作为成年的标志,作为吸引异性的一种方式;另一些人则是因为社交需要而开始使用这些物质的;还有一些人是想利用成瘾物质来应付各种精神刺激,以逃避现实,解除烦恼。行为学习理论认为,人们首次使用成瘾物质后,可能由于体验到成瘾物质的作用所带来的欣快感受而再次使用该物质。根据操作性条件反射原理,这时成瘾物质的作用所带来的欣快感成为一种阳性的强化因素,通过奖励机制促使人们再次重复使用行为,直至成瘾。而停用成瘾物质所引起的戒断症状又是一种阴性强化因素,戒断症状的出现是一种"惩罚",为了逃避这种"惩罚",成瘾者只好继续使用成瘾物质。

二、吸烟、酗酒、网络成瘾对健康的危害

(一) 吸烟

1. 概述 15世纪末,哥伦布在发现美洲新大陆的同时,也发现了印第安人的吸烟习惯。后来他把烟草带回欧洲,并逐渐传遍全世界。烟草传入我国已有400余年。吸烟已成为当今世界性最严重的社会问题之一,WHO称吸烟是严重威胁人类生命的20世纪瘟疫、慢性自杀行为,是21世纪人类面临的两大公害之一。吸烟者中有1/3的人因此死亡,其中1/2为中年人。据WHO估计,目前全世界每年死于烟草的人数达300万,预计到2025年

笔记栏

将增加到1000万，其中700万死亡将发生在发展中国家。吸烟危及周围的不吸烟者，特别是儿童和妇女，而且严重污染环境。至今，全世界拥有11亿烟民，我国占3亿多，为世界吸烟总人数的1/4，且每年以2%的速度递增。我国15岁以上人群的吸烟率为33%，男性达61%，女性为7%。我国是全球最大的烟草生产国、最大的烟草消耗国。据中国预防医学科学院1995年完成的专题研究表明，我国居民由于吸烟造成对健康的危害，折算成经济损失，每年达人民币3000亿元。我国如不能积极、有效地控制烟草瘟疫的蔓延，几十年后因吸烟带来的各种危害将会严重影响中华民族的素质。

纸烟烟雾包含3800多种已知的化学物质，主要有害成分包括尼古丁、焦油、潜在性致癌物(至少有40种)、一氧化碳和烟尘。它们具有多种生物学作用，包括：①对呼吸黏膜产生刺激，如醛类、氮氧化合物、烯烃类。②对细胞产生毒性作用，如腈类、胺类、重金属元素。③使人体产生成瘾作用，如尼古丁等生物碱。④对人体具有致癌作用，如多环芳烃的苯并芘，以及镉、二甲基亚硝胺、9-萘胺等。⑤对人体具有促癌作用，如酚类化合物。⑥使红细胞失去荷氧能力，如一氧化碳。评价烟草有害物质含量通常采用烟焦油、尼古丁和一氧化碳。

尼古丁(nicotine)是一种无色透明的油状挥发性液体，既是一种兴奋剂，也是一种抗焦虑药。可以使吸烟者感受到一种轻柔愉快的感觉，过量可以引起抑制或麻痹作用。尼古丁还可以使支气管上的纤毛丧失活力，甚至脱落，致使支气管黏膜受损，易发炎和感染。尼古丁刺激中枢神经系统，使心率和脉率增加，血压上升使血管发生狭窄，影响血液循环，并使心脏负担加重。

尼古丁最大的危害还在于它的成瘾性。尼古丁的作用极为迅速，吸入纸烟烟雾中的尼古丁只需7.5s就可以到达大脑(经静脉注射的尼古丁要13.5s才能到达大脑)，是主要的致瘾源。尼古丁在血浆中的半衰期为30min，如每天吸1包纸烟者，每30~40min就要吸1支烟，以维持大脑尼古丁稳定水平，当不能达到这一水平时，吸烟者就会感到烦躁、不适、恶心、头痛并渴望补充尼古丁。

一氧化碳(CO)是一种无味无色的气体，每支烟可产生CO为20~30ral，它使血液里碳氧血红蛋白浓度升高，破坏人体输氧功能，加剧缺氧，危害心血管系统。除心脏疾病外，吸烟者的一系列器官也将由于缺氧而产生病理改变。此外CO可与尼古丁协同危害吸烟者心血管系统并促进胆固醇储量增多，加速动脉粥样硬化。

焦油(tar)，是一种棕黄色具黏性的树脂，它可黏附在咽部和支气管的内表面上。焦油储积多年后可诱发异常细胞生成，形成肺癌。烟焦油系由酚、脂族烃、多环芳烃、酸类、吲哚、咔唑、吡啶等浓缩物构成。

吸烟者指每日吸烟1支以上，连续超过1年者。吸烟所产生的即时效应包括在兴奋状态下的镇静、缓解焦虑的作用和在精神不振的状态下的兴奋和提神的作用。大量吸烟后可出现欣快感，自觉特别清醒，充满活力和自信，伴有血压升高，心跳加快等躯体表现。急性中毒表现为恶心、呕吐、头昏、无力、心悸、心烦、坐立不安，严重者可出现呼吸衰竭和癫痫发作。烟瘾形成后，不吸烟就会出现戒断症状，表现为焦虑不安、头昏、头痛、心悸、恶心、呕吐，自主神经功能紊乱等症状，重新吸烟可缓解这些症状。

造成吸烟的行为较复杂，大量的研究表明，吸烟行为的产生及发展有着深刻的生理、心理和社会根源。一般人认为吸烟能缓解疲劳、提神醒脑、提高工作效率。香烟还是某些社会人际交往和沟通的媒介物。吸烟的起始多由好玩、模仿成年人、同伴压力、讲派头及精神压抑等引起。一旦成瘾，即产生生理上的依赖，难以戒掉。有调查表明，我国工人和农民吸烟率最高，文化水平与吸烟率成反比。值得注意的是我国男性医生吸烟有相当比例(我国1984年第一次全国吸烟率调查发现，56%的男医生吸烟)。

心理学理论认为情绪、个性特征、社会因素是吸烟的原因，特别是情绪因素是吸烟的主要原因。而对尼古丁的成瘾性是维持吸烟的主要原因。Tomkins提出吸烟者分为四类：①为了追求快乐者(正性情绪)。②为了减轻紧张者(负性情绪)。③既追求快乐，又为了减轻焦虑者(成瘾性)。④自动吸烟者(习惯

笔记栏

性)。研究证明,在16岁左右尚未开始吸烟的人中,神经质和外向性格的人容易养成吸烟习惯,稳定和内向性格的人不易养成吸烟习惯。社会因素引起吸烟行为有以下原因:①父母或同伴吸烟。②环境中鼓励吸烟或反对吸烟的态度不坚决。③权威人物吸烟。④认为吸烟是交际的需要。

2. 吸烟的危害　大量的科研成果证明吸烟是人类最大的公害,主要结论有五个方面:①吸烟明显促发了严重疾病并造成劳动力丧失和死亡。②孕妇吸烟危及胎儿,而父母吸烟影响并威胁幼儿的健康。③被动吸烟造成的危害。④石棉、煤尘或其他物质和颗粒与纸烟烟雾起协同作用。⑤增加意外伤亡,特别是由于火灾造成的伤亡。

(1) 对吸烟者健康的危害:有关研究表明,吸烟者的平均寿命明显低于不吸烟者,吸烟量越大,开始吸烟的年龄越早,吸烟的时间越长,吸入越深,烟质越劣,则吸烟者的平均寿命越短,病死率越高。根据英国和美国大的前瞻性研究表明,吸烟者病死率高于终生不吸烟者2~3倍。青少年时开始吸烟者至少50%最终死于与吸烟相关的疾病。吸烟导致大量死亡的不是老年人,主要是年富力强的中年人,烟草的危害远远超过酒、糖、汽车和摩托车造成的死亡。吸烟是诸多慢性非传染性疾病的主要危险因素。吸烟者容易罹患以下疾病:①恶性肿瘤。在所有恶性肿瘤患者中,33%是由烟草引起的。其中吸烟与肺癌的关系最为密切,吸烟者患肺癌的危险性是不吸烟者的10倍左右,80%~85%的肺癌患者是由吸烟引起的。与吸烟有关的其他癌症还有喉癌(根据病例-对照研究估计男性喉癌84%由于吸烟引起的,其相对危险度为5.4)、口腔癌、食管癌、膀胱癌及胰腺癌等。②慢性阻塞性肺病。据估计,80%~90%的慢性阻塞性肺病系吸烟所致。其病死率与每日的吸烟量呈明显的剂量-反应关系,并与开始吸烟的年龄、吸入深度有关。③冠心病。据国际上10次比较大的前瞻性研究表明,吸烟者的冠心病发病率或病死率,高于不吸烟者约70%。吸烟是冠心病的最大危险因素,而且吸烟与高血压、高血脂以及女性口服避孕药对冠心病有协同致病作用。如,女性吸烟并口服避孕药者的冠心病病死率,为不吸烟或不用口服避孕药者的10倍。④其他疾病。大量证据表明,吸烟与脑卒中、外周血管病、动脉硬化及其他血管疾病有关。吸烟者胃溃疡与十二指肠溃疡病高于不吸烟者。吸烟可导致妇女月经失调,提前出现绝经期和更年期综合征。吸烟对人的心理健康也有消极的影响,长期吸烟者会影响智力水平,学习和工作效率下降,并且还能影响人的心理品质。

(2) 对被动吸烟者健康的危害:吸烟不仅危害吸烟者本人的健康,而且由于散发的烟雾污染环境,使不吸烟者被动吸烟而受到危害。研究证明,室内侧流烟雾要占吸烟者所产生烟雾的85%,而且其中有害物质(如一氧化碳、尼古丁、焦油、苯并芘及胺等)的含量均高于主流烟雾,故被动吸烟受害尤甚。目前我国有5亿~6亿被动吸烟者。被动吸烟对健康的主要危害表现在:①母亲吸烟对胎儿的影响。孕妇吸烟影响胎儿的健康,易发生新生儿低体重、早产、自然流产和死胎。据日本报道,孕妇吸烟者的早产婴儿和胎内发育迟缓的发生率,均明显高于非吸烟者,且与每日吸烟支数呈明显剂量-反应关系。被动吸烟的孕妇和母亲吸烟一样同样具有危害。②对儿童的影响。父母吸烟可使2岁以下婴幼儿患支气管炎和肺炎的危险增大,使5岁以下儿童易患哮喘。据调查,母亲吸烟,子女因呼吸道疾病的住院率,比不吸烟母亲的子女高28%~70%。此外,双亲吸烟还会影响儿童的生长发育,易发生婴儿猝死,而且是中耳炎的危险因素。③对成年人的影响。被动吸烟可增加患肺癌的相对危险性,资料证明,女性肺癌患者中97%有被动吸烟史,87%生活在吸烟家庭中,62%的职业场所有人吸烟。还可以出现其他常见症状,如眼刺激、头痛、咳嗽及过敏反应增多等。国内调查显示,丈夫吸烟可明显影响妻子的心理健康,其中抑郁、焦虑及恐惧等多种心理症状均超过对照组。

(3) 吸烟对社会的危害:吸烟不仅对身体健康带来危害,而且对家庭、社会带来相当危害。吸烟导致的发病率上升,还使有效工作日减少,缺勤率及医疗需求增加,对于经济不宽裕的家庭来说,吸烟也是一项不轻的经济负担,据调查吸烟者吸烟费用占个人平均收入的

笔记栏

60%，占户收入的17%。吸烟导致疾病和死亡给家庭和社会带来的损失是巨大的。无论是发达国家还是发展中国家，盲目地发展烟草生产和扩大烟草市场，毁坏农业土地和森林资源，滥用杀虫剂和除草剂造成环境污染，特别是我国人多地少，土地资源相当珍贵，发展烟草给社会带来的危害是巨大的。例如，发展中国家生产的烟草占全球总量的73%，其占用的农田可生产供10亿人口的粮食。全球所有火灾中至少1/4是由吸烟引起的。美国估计每年花费在与吸烟有关的费用平均为460亿美元，平均每人负担100美元，成年人为1000美元。烟草利税历来是我国主要的税收，1993年，我国烟草税收为410亿元，据WHO估计，同年我国因吸烟导致疾病损失、劳动力损失、死亡总经济损失达650亿元。综合对比我国烟草行业的每年税利贡献与烟害经济损失完全是得不偿失的。

（二）酗酒

1. 概述 人类饮酒的历史同人类的文明史同样久远。我国的民族传统和风俗习惯对酒文化影响深远，我国就有以酒代“久”之内涵，表示“友谊地久天长”和“永久”之意。大量科学研究结果表明，适量有规律地饮酒可活血化瘀，对人的健康有益无害。但是，反复或超量饮酒就可形成对乙醇的耐受和依赖，促成酗酒行为和酒精中毒。过量饮酒已成为世界性卫生难题，第32界世界卫生大会决议曾指出：“酒消费有关问题是当今世界的主要公共卫生问题，对人类健康幸福和生命构成了严重危害”。酒的主要成分是乙醇，在胃肠道吸收迅速而充分，90%在肝脏氧化降解，在肝脏经乙醇脱氢酶和乙醛脱氢酶氧化成无毒的乙酸，这一氧化过程对肝脏产生严重的损害作用。乙醇对脑组织的亲和力较大，脑又是供血最多的器官，乙醇对中枢神经系统的作用最为突出。乙醇的浓度越高，对神经系统的影响越大。乙醇对人体的中枢神经系统有抑制作用。少量饮酒（血中乙醇浓度低于0.05%）出现大脑皮质抑制解除现象，饮酒者感到心情舒畅、缓解焦虑、松弛，表现为兴奋，思维敏捷，话语和行为增多，控制能力轻度下降。一次大量饮酒后（血中乙醇浓度高于0.1%）可导致急性酒精中毒，这时中枢神经系统深度抑制，表现为共济失调、知觉障碍、谵妄、精神错乱、昏睡、昏迷甚至死亡。酗酒指长期无节制过量饮酒，是一种不健康行为，对个体健康和社会的危害巨大。

饮酒量、血中乙醇浓度及机体反应

饮酒量（50°）	血中浓度（mmol/L）	机体反应
50ml	5.5	兴奋、欣快、谈笑风生
100ml	11	亢奋、话多、逻辑思维稍受影响，手颤，动作显笨拙
200ml	22	冲动、言语含混不清，反应迟钝，共济失调，步态不稳
300ml	33	知觉障碍，谵妄，视力模糊，肌肉失控，不能维持平衡
600ml	66	神志恍惚，木僵或精神错乱，昏睡，不省人事，深度麻醉状态，可因呼吸、循环衰竭而死亡

接链

酗酒行为的成因较复杂，其根本原因是社会心理因素。饮酒与社会的风俗习惯和态度有关，人们对豪饮者的赞扬，酒生产商通过新闻媒体的高超促销手段，助长了过度饮酒的倾向。饮酒习惯的形成常与社会交际有关，而酗酒者常常“借酒消愁”，把饮酒作为内心冲突、心理矛盾发泄以减轻精神上苦恼的主要方式，逐渐产生生理依赖而成瘾。酗酒还与遗传、社会文化因素有关。饮酒习惯在我国的分布，一般农村多于城市，北方多于南方；许多少数民族饮酒较多。

2. 酗酒的危害

（1）一次性过量饮酒可引起急性酒精中毒：急性酒精中毒轻则情绪改变，重则精神恍惚，神志不清，丧失自控能力，表现为行为放肆、思维紊乱、动作失调，不仅对身体造成轻重不等的直接损害，而且会带来一系列社会问

笔记栏

题，明显影响周围人群的正常健康生活。

（2）长期过量饮酒可引起慢性酒精中毒：慢性酒精中毒引起全身各系统的严重损害，有酒瘾综合征（表现为完全或部分停止饮酒后出现震颤、一过性的幻觉、癫痫性发作和震颤谵妄）、肝硬化、胃溃疡、心血管疾病（如冠心病、高血压）、神经精神疾病（如多发性周围神经炎、中枢神经系统损害所致的遗忘综合征、酒精中毒性痴呆、人格改变）等。据WHO报告，酗酒者的病死率比一般居民的病死率高1～3倍，酗酒男性的发病率比普通男性居民高20%，严重酗酒者高出50%。酗酒的同时大量吸烟，具有协同致癌作用。女性孕期饮酒可导致流产，使胎儿酒精中毒，出生后子女的智力低下。

（3）酗酒对家庭、社会等产生不良影响。酗酒引起人格的改变，使家庭责任感、社会责任感和道德感下降，离婚率上升，人际关系紧张。父母酗酒使子女的身心健康受到严重影响。酗酒损害健康和劳动能力，消耗医疗资源。酗酒是引发工伤事故、车祸、犯罪、打架、家庭不和及其他意外事故等的重要根源。在导致死亡的交通事故中，30%～50%与司机饮酒有关。同时，酗酒也是自杀的重要原因之一。

（三）网络成瘾

1. 概述 互联网进入人类的生活有20多年历史，随着互联网应用科技的迅猛发展，改变着信息存储、加工、传递的方式，网络日益深入人们生活并深刻地改变着人们的生活方式并对心理行为产生深刻的影响。中国互联网络信息中心（CNNIC）2005年1月关于中国互联网发展的第15次统计报告显示，中国的网民（平均每周使用互联网至少1小时的中国公民）总数已达9400万，其中学生占32.4%，用户平均每周上网4.1天，13.2小时。网络给我们带来便捷、高效的同时，也带来负面影响。网络成瘾是网络心理障碍中最为常见的一种症状，由于网络的使用者主要集中在青少年群体中，所以在网络成瘾者中，青少年网络成瘾症问题最为突出。1999年，美国心理学年会报告指出，上网人群中网络成瘾的比例约为6%。一项对广州市5所大学1568名上网学生的调查发现，6.34%的学生患有网络成瘾症。林绚晖等对293名福州大学学生的调查结果显示，大学生上网人群中网络成瘾者占9.6%。重庆市第九人民医院和西南师范大学心理系最近完成的调查显示，青少年网络成瘾症的发病率已经达10%～15%。网络成瘾也越来越引起人们的重视。

网络成瘾（internet addiction disorder，IAD）指在无成瘾物质作用下的上网行为失控，表现为过度使用互联网而导致个体明显的社会、心理功能损害。网络成瘾是一种心理依赖，而非身体依赖，如同看电视、吃东西、锻炼、性或赌博，均为无成瘾物质作用下的行为冲动失控。美国匹兹堡大学心理学教授基姆伯雷博士的一份研究资料表明，网络成瘾患者最主要的表现，就是在网上持续操作的时间失控，为了达到自我满足，不惜增加大量网上操作时间，随着感觉乐趣不断增强，欲罢不能，难于自控，并为此常对人说谎。早晨起床后就有一种上网的需求。有关网络上的情况，反复出现在梦中或想象中。患者多沉湎于网上自由说谈或网上互动游戏，并由此而忽视了现实生活的存在，或对现实生活不满足。初时是精神上的依赖，渴望上网"遨游"，后可发展为躯体依赖，多表现为平时情绪低落、头昏眼花、双手颤抖、疲乏无力、食欲不振等。

网络成瘾的判断

美国网络心理学家Young根据DSM-4中病理性赌博的10项标准确定了互联网成瘾的8条标准，只要符合诊断标准的6项以上就可以判定为互联网成瘾。其中，以下5项是必需的：①互联网使用成为生活的中心。②需要增加互联网的使用。③不能成功减少、控制、停止互联网的使用。④停止或减少互联网的使用会导致无聊、抑郁和气愤等负面情绪。⑤在线时间超过预期计划。此外，以下3项标准应该至少具有1项才可以被诊断为互联网成瘾：①重要人际关系、工作、职业、学习遭到破坏。②向别人撒谎自己卷入互联网的程度。③通过使用互联网逃避现实问题。

链接

网络成瘾者参与不同的互联网活动。有些人重在获得满意感和快乐感，吸引其注意的事物；有些人则寻求刺激性活动和事物。概括起来，网络成瘾大致有以下5种最基本类型：

笔记栏

①网络性成瘾(cybersexual addiction)。此类成瘾者沉迷于观看,下载和交换色情作品。②网络关系成瘾(cvber retational addiction)。此类成瘾者将全部精力投注于在线关系之中。在线朋友变得比现实生活中的家庭成员和朋友更为重要。③网络游戏成瘾(net gaming)。此类成瘾者将大量时间精力和金钱花费在网上赌博、游戏、购物和拍卖等活动之中。④信息收集成瘾(information overload)。此类成瘾者花费大量时间致力于在网上查找和收集信息,伴随有强迫性冲动倾向和下降的工作效率。⑤计算机成瘾(computcr addiction)。此类成瘾者沉迷于电脑程序性游戏以致影响了正常的学习和工作。

网络成瘾的形成既有网络传播特性的原因,也有个体自身人格缺陷和现实社会生活压力的原因。网络传播具有计算机网络交流(CMC)与现实生活的面对面交流(FTF)存在许多不同的特点,包括其书面语言特点、匿名性、多对多、即时性、范围广、自由度高等。网络的这些特性最突出的表现就是网络的"去抑制性"。简单地说,网络的去抑制性就是指在网络的虚拟环境中,基于个体的内心准则和社会规范的制约而形成的行为的自我克制大大削弱或不符存在,从而人们的网上行为表现出一种解除抑制的特点,与现实生活中的行为方式存在巨大差别。使它比物理世界的人际传播更轻松。网络使用者人格中的某些缺陷,使他们更易沉迷于网络。张兰君调查结果发现网络成瘾倾向大学生的个性特征、状态焦虑水平均高于非网络成瘾大学生,状态焦虑水平差异尤为显著;大学生网络成瘾倾向与个性特征之间存在显著的相关;具有情绪不稳定和情绪稳定性居中的大学生网络成瘾倾向者居多。现实生活压力过大,导致一些人沉溺于网络,在虚拟空间里寻求安慰和减压。社会形态转型时期,生活中的未知变量太多,如工作上的失落、社会交往挫折、科技进步带来的伦理难题等,压力骤增。人们迫切需要一个宣泄减压的宽松环境。青少年中通过网络交友变得时髦和普遍,这也加重了对网络的过度使用。那些内向敏感、孤独感、缺乏社会支持和现实人际交往困难的人,易沉迷于网络。Brenner(1997)的研究显示,网络依赖行为和年龄、受教育程度有很大相关,而与性别和种族关系不大,青少年学生是网络成瘾的高发群体。

笔记栏

2. 网络成瘾的危害

(1)网络成瘾对健康危害:互联网对于青少年日常生活的负面影响主要体现在学习和生活规律上。如造成学习成绩下降,睡眠和饮食不规律等。从生理角度来看,网络成瘾对人的健康危害甚大,主要导致人体的植物神经系统功能严重紊乱,体内激素水平失衡。长期过度上网亦会诱发心血管疾病、胃肠神经官能症、紧张性头痛等,还伴有性情异常改变,如情绪急躁、抑郁、易怒和食欲不振等,长时间如此会造成人体免疫功能下降,导致种种疾患。同时,由于眼睛过长时间注视电脑显示屏,可使视网膜上的感光物质视紫红质消耗过多,若未能及时补充其合成物质维生素 A 和相关蛋白质,会导致视力下降、眼痛、怕光、流泪、暗适应能力降低等等。从心理学角度看,网络在线交往替代了现实世界中的关系,则可能会导致低质量的关系,降低青少年的社会能力,使他们在面对现实世界的关系时更加缺少准备。从而影响了青少年社会性发展。青少年过度上网交友将导致社会孤立和社会焦虑。长时间的上网还会使人不愿与外界交往,行为孤僻怪诞,丧失了正常的人际关系。根据卡内基梅隆大学对过度使用互联网的人的研究以及匹兹堡大学的研究,网络成瘾者往往具有下列人格特点:喜欢独处、敏感、倾向于抽象思维、警觉、不服从社会规范等。青少年过多使用互联网会导致孤独和抑郁的增加,并会导致社会卷入的减少与心理幸福感降低。

(2)网络成瘾对社会的危害:网络成瘾者以网络为中心,沉醉于虚拟的网络世界,对学习、生活带来巨大影响,导致上网者学业失败、工作表现变差、婚姻不和谐甚至离异。特别是青少年网络成瘾已经引起教育界的高度重视。色情网站、盲目结交网友成为诱发青少年犯罪的因素之一。网络成瘾已经成为社会共同关注的健康社会问题。

三、成瘾行为矫治与健康促进

成瘾行为的产生有其复杂的社会、心理及生理原因,一旦成瘾,一般很难自动戒除。对于成瘾行为的控制,必须靠多部门的合作,由政府组织发动全社会的支持，从组织上、法律上、经济上予以保证，通力合作，要从社会、心理、医疗等诸多方面采取综合防治措施才能解决这个复杂的问题。

(一) 制订、实施和强化综合性成瘾行为控制的政策和规划

成瘾行为的有效控制离不开政府、卫生部门和全社会的支持。在国家成瘾行为控制规划和政策中，首先要求政府把制定相关法规置于优先位置。制定成瘾行为控制健康教育和公共信息规划，包括成瘾行为控制规划也是十分重要的。如在以往控烟经验清楚地表明，成功地降低烟草使用的国家往往是受到政府、卫生部门和大众的支持。瑞典、挪威吸烟率的明显下降，全国性的吸烟与健康机构起了重要作用。实践证明，成瘾行为控制工作是极其复杂和艰巨的工作，仅有健康教育而没有政策支持是难以奏效的。反之，只有政策而没有健康教育，政策也难以贯彻。

(二) 制订相关的法律和法规

制订综合性相互协作的法律和法规应成为控制成瘾行为的重要组成部分，法律与法规是科学知识和社会政策体现的有力工具。我国50年代扫除鸦片烟害有着很成功的经验。近年来打击“黄、赌、毒”的战役和综合治理工作也有效地遏制了毒品蔓延的势头。通过对药品管理立法，加强药政管理力度，也起到了堵住医疗药品依赖源头的作用。《中华人民共和国未成年人保护法》规定禁止未成年人进入网吧，对防止青少年过多接触网络有一定作用。1990年，世界卫生大会进一步强调了要多部门参与共同开展综合性控烟策略并要求政府通过立法和其他有效措施保护不吸烟者免受烟害，建立无烟环境，特别注意对妊娠妇女和儿童的保护。提供资金支持，进一步严格限制，最终消除所有室内外广告、促销和烟草公司对体育、文艺的一切赞助。对全球的禁烟运动起了非常大的推动作用。1989年起，把每年5月31日定为世界无烟日。我国制定的《中国烟草危害控制法》对我国控制烟害提供了法律上的保障。包括对烟草生产者的立法内容有：全面禁止所有烟草广告，提高烟税和烟价，在烟盒上写明健康警语、焦油和尼古丁含量，禁止生产和销售无烟烟草，如鼻烟、嚼烟等。WHO报道，若仅或主要靠采取宣传和教育进行控烟的国家，其效果远不及采取宣传、教育加立法相结合的国家。根据美国伊利诺州伍来吉地区的研究，该地区于1989年5月通过禁止向18岁以下青少年售烟法，经随访零售商能严格执行本规定，学生(12～14岁)的吸烟率从1989年的46%下降到1991年的23%，每日吸烟率从16%下降到5%，表明该措施对青少年是非常有效的措施。

(三) 开展积极的健康教育

案例8-1　在学生中开展关于睡眠的健康教育

学业繁重带来的学习压力在相当大的程度上影响着学生的睡眠。居住环境也是一个不容忽视的因素，47%的学生抱怨宿舍环境嘈杂，影响休息。另外，吸烟、自觉有睡眠问题、自评健康状况差及情绪不佳者，其睡眠明显比其他学生差。调查结果表明：学生存在睡眠质量问题的有11.4%，而高达55.7%的学生在日间活动中存在瞌睡(睡在床上不想起来)现象，而白天思睡(总想睡觉)的发生率为21.6%。这将会影响学生的学业、日间活动和生活质量。调查还发现，存在睡眠问题的学生就医意识淡漠，尽管意识到睡眠问题已影响到体力、生活满意度、人际关系等，但没有人通过医疗手段来解决，所采取的措施是减少饮茶，但效果甚微。

评析：睡眠问题是一个长期没有得到充分重视和解决的公共卫生和公众健康问题，长期睡眠不足会影响生物节律，造成内分泌紊乱，导致失眠、机体代谢不正常，还容易引发心脑血管疾病。而研究认为，睡眠质量与性别、专业、经济状况、体育锻炼等没有关系。大学生应养成良好的作息习惯，提高自身心理素质以及对周围环境的适应能力，努力营造一个舒适安静的宿舍环境，养成健康的生活方式，减少亚健康状态。病情比较严重时，应在医生指导下进行治疗。广大医务工作者和教育工作者应该重视大学生的睡眠问题，在学生中开展关于睡眠的健康教育。

WHO专家委员会强调如无健康教育，就没有一项法律法规能达到预期效果。因此，采取强有力的健康教育活动对控制成瘾行为是

笔记栏

相当重要的。

1. 加强对各种成瘾行为预防为主的健康教育 控制成瘾行为的战略是从青少年开始，提供和改善学校健康教育课程，强调对成瘾行为开始发生的靶年龄进行教育。如开始吸烟的靶年龄为11～15岁，因此，控制吸烟的健康教育对此年龄组最为有效。成瘾行为的教育内容应强调社会、家庭、同学等影响，帮助他们提高各种成瘾行为的认识、态度和信念以及掌握相应的技巧。

2. 进行社区干预及配合各种社会支持、心理治疗来重建人格与行为模式 对成瘾行为的控制应当从群体（社区、学校、医院、企业）开始，而不是从单个个体考虑。以社区为单位开展控制成瘾行为是最为有效的方法。然而，成瘾行为的控制如不配合各种社会支持、心理治疗来重建人格与行为模式，则难以维持戒除成瘾的长久效果。帮助成瘾者戒除成瘾行为是综合性措施中重要的内容之一。要使成瘾者自觉改变成瘾行为是十分艰巨、细致和复杂的工作，必须有针对性。国外近年来在这方面做了许多有效的尝试，如首先要建立有效的社会支持，打消成瘾者“没有谁能够帮助我”的念头，通过对成瘾者进行认知治疗，帮助他们对自己存在的问题有一个正确认识。通常成瘾者对已出现的成瘾问题加以掩饰和否认，或者还没有充分认识到远期后果的严重性。因此在帮助他们的时候，要提问事件、时间、地点和人物，如果提问原因和具体情节则可能增加抵触情绪，加大帮助工作的难度。另外，成立成瘾者自助组织，如“戒毒者协会（NA）”、“匿名者戒酒协会（AA）”，他们所发挥的作用有时比医疗机构可以提供的要多得多。在匿名者戒酒协会中所开展的活动，基本上是一个包括12个步骤的康复计划，在前3步酒精成瘾者承认问题的要点并做出努力解决的承诺；此后的4步做真诚的自我反省，同他人分享这一认识并开始纠正自己的行为缺陷；接下来的4步继续自我检查；最后一步酗酒者发展到帮助别人戒酒。协会中伙伴的相互支持和鼓励，彼此不分白天黑夜，通过电话帮助同伴渡过危机，对戒除酒瘾发挥了巨大作用。

笔记栏

3. 采取临床干预戒除成瘾行为 在心理学方面，由于成瘾行为是一种习得性的不良行为，因反复企求“奖赏”和逃避“惩罚”而形成的操作性条件反射，成瘾是一种病态的生活方式，通过行为干预戒除成瘾行为是培养健康的生活方式，它是艰苦的行为矫正过程。因此可用行为矫正的方法来治疗。如使用厌恶疗法，改变强化刺激的性质，将原来的“奖励”变为“惩罚”，使成瘾物质不但不能产生成瘾这企求的欣快效应，而且产生令人痛苦的体验。具体办法是给成瘾者使用某种药物，如阿朴吗啡，然后立即让其服用成瘾物质，使阿朴吗啡产生的呕吐效应与成瘾物质联系起来，对吸烟者，采用咀嚼烟草，使其产生恶心和厌恶，多次重复，最终形成阴性条件反射。

什么是行为疗法？

行为疗法又称矫正疗法，是根据学习理论和条件反射原理设计的。通过患者再学习、再训练来逐步纠正不良行为。常用行为疗法包括：

系统脱敏法：是一种放松训练结合系统脱敏的方法。如有的人在人多场合感到紧张而口吃，那么可以安排在少数人面前说话，然后人数逐步增加，则其精神放松，说话就不口吃了。

厌恶疗法：是对其行为给予阴性强化，使其不良行为逐步消除。如吸烟者咀嚼烟草，使其产生恶心和厌恶，进而消除吸烟的不良行为。厌恶疗法的刺激物很多，如电击、催吐、恶臭等，对患者的不良行为随时做阴性强化。

涌进疗法：也称灌满疗法，是让患者尽量去想象促成他害怕的情景，积极地鼓励他去接触这种情景，直到他不产生焦虑和恐惧为止。如有的人对血过敏，一见血就害怕，可鼓励他去做外伤处理，使其清楚身体出点血没什么，不值得恐惧。由消极行为变为积极乐观的心理。

除了上述方法外以，还有信念训练法、认知疗法、放松疗法、效应预防法等。

接链

在药物治疗方面，控制成瘾行为不仅是戒除减瘾的单一问题，而是包括治疗成瘾者原有疾病，解除物质依赖，纠正急慢性中毒，治疗各种并发症在内的一整套治疗方案。应当指出，虽然物质成瘾的治疗手段有许多，但是无论单独使用何种方法，其效果都不很理想，复发率相当高，说明单纯医疗介入的局限性。因此更应该发挥社区工作的优势，做好成瘾的控制工作。

第2节　高血压病患者健康教育

一、高血压病概述

高血压是一种古老的疾病，一百多年前Riva-Rocci发明了袖带血压计后医学界才对高血压的生理和病理意义有了认识。20世纪50~60年代，开展了大量人群血压分布及血压与心血管病关系的流行病学和临床研究，证实了高血压是引起心血管病的主要危险因素。根据中国高血压防治指南(2004年)，高血压的定义为：在未用抗高血压药情况下，收缩压≥140mmHg(18.7kPa)和(或)舒张压≥90mmHg(12.0kPa)，按血压水平将高血压分为1、2、3级。收缩压≥140mmHg(18.7kPa)和舒张压<90mmHg(12.0kPa)单列为单纯性收缩期高血压。患者既往有高血压史，目前正在用抗高血压药，血压虽然低于140/90mmHg(18.7/12.0kPa)，亦应该诊断为高血压。

高血压病是一种常见病、多发病，在各种心血管病中患病率最高。高血压使心、脑、肾、眼等器官造成损害，引起严重的并发症，是心脑血管疾病的重要危险因素，高血压患者发生脑卒中的危险性比血压正常者高18~32倍，发生心肌梗死者3~5倍，是我国最重要的致残、致死因素。

近年来，由于社会经济的快速发展和人们生活方式的变化，我国的心血管病发病率及相关危险因素均有增长的趋势。据2002年卫生部组织的全国居民27万人营养与健康状况调查资料显示，我国居民膳食质量明显提高，但城市居民膳食结构不尽合理。畜肉类及油脂类消费过多，慢性非传染性疾病患病率上升迅速。我国18岁及以上居民高血压患病率为18.8%，估计全国患患者数1.6亿多。与1991年比较，患病率上升31%。我国人群高血压知晓率为30.2%，治疗率为24.7%，控制率为6.1%，与1991年比有所提高，但仍处于较差水平。我们面临的高血压防治任务是非常艰巨的。

防治高血压的非药物措施

措施	目标	收缩压下降范围
减重	减少热量，膳食平衡，增加运动，BMI保持20~24kg/m^2	5~20mmHg/(0.667~2.67kPa)减重10kg
膳食限盐	北方首先将每人每日平均食盐量降至8g，以后再降至6g；南方可控制在6g以下	2~8mmHg(0.267~1.07kPa)
减少膳食脂肪	总脂肪<总热量的30%，饱和脂肪<10%，增加新鲜蔬菜每日400~500g，水果100g，肉类50~100g，鱼虾类50g蛋类每周3~4个，奶类每日250g，每日食油20~25g，少吃糖类和甜食	—
增加及保持适当体力活动	一般每周运动3~5次，每次持续20~60min。如运动后自我感觉良好，且保持理想体重，则表明运动量和运动方式合适	4~9mmHg(0.533~1.20kPa)
保持乐观心态，提高应激能力	通过宣教和咨询，提高人群自我防病能力。提倡选择适合个体的体育、绘画等文化活动，增加老年人社交机会，提高生活质量	—
2~4mmHg(0.533~1.20kPa)	不吸烟；不提倡饮酒；如饮酒，男性每日饮酒精量不超过25克，即葡萄酒小于100~150毫升(2~3两)，或啤酒小于250~500毫升(半斤-1斤)，或白酒小于25~50毫升(0.5~1两)；女性则减半量，孕妇不饮酒。不提倡饮高度烈性酒	高血压及心脑血管病患者应戒酒

链接

笔记栏

以上资料显示,近半个世纪来我国人群高血压患病率上升很快。其他研究资料还表明,心血管病的其他危险因素(血脂异常、肥胖、糖尿病、吸烟等)也呈明显上升趋势,加快了高血压的致病过程。导致高血压和其他危险因素上升的主要原因是由于我国经济发展,人民生活改善和生活节奏的加快带来的一系列不健康生活方式所致。其中最重要的是膳食不平衡,吸烟和过量饮酒,缺乏体力活动和心理压力增加。这些不良趋势,以及很低的人群高血压控制率,是对我国人群高血压防治的一个严重的挑战,也是一个机遇。每一名医务工作者对我国高血压的流行态势及其将导致的后果必须要有清醒的认识,保持高度的警觉,并采取有力的防治措施。

二、高血压病健康教育策略

高血压病不仅仅是一个医学问题,更是一个社会问题,防治高血压病绝非仅仅是卫生部门的事,需要有政府的承诺、多部门的合作和群众的积极参与。

我国高血压的流行具有患病率高、致残性高、病死率高的"三高"特点,同时又存在着知晓率低、服药率低、控制率低的"三低"现象。美国国内以前高血压病患者也是呈逐年猛增趋势,但25年前,美国进行了一个"全国高血压宣教规划",通过媒介、社区、公共机构等各种途径和手段,大力向国民普及高血压防治知识。目前,美国的高血压防治收到显著成效,高血压的知晓率由过去的54%提高到89%,治疗率由37%提高到79%,控制率由16%提高到64%,患病率则由36%下降到20%,而且,脑卒中的病死率下降60%,冠心病的病死率下降53%。而我国的情况却不容乐观。

高血压防治必须采取全人群、高危人群和患者相结合的防治策略,从控制危险因素水平、早诊早治和患者的规范化管理三个环节入手,构筑高血压防治的全面战线。努力提高高血压的知晓率、治疗率和控制率。而以上目标的实现必须依靠观念的转变和战略的转移。从以疾病为主导,转向以健康为主导。从以患者为中心,转向以人群为中心,将工作的重心前移,普遍提高人群的保健意识和健康水平。从以医疗为重点,转向以预防保健为重点,综合控制各种危险因素。从以专科医生为主,转向全科医生、护士、预防保健、检验、公共卫生等人员共同参与的团队管理。从以大医院为中心,转向以社区为中心,将高血压防治的政策、措施、成果和经验变成社区实践。从卫生部门转向社会共同参与,充分发挥政府各相应部门、专业团体、企业、新闻媒介及社会各界的作用,建立广泛的高血压防治联盟和统一战线。鉴于上述情况,高血压的防治主要策略应强调以下几点:

(1)把高血压病(包括慢性疾病)防治规划列入政府的议事日程,全面规划。

(2)开展以社区为基础的慢性病综合性防治,把医疗服务于社区服务紧密结合起来。

(3)完善社区健康服务可持续发展体系的服务。

(4)提高基层医务人员和护士防治高血压病的水平。

(5)制定社区防治高血压病规划,实施患者的三级预防。

三、高血压病健康促进计划

制定高血压健康促进计划是十分重要的。计划要有利于高血压防治工作更加科学化、系统化,同时也有利于对我们工作效果进行科学评价。高血压病健康促进计划的具体内容和评价程序见图8-1。

在具体实施高血压病健康促进计划和评价过程时应强调以下几点:

(1)政府参与,各部门协作,建立高血压病的防治领导小组。

(2)建立和发展社区卫生服务。

(3)加强高血压健康教育的力度和深度。

(4)为高血压控制创造支持性条件。

(5)创造控制高血压的支持环境(强化因素)。

四、高血压病健康促进计划的评价

高血压病健康促进的效果评价的涉及面广,包括环境因素、倾向因素、促成因素、强化因素、行为、高血压控制及心脑血管疾病的下降等。选择哪些指标以及如何测量这些指标,该指标可能的变化程度。评价的内容就是衡量这一系列的规划目标是否达到以及达到的

笔记栏

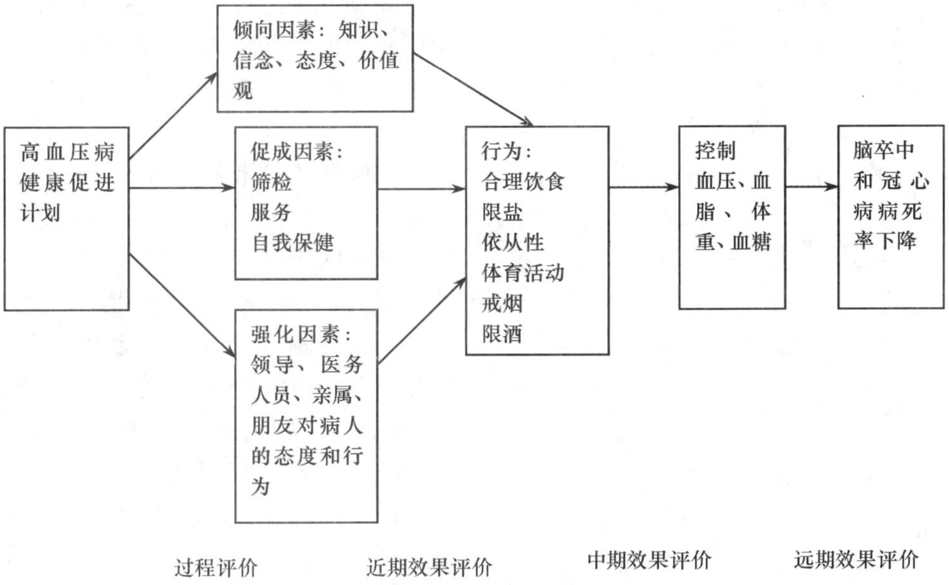

图 8-1　高血压病健康促进计划程序

程度。一般要求选择的评价指标应该是明确的、可测量的、敏感的。当然我们在选择这些指标时也应考虑我们的人力、物力、财力及目前实际情况制定优先考虑的指标。高血压病的防治评估就是对干预措施的效果进行评价，所需信息和评估指标及评估内容与程序如下。

1. 高血压病评估所需信息　主要有：①基线资料，包括人口数和分布，干预前后危险因素水平，政策环境情况，干预实施的有利和不利因素。②进行各种活动的记录，包括活动的名称、时间、地点、参加人数和结果等。③疾病和行为监测资料。④患者管理前后随访资料。

案例 8-2　文明时代与心脑血管病

随着人们生活方式的变化，类似高血压等心脑血管“文明病”的患病率也在不断增加。我国 20 世纪 50~70 年代每年新发高血压病患者为 100 多万，到 80~90 年代每年新发高血压病患者增加到 300 多万。目前我国高血压患者已逾 1 亿，涉及几千万个家庭。近 10 年来，与动脉粥样硬化等有关的缺血性脑卒中发生率则在上升。

问题：为什么我国心脑血管疾病不断上升，原因是什么？通过这个案例探讨如何干预心脑血管疾病，其基本策略是什么？

评析：目前我国城市居民和城市化了的农民，生活方式和行为以及对健康的认识，仍滞留在愚昧落后的误区之中。2000 年人口普查发现，我国城乡居民谷类和薯类消费量比 1982 年下降，而肉、蛋、奶和水产品消费增加，城乡居民体重超重率分别增加 40% 和 54%。选择精细的食物、久坐的生活方式和承受更多的心理压力，成为非传染病持续上升的重要原因。

实践证明高血压等心脑血管病通过人群干预是有效的：美国 10 年间冠心病病死率下降了 35%，脑血管病病死率下降了 48%。我国 7 个城市中，脑卒中发病率下降了 50%，病死率下降了 45%。

加强健康教育，促使人们知信行的改变，对预防疾病，促进健康和提高生活质量的作用显得越来越重要了。

2. 常用评价指标　主要有：①政策环境改变实施情况的指标。②干预执行的次数、范围和质量。③干预活动参与率和覆盖率。④人群对高血压防治的知识、态度和行为改变率。⑤高血压患者的随访管理率、治疗率、服药率和控制率。⑥疾病（重点是冠心病和脑卒中）发病和死亡监测结果。⑦危险因素（主要是血脂、吸烟、体重和运动等）监测结果。

笔记栏

⑧患者医疗费用的增减。

3. 评价的内容和程序与其他项目是相似的 主要包括：①过程评价。过程评价是评估我们从事高血压防治中实施各项活动的效率。②效果评价。又分为早期效果评价、中期效果评价、远期效果评价。

第3节 艾滋病患者健康教育

一、艾滋病概述

艾滋病是获得性免疫缺陷综合征(acquired immunodeficiency syndrome, AIDS)的英文音译，是由人类免疫缺陷病毒(human immunodeficiency virus, HIV)感染引起的以免疫功能缺陷为主的一种传染病。1981年6月5日，美国出版的《发病率死亡率周报》(MMWR)报道洛杉矶5例男性同性恋者患卡氏肺囊虫肺炎，1个月后又报道在同性恋者中发现26例卡波济氏肉瘤患者，这些疾病既往仅见于免疫缺陷的患者。1982年，这种新的疾病被命名为获得性免疫缺陷综合征，即艾滋病。1986年，国际微生物学会及病毒分类学会将此病的病原体命名为HIV。HIV是一种能生存于人的血液中并攻击人体免疫系统的病毒。它把人体免疫系统中最重要的T4淋巴细胞作为攻击目标，大量吞噬、破坏T4淋巴细胞，从而使整个人体免疫系统遭到破坏，最终人体丧失对各种疾病的抵抗能力而导致死亡。

国际上控制艾滋病流行的六大成功经验：

1. 对公众进行宣传教育。
2. 安全套的广泛使用。
3. 规范的性病治疗及管理。
4. 对静脉吸毒人群的针具交换。
5. 进行美沙酮(美散痛)的代替疗法。
6. 对孕妇的治疗等。

链接

自1981年在美国发现首例艾滋病患者以来，目前艾滋病已广泛分布于全球五大洲210多个国家。

2007年12月1日是第20个世界艾滋病日，联合国艾滋病规划署(UNAIDS)与世界卫生组织(WHO)共同发布了2007年艾滋病疫情更新报告(2007 AIDS Epidemic Update)。

在2007年，全球仍有约3320万人携带HIV，有250万例新发HIV感染，有210万人死于艾滋病。在2007年，全球HIV发生率为250万例/年。

在南撒哈拉非洲，2007年新发HIV感染者约170万例，是自2001年以来的显著下降。但是该地区仍是受影响最严重的地区。据估计，该地区有2250万例携带HIV者，占全球的68%。该地区的8个国家中，新发HIV感染者以及因艾滋病死亡总数占全球的1/3。在2001~2007年，东欧和中亚的HIV携带者增加了150%，从63万例增加到了160万例。在亚洲，越南的HIV感染者在2000~2005年间翻了一番多，印度尼西亚HIV感染者的增长最快。

该报告认为，南撒哈拉非洲和亚洲一些国家的HIV/AIDS监测系统改进，使得新数据更加准确可靠。相关干预计划和预防工作起效是全球携带HIV人数减少、新发感染HIV人数减少的部分原因。但是“全球平均每天有6800人感染HIV，有超过5700人死于艾滋病”仍是人们不能忽视的事实。UNAIDS和WHO共同呼吁，全球各国应继续改进对HIV/AIDS疫情监测和流行病学统计工作，加强对艾滋病的预防、治疗和控制工作，努力减少艾滋病对整个世界的影响。

《中国艾滋病防治联合评估报告(2007)》显示，2007年底，我国现存HIV感染者及艾滋病患者估计有70万例，疫情上升速度比较缓慢。但权威人士告诫，性传播逐渐成为HIV主要传播途径，意味着我国艾滋病防控形势更加严峻。

截至2007年10月底，全国累计报告HIV感染者和艾滋病患者223501例，其中艾滋病患者62838例，死亡报告22205例。中国卫生部、联合国艾滋病规划署和世界卫生组织联合对2007年中国艾滋病疫情进行估计，截止2007年底，中国现存HIV感染者和艾滋病患者约70万例(55万至85万例)，全人群感染率为0.05%(0.04%~0.07%)，其中艾滋病患者8.5万例(8万至9万例)。疫情估计结果显示，2007年估计总数较2005年增加5万例，现存艾滋病患者人数由2005年的7.5万

笔记栏

例增加到2007年的8.5万例。2007年估计的新发感染人数约5万例，较2005年估计的7万例减少了2万例。监测数据显示，吸毒、暗娼、孕产妇哨点的HIV抗体阳性率有逐年增加的趋势，但是增加速度比较缓慢。

2007年我国新发HIV感染者5万例（4万例至6万例），因艾滋病死亡2万例（1.5万例至2.5万例）。在5万例新发感染者中，异性性传播占44.7%，男男性传播占12.2%，注射吸毒传播占42%，母婴传播占1.1%。历年报告病例中，男男性传播和异性性传播的百分构成呈现逐年上升趋势，男男性传播从2005年的0.4%上升至2007年的3.3%，异性性传播从2005年的10.7%上升为2007年的37.9%。

目前，我国的艾滋病疫情处于总体低流行，特定人群和局部地区高流行的态势。我国艾滋病流行的特点可以归纳为四个方面，即艾滋病疫情上升速度有所减缓、性传播逐渐成为主要传播途径、艾滋病疫情地区分布差异大、艾滋病流行因素广泛存在。

2007年估计我国现存HIV感染者及艾滋病患者70万例，少于2003年估计的85万例、2002年估计100万例的情况。前卫生部副部长、中华预防医学会会长王陇德分析了出现这种差异的原因。

一方面，我国近年来对艾滋病监测工作不断改进完善。目前，艾滋病监测点已遍及全国。省级监测点已有400余家，全国范围内还建立了4000余个艾滋病自愿咨询检测点。此外，有关部门还对高危人群进行筛查，比如对河南省以往从事有偿供血的人员全部进行HIV普查。因此，2005年以来的评估数据比2003年要准确得多，而2007年数据的准确度又有了进一步提高。

另一方面，2007年我国新发HIV感染者5万例，比2005年有明显减少，因为我国的艾滋病防控工作已突破2003年只有卫生部门"单兵作战"的局面，形成了多部门合作、社会各界参与的综合干预态势。对艾滋病相关知识的普及，尤其是在重点地区、对重点人群开展有针对性，甚至是"一对一"的教育，在预防HIV感染方面起了重要作用。此外，美沙酮替代治疗的推广普及、对高危人群的干预、对采供血的管理、对母婴传播的预防等都有积极作用。

HIV感染者及艾滋病患者为惟一的传染源，目前尚未发现人类以外的传染源。现有资料表明，从体液或组织中可分离到HIV，如血液、血浆、血清、精液、宫颈阴道分泌物、羊水、母乳、淋巴细胞、单核细胞、肝、骨髓、胰腺、心、肾等。

HIV传播途径：①性接触。全球的艾滋病病毒感染大约75%是通过性接触传播的。在性接触传播中，约3/4为异性，1/4是男性同性性接触所致。②血液传播。由于血液中含有高浓度的HIV，一旦接受已被HIV感染的血液，就容易感染上HIV。包括静脉输注被感染的血液、血液成分或血液制品、静脉注射毒品及接受感染了病毒的人的器官移植等途径。③母婴传播。已证实感染了HIV的妇女有1/3可通过妊娠、分娩和哺乳把艾滋病病毒传染给婴幼儿。

艾滋病不仅是生物学疾病，也是社会性疾病，就目前来说，没有有效疫苗预防和根治药物的情况下，"社会突破"尤为重要。目前，惟一有效的办法是通过健康知识教育，了解艾滋病，提高人们的防范意识，远离传播艾滋病的危险行为以达到预防艾滋病的目的，这是预防艾滋病最有效的疫苗。

二、防治艾滋病健康教育实施原则

（一）加强国家对艾滋病防治工作的领导与多部门的合作

艾滋病的防治是艰巨、复杂和长期的社会系统工程，不可能单独由卫生部门承担，没有强有力的政府领导，再好的政策也得不到认真地贯彻。各级政府应当把艾滋病控制列入国民经济与社会发展总体规划中，加强工作领导，保障经费投入，协调各部门职能。各有关部门要将预防与控制艾滋病的工作纳入本部门的相关工作中，并将有关职责具体化。且还需要清醒地认识到，我国正处于艾滋病流行的快速发展期，任务仍然相当艰巨，而机会也稍纵即逝，若不采取有力措施，可能重蹈亚洲邻国的覆辙。因此，加强领导、健全机制、协调各部门职能，及时有效地落实各项防治措施是今

笔记栏

后相当长时期内艾滋病健康教育实施的重要原则，也是当前防治艾滋病最有效最关键的措施。

（二）进一步完善、极严格执行艾滋病控制的法律、法规、政策

预防、控制艾滋病的工作涉及社会的许多方面，是政策性很强的工作，立法具有突出的不可替代的地位。在进行艾滋病健康教育与健康促进的工作中，法律、法规的建立与执行发挥着非常重要的作用。由于艾滋病危险因素的社会性，各地艾滋病流行趋势的差异，以及各地经济发展的不平衡性，1998 年国务院批准下发了卫生部、国家计委、科技部、财政部共同制定的《中国预防与控制艾滋病中长期规划（1998～2010 年）》，2001 年，此四部委及教育部、公安部、司法部和广电总局又联合制定并印发了《中国预防与控制艾滋病中长期规划（1998～2010 年）实施指导意见》，28 个部委及相关部门联合制定了《中国遏制与防治艾滋病行动计划（2001～2005 年）》。并要求各地区针对当地的具体情况，从实际出发确定艾滋病健康教育与健康促进的目标和重点。并将艾滋病预防控制规划纳入当地社会经济发展宏观计划之下。

我国在艾滋病控制立法方面已经做出很多努力。目前我国管理、控制艾滋病所依据的法律、法规主要有：《中华人民共和国传染病防治法》、《中华人民共和国传染病防治实施细则》、《中华人民共和国国境卫生检疫法》和由卫生部、公安部等 7 个部委发布的中国《艾滋病监测管理若干规定》、《外国人入境出境管理法实施细则》、1998 年全国人大通过了《中华人民共和国献血法》，严求实行全民无偿献血，进一步加强采供血机构和血液制品生产单位的治理整顿，严厉打击非法采供血活动，切实落实对供血（浆）者和血液制品的检测及监测措施。但上述有关法律、法规的某些条款在解释和操作方面还有待进一步完善。例如，有关传播艾滋病的法律责任不够明确；对于 HIV 阳性和艾滋病患者的就医及消除对其本人及其家属的歧视方面，可操作性不强；作为在预防艾滋病中起关键作用的健康教育工作的规定也不够具体，如对各级各类学校及社会上成人教育的内容、规划和组织均缺乏相应的规定。

笔记栏

（三）动员全社会积极参与，加强艾滋病健康教育的深度和广度

艾滋病的本质是一种“行为疾病”。针对与艾滋病传播有关的社会行为因素，用健康教育和行为干预手段是公认的最有效措施。动员全社会力量参与艾滋病的健康教育与宣传，是促使人们行为改变的巨大动力。①拓展广度，普及全民艾滋病健康教育：充分发挥卫生工作者、教师、社区领导、大众媒介等的作用，普及艾滋病全民教育，提高民众的自我保护意识和能力，特别注重艾滋病全民教育在农村的开展，是控制艾滋病进一步流行的基础。②加强高危人群、重点人群艾滋病预防的健康教育与管理：在对高危人群、重点人群进行艾滋病预防健康教育时，注重知识、技能的针对性。并要根据目标人群特点，增加知识的深度，加强行为的可操作性。例如，对青少年进行艾滋病预防健康教育，需结合其特点从性知识、性道德和法制观念的教育，增强自我保护意识，提高抵御艾滋病侵袭的能力。此外，加强对高危人群的管理，也非常重要。③完善有关法律、法规，控制性病传播：制定、宣传并执行性病/艾滋病患者匿名检查、匿名治疗的制度，加强对性病患者、HIV 感染者和艾滋病患者的保护，促使其及时就诊，控制性病的蔓延，减少 HIV 感染的机会。

（四）营造社会环境，消除社会歧视，开展以社区为基础的综合性干预措施

强化社区的力量，就是要强调以社区为基础，充分发挥地方政府的作用，开展全面综合治理。要从组织上、政策上、资金上具体落实对艾滋病的干预措施，包括：①加强卫生、执法、财政、宣传媒体等多部门的合作，在全社会营造预防和控制艾滋病的环境。②强化执法力度，打击和取缔卖淫、嫖娼、吸毒等社会丑恶现象，净化社会环境。③改善医疗卫生服务状况，为 HIV 感染者、艾滋病患者及家属提供全方位的卫生服务，包括临床治疗、检测、心理咨询等。④要积极开展降低危害的行为干预，如推广使用安全套、清洁针具等。如在阻断艾滋

病在吸毒人群中传播方面，泰国、荷兰、澳大利亚等国家鉴于戒毒者复吸率高达90%的状况，用少量的美沙酮（美散痛）来降低静注二醋吗啡（海洛因）的危险，取得一定效果。又如泰国10年来在娱乐场所推广了100%安全套使用项目，取得了非常有效的控制效果，我国的部分城市目前正在试点中。这些不失为可行的遏制艾滋病蔓延的治标措施。⑤完善社会福利与保障体系，为HIV感染者、艾滋病患者、感染者或患者家属提供相应的医疗保险和社会福利，减轻其经济压力。如我国对艾滋病感染者提出的“四免一关怀”措施。⑥普及艾滋病知识，消除人们对HIV感染者、艾滋病患者及其家属的歧视，促使其积极治疗，避免反社会行为的发生。

“四免一关怀”

1. 对农村居民和城镇未参加基本医疗保险等医疗保障制度的经济困难人员中的艾滋病患者免费提供抗病毒药物。

2. 在全国范围内为自愿接受艾滋病咨询检测的人员免费提供咨询和初筛检测。

3. 为感染艾滋病病毒的孕妇提供免费母婴阻断药物及婴儿检测试剂。

4. 对艾滋病患者的孤儿免收上学费用。

5. 将生活困难的艾滋病患者纳入政府救助范围，按照国家有关规定给予必要的生活救济。积极扶持有生产能力的艾滋病患者开展生产活动，增加收入。加强艾滋病防治知识的宣传，避免对艾滋病感染者和患者的歧视。

链接

除了以上，还包括制定性病与艾滋病健康促进规划和广泛开展HIV/AIDS的监测。

三、艾滋病预防与控制策略

（一）艾滋病的教育目标

艾滋病是我国重点控制的重大疾病，也是全球关注的重要公共卫生和社会热点问题。我国艾滋病流行已经进入“快速增长期”，HIV的感染率每年以30%的速度递增。预防与控制艾滋病是一项刻不容缓、复杂而长期的艰巨任务，需要全社会参与并实施综合治理。因此，动员全社会力量，营造预防、控制艾滋病健康促进的氛围；减缓艾滋病在我国蔓延的速度，控制暴发流行的发生，把艾滋病流行控制和保持在尽可能低的水平，最大限度地减少HIV/AIDS对个人、家庭和社会的影响和危害，这是我国预防艾滋病的基本目标。

为实现这一总体目标，艾滋病健康教育应针对不同目标人群实施不同的教育干预。目标人群的分类包括：①艾滋病病毒感染者、艾滋病患者。②高危人群，应为卖淫嫖娼者、吸毒者、同性恋者、受劳教或教养中心的人员以及性病患者、艾滋病病毒感染者和艾滋病患者的亲属。③重点人群，应为年轻人、流动人口，宾馆或服务行业人员、长途汽车司机，其余则属一般人群。

（二）健康教育内容

1. 艾滋病的危害　艾滋病是严重危害人类健康与生存的疾病，病死率极高，它对人类社会的极端危害性表现在以下几个方面：第一，普遍的易感性。第二，威胁的长期性：艾滋病的潜伏期长，从感染到发病短者约6个月，长者可达10年甚至更长。第三，控制与治疗的困难性；由于艾滋病病毒的变异性、多型性，疫苗研制极为困难，专家估计至少10年内不可能应用于现场。在艾滋病治疗药物方面无特效药。第四，资源的消耗性：艾滋病引起的医疗费用和卫生资源的消耗很大。1999年，广东省的卫生经济研究发现，1个艾滋病患者的医药保健直接费用近12万元，相当于城镇居民和农村居民年人均实际收入的13倍和33倍，广东省在1999～2010年间用于治疗艾滋病的治疗费用预计将支出33亿～50亿元。此外，由于艾滋病主要发生在性活跃的青壮年，对国家经济、国防力量造成重大影响。第五，社会的毁灭性：艾滋病一旦严重流行，人均期望寿命下降，不仅影响当代人，对下一代甚至下几代都有影响。大批成年人失业，家庭破裂，造成无数单亲家庭儿童和艾滋病孤儿，社会难以承受这种长期的压力和负担，其损失是毁灭性的。

2. 艾滋病是可以预防的“行为性”疾病　虽然，艾滋病是一种尚无预防疫苗和无法治愈的严重疾病，但其传播途径却十分明确。它是一种“行为性”疾病，主要是由人类自身不良

笔记栏

的性行为、吸毒行为等而导致传播的。正如前世界卫生组织总干事中岛宏博士指出："艾滋病主要死于无知"。因此，人们如能学习和掌握艾滋病的科学知识，坚决摒弃造成艾滋病传播的各种危险行为，人类免遭艾滋病的威胁是完全可能的。

（1）性传播途径的健康教育：

> **预防艾滋病经性传播的 ABC**
>
> A 禁欲（推迟发生性行为的年龄）
>
> B 忠诚（双方只有一个固定的性伴）
>
> C 使用安全套
>
> 链接

1）加强性伦理道德和法制教育，保持单一性伴侣，反对"性自由"倾向。

2）在高危人群和重点人群中积极推行使用高质量的安全套。研究表明，HIV 感染者的配偶不使用安全套，感染 HIV 的相对危险性较使用者高 5～10 倍。使用安全套可使人群 HIV 感染率减少 60%。对于同性恋人群也要进行使用安全套教育。我国同性恋人群约占全国人口的 3%，据调查 80% 的同性恋者有"肛交"行为。"肛交"容易造成肛门擦伤而感染，同时精液进入男子肛门易患精液过敏症，这与艾滋病病毒感染有一定的关系，推广使用安全套有助于降低同性恋人群的艾滋病病毒感染。如泰国从 1991 年开始大力推广使用安全套，性工作者中的安全套使用率达到 90% 以上，使得每年的新感染人数从 1990 年的 14 万降至 2000 年的 3 万。

3）早期治疗性病。性病患者及其性伴侣应该同步进行早期诊断、早期治疗。性病感染者，由于生殖器溃疡的存在使艾滋病病毒的易感性增加 2～9 倍，积极早期诊治性病是有效降低 HIV 感染率的途径之一。

（2）血液传播的健康教育：经血传播的途径有：输入含有艾滋病病毒的血液或血液制品；共用不消毒的注射器和针头；用 HIV 阳性者的骨髓、器官、精液做骨髓移植、器官移植、人工授精；使用带有 HIV 病毒的牙科器械以及进入人体检查和治疗的其他器械；医务人员因不遵守操作规程或意外的皮肤破损而感染。此外，理发、美容、穿耳、纹身、修脚等的用具不消毒，以及共用刮脸刀、剃须刀、牙刷等也可能是血液传播的途径。

预防 HIV 经血液传播，一是要严格执行《中华人民共和国献血法》，实行全民无偿献血，进一步加强对采供血机构和血液制品生产单位的治理整顿，加强血液管理，全面开展献血人员艾滋病病毒抗体检测，禁止带毒者及高危人群献血或提供骨髓、器官、精液；二是要教育广大群众远离毒品，告诫吸毒者不要共用注射针具；三是尽量减少不必要的输血并逐步推广自体输血；四是大力加强控制医源性传播，建立防止院内交叉感染的各项规章制度，完善各项消毒措施，医护人员及有关卫生工作者要加强防护意识，遵守各项操作规程；五是加强对美容、美发等服务行业的卫生监督，保证用具消毒；六是教育群众不与他人共用牙刷、刮脸刀、电动剃须刀等。

（3）母婴传播的健康教育：感染 HIV 病毒的母亲在妊娠后，血液中的病毒可以通过胎盘直接传染给婴儿，也可在分娩、母乳喂养过程中将 HIV 病毒传染给婴儿。受感染的婴儿存活时间通常不超过 2～3 年，5 岁之前基本死亡。母婴传播的概率全球估计为 30%。

预防母婴垂直传播，一是要让妇女了解这一传播途径和妇女的易感性，加强自我保护；二是教育有高危行为的妇女主动做血液 HIV 抗体检测；三是劝告被 HIV 感染的妇女避免怀孕，一旦怀孕应终止妊娠；四是对坚持妊娠者加强监护并进行妊娠期和妊娠后的药物预防，并推荐采用剖腹产方式分娩，避免母乳喂养。

（4）非传播途径的健康教育：下列日常生活接触不会感染艾滋病：食物、饮水、空气；公共场所的一般日常生活接触，如同在一个教室上课、各种公共交通工具的座位、扶手，办公室的办公用品，工厂车间的工具，以及影剧院、商场、游泳池等场所的接触；礼节性亲吻；礼节性拥抱；双方手部皮肤完好时的握手；公用马桶、浴缸；蚊虫叮咬；纸币、硬币、票证。

（三）做好艾滋病咨询工作

艾滋病咨询能够给求咨者提供艾滋病预防知识，提高自我保护能力，帮助其发挥自身潜能和激发对家庭、社会的责任感，促进行为改变，并提供心理支持和社会支持，应付各种

笔记栏

危机。

艾滋病咨询应遵循以下几个原则：①要注意政策界限，咨询过程必须要按照我国的相关法规原则进行。②保密。在求咨者没有决定告诉他人之前，咨询者应注意为其保密，这是咨询者必须遵守的职业道德。但是咨询者不能以此为理由而威胁他人的健康。③不歧视、不评判、不训斥，对求咨者理解与关怀。对性行为、吸毒等敏感问题展开讨论是咨询的重要内容之一，咨询者应以客观、公正的态度对待求咨者及其行为，咨询者应该熟悉不同人群与性、吸毒有关的文化、语言特点以及基本的性知识、毒品知识等。④尊重。咨询者或医师不能强迫求咨者或患者进行 HIV 抗体的检测。要给求咨者或患者说明检测的意义、有关的知识和信息，并提示检测结果可能造成的积极和消极的影响，让求咨者或患者自己权衡利弊后决定是否进行检测。

(四) 关爱和不歧视艾滋病患者及感染者

关爱和不歧视艾滋病患者及感染者是预防与控制艾滋病的重要策略。由于人们对艾滋病的知识的缺乏和恐惧，社会上依然存在对艾滋病患者及感染者的各种歧视行为。实践证明任何对艾滋病患者及感染者的歧视都不利于预防艾滋病的传播与控制。HIV 感染者是疾病的受害者，应该得到人道主义的同情和帮助。不歧视是一项重要的人权，也是一项技术上正确的策略。歧视应视为一种社会性危险因素。社会对感染者或患者越是歧视，他们越不可能采取正常途径获得帮助与治疗，甚至做出过激行为危害社会，社会歧视使人们增加 HIV 暴露的机会，对艾滋病防治工作增加难度。

有关歧视的行为包括：①强制性 HIV 抗体检测。②拒绝为 HIV 感染者提供相应的医疗。③拒绝为 HIV 感染者提供就业、教育、住房、医疗保险、社会福利、及其他社会性服务。④拒绝为 HIV 感染者为求学深造或寻求庇护而旅游或移民的自由。⑤对 HIV 感染者强行隔离或拘留。⑥有意地泄密，诸如不经本人同意将情况告诉其领导或其他人，无意地泄密多为病史保管不严。⑦强迫感染 HIV 的孕妇堕胎。

关爱艾滋病患者及感染者不仅是个人问题、家庭问题，更是一个社会责任。1995 年 12 月 1 日世界艾滋病日提出“权利共享、责任共担”的口号，强调任何人无论是否为艾滋病病毒携带者都享有同等的不受传染、医疗、就业、教育和组建家庭以及寻求庇护的权利。同时任何人都有义务保护自己和他人免受感染，家庭和社会团体有义务对其成员提供预防艾滋病的教育，并有义务照顾成员中的艾滋病病毒携带者。2002 年世界艾滋病日主题“相互关爱，共享生命”，主题包含两层含义：一是对艾滋病患者和感染者而言，鼓励他们鼓起生活的勇气，勇敢面对现实，提高生活质量；二是对全社会而言，倡导人们反对歧视，鼓励和动员全社会为艾滋病患者和感染者创建一个宽松的生活环境。面对汹涌而来的艾滋病疫情，每个人都应该从自身做起，去力所能及地关爱每一个不幸的艾滋患者和感染者，鼓励他们树立生活勇气，勇敢面对现实；倡导人们反对歧视，动员全社会为艾滋患者和感染者创建一个宽松的生活环境。2004 年世界艾滋病日主题“关注妇女，抗击艾滋”，倡导和鼓励全社会的积极参与，尤其是妇女的参与，促进经济与社会的协调发展，实现小康社会的总体目标。2006 年世界艾滋病日主题“行动起来，遏制艾滋”，旨在强调世界各国领导人有责任履行为防治艾滋病做出的承诺，并且号召公众积极参与抗击艾滋病的活动。随着我国艾滋病患者的增加，建立完善社会的艾滋病关怀网络，对艾滋病患者实施综合关怀战略日见迫切。近年来，不少医院建立了对艾滋病患者实施综合性治疗与社区关怀服务的试点工作，如北京地坛医院的“红丝带之家”、北京佑安医院的“爱心家园”、山西闻喜县“温馨家园”和湖南长沙的“博爱家园”等都取得了不少宝贵经验。

四、艾滋病健康教育项目的实施与评价

艾滋病在我国流行形势仍然十分严峻，艾滋病既是健康问题也是社会问题。由于艾滋病危险因素的复杂性，各地流行差异性及经济

笔记栏

发展的不平衡性，因此无论是国家还是地区的健康教育项目的实施必须针对具体情况，体现国情、民情和地区特点，从实际出发确定项目实施的目标与重点。健康教育是艾滋病防治有效手段之一，综合评价能从整体评估健康教育的效果，对完善健康教育项目具有重要意义。

（一）艾滋病健康教育的形成评价过程

形成评价是计划设计过程中的评价，它为健康教育计划制定过程提供信息。为了使制定的艾滋病的评价计划有科学性和可行性，使项目更加符合目标人群的实际情况，进行计划的形成评价是很有必要的。形成评价过程主要根据：①确定艾滋病的流行情况，包括艾滋病在该地区的三间分布情况，对影响艾滋病的危险因素进行调查及评估，各类人群对艾滋病传播的知识、信念、态度和行为的理解与实践。②分析行为类型，一是与预防艾滋病传播有关行为（包括性行为、同性恋行为、使用安全套行为、性病早期治疗行为、使用血制品行为、文身行为等）。二是HIV感染后如何减少感染者对个人、家庭社会的影响行为（包括医疗保健行为、咨询行为、社会支持行为以及反对歧视为、自然及社会环境因素等）。③支持性环境分析，包括政策、法律、人力资源、财力资源等。通过形成评价，健康教育项目实施过程中执行者能明确一些开展该项目的阻碍性因素，如对较敏感问题的认识与观念，人力、财力资源的使用和开发以及群众参与时间的允许程度等，从而使计划方案尽可能实事求是。

（二）选择合适的评价指标

评价贯穿于项目的始终。艾滋病健康教育评价既有形成评价，也有以质量控制为核心的过程评价。选择适当的评价指标是评价中的重要问题。预防控制艾滋病的效果评价要根据规划的教育目标、行为目标和健康目标。教育目标包括知识的增加、态度的转变以及技能的提高等，行为目标如安全套的使用率的提高、性伴侣的减少、HIV感染率等，健康目标是解决与艾滋患者沟通的能力等。

笔记栏

案例 8-3　探访艾滋病患者

依斯坎得尔是一位26岁的男性，有5年注射吸毒史。在最近一次大筛查中，查出他感染了艾滋病。他的CD4计数是400，最近由于腹泻导致体重减轻。依斯坎得尔与其母亲、父亲及妹妹一起生活。他的收入很低，他偶尔为叔叔做些事情，但他每周都要吸毒，所以大部分钱用于购买毒品而非食物。他的腿上有伤口，尚未治愈，他的皮肤非常干，且呈鳞屑状。当他母亲想让他多吃点时，他常常很生气。他的家人都知道他感染了艾滋病，但对于艾滋病本身却了解不多。他们担心他会将艾滋病传给他们其中的某个人。

问题：依斯坎得尔和他的家庭面临的主要问题是什么？您能为他的家庭提供哪些支持？试就此制定一个计划。

分析要点：预防艾滋病最理想的三重措施是：切断+隔离+免疫。最重要的策略就是保护易感人群，实施早期干预。其次是发展与患者建立关系、赢得信任、信赖和支持。第三，每次探访要有记录，以便记住都讨论了什么；确保患者知道怎样与你联系，联系时间，以及紧急情况下该怎样做。如果没有把握，应及时推荐他们到其他可能得到帮助的地方。第四，对涉及患者感情或家庭的问题应谨慎，一般不提出建议。

实习：王某，女，25岁，嫁给了一个卡车司机。现有一9个月大男孩。孩子自出生后，常生病咳嗽，且口腔内有鹅口疮。尽管王女士用母乳喂养，但孩子的体重没有增加。最近她感到很累，体重有所减轻，身体上出现痛性皮疹，做艾滋病检测后被告知感染了艾滋病。她不敢告诉丈夫，而且很担心孩子的情况。医生估计这孩子可能被感染，但在其18个月之前，是检测不出结果的。他们给她开了些去疼片及治疗皮疹的药物，建议她和丈夫去专门医院进行检查。

问题：如果您去看访王女士，需要做哪些最重要的事？请制定一个计划。

（三）确定健康教育的目标，制定多方位的干预手段

通过开展多种形式的艾滋病防治知识宣传教育，提高社会大众和娱乐场所服务人员等重点人群艾滋病防治知识知晓率，增强他们的自我保护意识和能力。艾滋病的行为因素是

多方面的，因而干预手段也应该是多方面的，包括：艾滋病知识的宣传；免费自愿艾滋病咨询检测（VCT）；娱乐场所开展100%安全套使用项目；高危人群监测；美沙酮（美散痛）维持治疗和针具交换；免费抗病毒治疗；协同公安、教育、民政、司法、财政、新闻等部门以及非政府组织、医务人员、社会有关人士对艾滋病病毒感染者及其亲属的支持，创造支持性环境。

（四）终末性评价

艾滋病防治所有的项目在其结束时，都需要开展终末性评价工作。它的重点是检查项目预期目标的达到程度，项目的成就（包括效果、效益与效用等），项目成就的可持续性、可推广性以及必需的条件与范围等。健康教育目标最终应反映在HIV感染率的下降。

成瘾行为不是一般正常人生活所必需的，有戒断症状、戒断后复发、可产生耐受性及对个人、家庭和社会具有危害性等特征。成瘾行为的发生与成瘾物质本身、个体生物学因素、心理及社会环境因素有关。

我国高血压的流行具有患病率、致残性和病死率高的“三高”特点，同时又存在着知晓率、服药率和控制率低的“三低”现象。高血压防治需从控制危险因素水平、早诊早治和患者的规范化管理三个环节入手。

目前艾滋病是一种尚无预防疫苗和无法治愈的疾病，其传播途径却明确，主要是由人类自身不良的性行为、吸毒行为等而导致传播的。我国艾滋病流行已经进入“快速增长期”，HIV的感染率每年以30%的速度递增。

小结

目标检测

一、单项选择题

1. 造成吸烟者成瘾性化学物质是（　　）。
A. 尼古丁　B. 焦油
C. 一氧化碳　D. 腈类

2. 成瘾行为发生的原因包括（　　）。
A. 致瘾原本身的作用
B. 个体生物学因素方面的作用
C. 个体心理及社会环境因素的作用
D. 以上都是

3. 网络成瘾是一种（　　）。
A. 心理依赖　B. 身体依赖
C. 心理依赖及身体依赖　D. 以上都不是

4. 目前艾滋病在中国正处于（　　）。
A. 传入期　B. 局部流行期
C. 广泛流行期　D. 暴发期

二、多项选择题

1. 下列哪些可成为易瘾原（　　）。
A. 二醋吗啡　B. 乙醇
C. 麻将　D. 电子游戏
E. 烟草

2. 成瘾行为的特征包括（　　）。
A. 戒断症状
B. 非正常生活所必需
C. 戒断后复发
D. 慢性使用成瘾物质，可产生耐受性
E. 成瘾行为危害个人、家庭和社会

3. HIV传播途径包括（　　）。
A. 性接触　B. 血液传播
C. 母婴传播　D. 日常生活接触
E. 蚊虫叮咬

4. 我国目前高血压的流行具有“三高”特点指的是（　　）。
A. 治愈率高　B. 病死率高
C. 致残性高　D. 患病率高
E. 人群知晓率高

三、是非题

1. 不单是某些药物可以成瘾，赌博、电子游戏、网络、吃东西也可以成瘾。（　　）
2. 控制烟害的关键是加强健康促进。（　　）
3. 酗酒行为的成因较复杂，其根本原因是社会心理因素。（　　）
4. 高血压的防治关键是医学突破。（　　）
5. 预防艾滋病最有效的疫苗是通过健康知识教育，了解艾滋病，提高人们的防范意识，远离传播艾滋病的危险行为。（　　）

四、填空题

1. 网络成瘾大致有以下五种最基本类型：______、______、______、______、______。
2. 我国高血压的流行具有患病率高、致残性高、病死率高的“三高”特点，同时又存在着______、______、______的“三低”现象。
3. 2006年世界艾滋病日主题“______，______”。
4. 艾滋病健康教育目标人群的分类包括：______、______，应为卖淫嫖娼者、吸毒者、同性恋者、受劳教或教养中心的人员以及性病患者、艾滋病病毒感染者和艾滋病患者的亲属。______，应为年轻人、流动人口，宾馆或服务行业人员、长途汽车司机；其余则属一般人群。

笔记栏

五、名词解释

1. 成瘾行为 2. 网络成瘾 3. 高血压
4. 艾滋病

六、简答题

1. 为什么说吸烟是人类最大的公害？
2. 酗酒的危害有哪些？
3. 高血压病健康促进计划有哪些要点？
4. 防治艾滋病健康教育实施原则是什么？

七、论述题

1. 试述成瘾行为的健康促进措施？
2. 试述艾滋病预防与控制策略？

笔记栏

主要参考文献

陈　红. 2004. 健康教育. 北京:科学出版社

崔国生,马　平,高德实. 1998. 现代健康教育学. 长春:吉林科学技术出版社

关春芳. 2002. 健康快车. 北京:北京出版社

郭明贤,罗　羽. 2004. 健康教育学. 北京:人民军医出版社

何路明. 2005. 社区护理. 郑州:河南科学技术出版社

贺　伟. 2005. 护理管理学. 郑州:河南科学技术出版社

黄敬亨. 2003. 健康教育学. 上海:复旦大学出版社

姜　玲,武广华. 1999. 社区常见健康问题. 北京:华夏出版社

李心天. 1997. 医学心理学. 北京:北京医科大学、中国协和医科大学联合出版社

刘　群,孙远刚. 2003. 走向卓越——大学生成功心理导航. 长春:吉林人民出版社

陆　涛. 2006. 健康教育. 北京:高等教育出版社

吕姿之. 2001. 健康教育与健康促进. 北京:北京医科大学出版社

马　骥. 2003 年. 卫生保健学. 北京:人民卫生出版社

马　骁. 2004 年. 健康教育学. 北京: 人民卫生出版社

米光明,王官仁. 1996. 健康传播学原理与实践. 长沙:湖南科学技术出版社

沈　宁. 1999. 患者健康教育指南. 北京:北京医科大学、中国协和医科大学联合出版社

孙远刚,李　娜. 2005. 轻轻松松度青春——青少年心理门诊. 北京:蓝天出版社

孙远刚,刘　群. 2005. 大学生心理健康教育纲要. 长春:吉林大学出版社

孙远刚. 2005. 当代心理咨询与治疗概论. 长春:吉林人民出版社

王维智,凌怀本. 2004. 健康教育. 北京:科学出版社

吴为民,李　忠. 2006. 教育叙事与案例撰写. 上海:华东师范大学出版社

肖敬民. 2002. 健康教育. 北京:人民卫生出版社

肖水源. 2000. 社会医学. 北京:人民卫生出版社

杨德森. 1998. 行为医学. 长沙:湖南科学技术出版社

叶广俊. 1997. 现代儿童少年卫生学. 北京:人民卫生出版社

袁聚祥,黄悦勤,刘桂芬. 2002. 预防医学. 北京:北京科技大学出版社

赵淑英. 2005. 健康教育学与健康促进学. 西安:世界图书出版公司

健康教育（高专、高职）教学基本要求

（18 学时）

一、课程性质与任务

健康教育是人类抗病斗争的客观需要和医学科学发展的必然产物，是最有价值、最有效果、最省资源、最少花钱的改善健康相关行为、提高健康水平的教育和社会活动。对于健康促进，健康教育有着极其重要的地位和作用。

本课程全面介绍了健康教育基本概念和相关理论，开展健康教育的基本程序和方法，使学生充分认识到健康教育的重要性，认识到加强对健康教育与健康促进理论研究及新理论、新技术的推广应用的重要性。掌握健康教育工作者应具备的实际工作基本技能，为将来从事健康教育工作打下良好的基础。

二、教 学 目 标

（一）知识教学目标

1. 了解健康教育相关基本概念。
2. 理解健康教育中的一些模式及相关理论。
3. 掌握健康教育的基本程序、内容和方法。常见疾病病人健康指导的有关知识。

（二）能力教学目标

1. 能够初步的观察和分析人群中的各种健康相关行为及影响因素。
2. 能够进行基本健康状况和影响程度的评估。
3. 能够针对实际情况制定可行性健康教育计划，开展社区健康教育和家庭健康教育工作，并评估健康教育的实施效果。
4. 具有制作和使用简易健康教育材料开展健康指导和咨询工作的能力。

（三）思想教育教学目标

1. 具有崇尚科学、勇于创新、无私奉献的精神。
2. 具有学而不厌，悔人不卷，实事求是的学风。
3. 具有脚踏实地、科学严谨的工作作风和良好的职业道德。

三、教学内容与要求

基础模块

教学内容	教学要求		
	了解	理解	掌握
一、绪论			
（一）健康			
1. 健康的概念			√
2. 影响健康的主要因素		√	
3. 健康相关行为	√		
（二）健康教育			
1. 健康教育的概念			√
2. 健康教育与卫生宣传	√		
3. 健康教育的意义、目的和任务		√	
4. 健康教育的原则、方法和特征	√		
5. 健康教育的研究领域与研究方法	√		
（三）健康促进			
1. 健康促进的概念			√
2. 健康促进的领域和特征		√	
3. 健康促进的主要途径		√	
4. 健康促进的工作步骤	√		
二、健康传播方法与技巧			
（一）健康传播概论			
1. 传播的基本知识			√
2. 健康传播		√	
（二）健康传播的类型与基本技巧			
1. 人际传播		√	
2. 群体传播与组织传播	√		
3. 大众传播			√
（三）影响健康传播效果的因素与对策			
1. 传播者因素	√		
2. 信息因素		√	

续表

教学内容	教学要求		
	了解	理解	掌握
3. 信息接受者因素	√		
4. 媒介因素	√		
三、健康教育计划的设计、实施与评价			
(一) 健康教育诊断			
1. 健康教育诊断基本思路		√	
2. 健康教育诊断基本步骤			√
3. 健康教育诊断资料的收集和分析			√
(二) 健康教育计划的设计			
1. 健康教育计划设计的原则	√		
2. 健康教育计划设计的步骤和方法			√
(三) 健康教育计划的实施			
1. 制定实施工作时间表			√
2. 实施的组织机构		√	
3. 实施工作人员培训	√		
4. 健康教育计划实施的物品管理	√		
5. 实施的质量控制		√	
(四) 健康教育计划的效果与评价			
1. 健康教育评价的种类和内容		√	
2. 健康教育评价的方法			√
3. 影响评价结果的因素		√	
四、心理健康教育			
(一) 心理健康教育的基本概念			
1. 心理健康及标准	√		
2. 心理健康评估		√	
(二) 心理健康咨询			
1. 心理咨询	√		
2. 心理咨询的原则			√
3. 心理咨询的方式		√	
(三) 心理健康教育			
1. 心理健康教育的原则		√	
2. 心理健康教育的内容			√
3. 心理健康教育的途径	√		
五、社区健康教育			
(一) 社区健康教育概述			
1. 社区与社区健康		√	
2. 社区健康教育	√		
(二) 社区健康教育的实施			
1. 社区健康教育实施策略	√		
2. 社区健康教育实施的基本环节		√	
(三) 城市社区健康教育			
1. 城市社区的结构与特点	√		
2. 城市社区健康教育的基本内容			√
3. 城市社区健康教育的策略与方法		√	
(四) 农村社区健康教育			
1. 农村社区的结构与特点		√	
2. 农村社区健康教育的基本内容			√
3. 农村社区健康教育的方法		√	
实习二、社区健康教育工作参观	√		
六、家庭健康教育			
(一) 概述			
1. 家庭的概念	√		
2. 家庭的类型	√		
3. 家庭的功能	√		
4. 家庭的生活周期		√	
(二) 家庭健康教育基本内容			
1. 家庭居住环境卫生		√	
2. 家庭生活方式			√
3. 家庭心理卫生		√	
4. 家庭体育锻炼	√		
5. 防病知识教育			√
6. 家庭重点成员健康教育		√	
(三) 家庭健康教育主要方法			
1. 家庭主要成员培训	√		
2. 组织家庭健康教育小组	√		
3. 通过竞赛树立典范	√		
七、医院健康教育			
(一) 概述			
1. 医院健康教育概念	√		
2. 医院健康教育的意义		√	
3. 医院健康教育的基本内容			√
(二) 医院健康教育的实施与评价			
1. 医院健康教育的途径	√		
2. 医院健康教育的组织与实施			√
(三) 常见病患者健康教育			
1. 内科疾病患者健康教育			√
2. 外科疾病患者健康教育		√	
3. 妇产科疾病患者健康教育	√		
4. 儿科疾病患者健康教育			√
5. 常见传染病患者健康教育	√		
八、重要健康问题的健康教育			
(一) 成瘾行为的健康教育			
1. 成瘾行为的概述	√		

续表

教学内容	教学要求		
	了解	理解	掌握
2. 吸烟、酗酒、网络成瘾对健康的危害			√
3. 成瘾行为矫治与健康促进		√	
(二) 高血压病患者健康教育			
1. 高血压病概述	√		
2. 高血压病健康教育策略			√
3. 高血压病健康促进计划		√	
4. 高血压病健康促进计划的评价		√	
(三) 艾滋病患者健康教育			
1. 艾滋病概述	√		
2. 防治艾滋病健康教育实施原则			√
3. 艾滋病预防与控制策略	√		
4. 艾滋病健康教育项目的实施与评价		√	

四、学时分配

《健康教育》教学总时数为18学时，理论与实践比值约为14∶4，即讲课14学时，实验4学时，可根据具体情况适当调整。

教学时数分配表

教学内容	教学时数		
	讲课时数	实践时数	合计
一、绪论	2		2
二、健康传播方法与技巧	2		2
三、健康教育计划的设计、实施与评价	2	2	4
四、心理健康教育	2		2
五、社区健康教育	2	2	4
六、家庭健康教育	1		1
七、医院健康教育	1		1
八、重要健康问题的健康教育	2		2
合计	14	4	18

五、说　　明

1. 实施机构　教研室。

2. 组织内容　教案讲义审核、教学方法应用、集体备课。

3. 教学方法

(1) 理论教学：采用启发式、讨论式(案例分析)、交互式课堂教学方式，辅助于多媒体等现代化教学技术手段和传统教学手段，核心内容讲授为主，重点内容介绍为主，一般内容学生以自学为主。

(2) 实验教学：设计型、综合型(家庭/社区健康教育调查分析、病房的病人健康教育需求调查、社区人群的健康知识知晓率调查分析、妇女健康调查等)。

(3) 辅导形式：辅导讲义、课堂答疑、网络查询、指导社区实践。

4. 考核办法　考试采用闭卷笔试。教学测量为考查，课堂提问，期末考试试卷，社区健康教育实验报告。

目标检测选择题参考答案

第 1 章　绪论

一、单项选择题

1. B　2. D　3. A　4. C　5. D

二、多项选择题

1. ABCDE　2. ABCDE　3. ABCDE　4. ABCD　5. ABCDE

第 2 章　健康传播方法与技巧

一、单项选择题

1. D　2. D　3. C

第 3 章　健康教育计划的设计、实施与评价

一、单项选择题

1. B　2. D　3. C　4. C　5. A

二、多项选择题

1. ABCD　2. BCD　3. ACD

第 4 章　心理健康教育

一、单项选择题

1. C　2. C　3. B　4. D　5. C

二、多项选择题

1. ABCDE　2. ABC　3. BDE　4. ABCE　5. BCD

第 5 章　社区健康教育

一、单项选择题

1. A　2. A　3. A　4. B　5. A　6. A　7. B　8. A　9. C
10. B

二、多项选择题

1. ABCD　2. ABCD　3. ABCDE　4. ABD　5. ABCDE

第 6 章　家庭健康教育

一、单项选择题

1. A　2. B　3. D　4. D

二、多项选择题

1. ABCDE　2. ABC　3. ABCDE

第 7 章　医院健康教育

一、单项选择题

1. C　2. D　3. C　4. D　5. C　6. B　7. D　8. B

二、多项选择题

1. ABD　2. ACDE　3. BCD　4. ABC　5. ABE

第 8 章　重要健康问题的健康教育

一、单项选择题

1. A　2. D　3. A　4. C

二、多项选择题

1. ABCDE　2. ABCDE　3. ABC　4. BCD